智 能 医 学 与 大 数 据

Natural Language
Processing and Knowledge
Extraction from Medical Text

自然语言处理与医疗文本的知识抽取

刘永彬 欧阳纯萍 ◉ 著

人民邮电出版社

北 京

图书在版编目（CIP）数据

自然语言处理与医疗文本的知识抽取 / 刘永彬，欧阳纯萍著. -- 北京：人民邮电出版社，2023.10

（智能医学与大数据）

ISBN 978-7-115-61227-4

Ⅰ. ①自… Ⅱ. ①刘… ②欧… Ⅲ. ①自然语言处理－应用－医学信息－信息检索 Ⅳ. ①R-058

中国国家版本馆CIP数据核字(2023)第033296号

内 容 提 要

本书主要介绍自然语言处理技术在医疗信息领域尤其是电子病历文本中的应用。本书首先对一些基础知识和技术做了介绍，然后给出相关技术在医疗信息领域的应用案例。本书还介绍了知识抽取的一些前沿技术与实践。

本书内容分为四大部分：基础知识、知识抽取、医疗电子病历研究与实践，以及前沿技术与实践。

第一部分包括第1～3章，主要介绍自然语言处理的基础知识、技术发展路线、相关任务以及词表示模型等。

第二部分包括第4～9章，主要介绍知识抽取的相关任务和技术，其中包括实体识别、关系抽取、领域自适应、多模态、小样本和实体与关系联合抽取等。

第三部分包括第10～12章，主要介绍自然语言处理技术在医疗文本领域的应用，其中包括电子病历实体关系分类体系、ICD（International Classification of Diseases，国际疾病分类）编码、电子病历事件元素抽取等。

第四部分包括第13～15章，主要介绍知识抽取的一些前沿技术及应用，如因果关系发现、小样本知识抽取及其在医疗知识抽取中的应用等。

本书可作为高校相关专业师生的学习用书和培训机构的教材，以及希望深入研究自然语言处理算法的计算机工程师的参考书，也可作为对人工智能、深度学习和自然语言处理感兴趣的初学者与希望把人工智能应用到医疗领域的研究者学习用书。

◆ 著　　　　刘永彬　欧阳纯萍

　　责任编辑　张　涛

　　责任印制　王　郁　焦志炜

　　人民邮电出版社出版发行　　北京市丰台区成寿寺路 11 号

　　邮编　100164　　电子邮件　315@ptpress.com.cn

　　网址　https://www.ptpress.com.cn

　　北京捷迅佳彩印刷有限公司印刷

◆ 开本：787×1092　1/16

　　印张：12.75　　　　　　　　2023 年 10 月第 1 版

　　字数：317 千字　　　　　　2023 年 10 月北京第 1 次印刷

定价：89.80 元

读者服务热线：(010)81055410　印装质量热线：(010)81055316

反盗版热线：(010)81055315

广告经营许可证：京东市监广登字 20170147 号

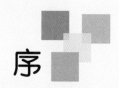

序

　　自然语言处理是研究使用计算机处理在人际交际或人机交际中的自然语言问题的学科，包括自然语言理解和自然语言生成，它同时也是人工智能的一个重要研究方向。语言是人类思维和知识的载体，从语言中获取知识是自然语言处理的重要研究内容。知识具有领域和行业特征，当前自然语言处理技术在通用领域的知识获取上取得了重要的进步和发展，但在垂直领域的知识获取上还有很多挑战性的工作有待研究。

　　医疗领域存在着大量的文本信息，将这些医疗文本中隐藏的知识挖掘出来，辅助医生进行诊疗决策和助力精准医疗的发展，是实现智慧医疗的关键步骤。《自然语言处理与医疗文本的知识抽取》针对智慧医疗发展需求，围绕利用自然语言处理技术实现医疗文本知识抽取中的核心问题展开讨论。本书基于医疗文本数据，从医疗领域的实体识别、关系抽取、事件抽取等方面对自然语言处理的方法和技术进行了系统的介绍，并提供相关的实践案例。此外，本书以理论为基础，以问题为导向，聚焦前沿技术，勾勒出面向医疗垂直领域的知识抽取技术体系。

　　作为一名从事知识图谱和自然语言处理工作多年的科研工作者，很高兴看到这本介绍自然语言处理技术在垂直领域知识抽取中如何应用的示范性图书的出版，希望本书可以为从事垂直领域知识图谱构建的相关科研人员提供有效的帮助。

李涓子
清华大学教授
清华大学人工智能研究院知识智能研究中心主任

前　言

　　自然语言处理（Natural Language Processing，NLP）是人工智能领域的一个重要分支。随着信息化和网络的快速发展，人们对从文本中获取知识的需求日益高涨，自然语言处理技术也越来越受到工业界和学术界的重视。

　　当前，随着医院信息化的普及，医院的信息系统中存储了大量的医疗文本数据，主要包括患者的检验结果、诊断报告、病历文书、病理报告等。从电子化的医疗文本中提取、分析和挖掘有价值的信息，有助于医生分析患者的健康状况、诊断患者的病症，是智慧医疗领域关注和研究的重点。基于深度学习的自然语言处理方法已被广泛应用在各个领域的文本处理任务中，取得较好的成果，但它在医疗文本的知识抽取中仍面临较大的挑战。本书介绍了利用自然语言处理技术将大量医疗文本转变为有价值的医疗知识资源，用以提高医疗质量、促进智慧医疗产业建设的内容。

　　本书以介绍自然语言处理技术在医疗文本中的应用为切入点，为读者提供了医疗领域数据的知识抽取的实践案例，重点介绍的案例包括电子病历的 ICD 自动编码、基于电子病历的医疗事件抽取、医疗对话摘要生成、电子病历中的因果关系发现等。通过这些案例，本书将帮助读者了解医疗领域文本知识抽取的整个技术体系。

致谢

　　笔者在撰写本书过程中得到许多人的帮助，他们是丁龙、马晓波、文雯、林强、陶治华、廖懿鸣、郑鹏、邹康、张伟、方汶龙、袁玥、杨震、张琳琳、吴林、吴雁彬，正是他们的鼓励和支持，才使得本书得以面世。同时，感谢人民邮电出版社的编辑们在本书出版过程中给予的帮助和指导。此外，我们在写作过程中参考了互联网上大量的优秀资料（这些资料来自知乎、CSDN 等网站），感谢这些优秀资料的分享者。当然，我们还要感谢自己的家人，家人的理解和支持，使得我们能够全身心地完成本书的写作。由于笔者能力有限，书中难免有不当和错误之处，还望读者指正，笔者不胜感激。另外，本书引用的参考文献比较多，限于篇幅，仅给出了部分参考文献，更详细的参考文献引用，可联系笔者获取。本书编辑联系邮箱：zhangtao@ptpress.com.cn。

笔者

目 录

第一部分　基础知识

第二部分　知识抽取

第三部分　医疗电子病历研究与实践

第 **10** 章　电子病历研究背景 ⋯⋯⋯⋯⋯⋯⋯⋯⋯⋯⋯⋯⋯⋯⋯ 114

第 **11** 章　电子病历的事件抽取 ⋯⋯⋯⋯⋯⋯⋯⋯⋯⋯⋯⋯⋯⋯⋯132

第四部分　前沿技术与实践

第 **15** 章　小样本实体关系抽取实践 ························ 181

第一部分 基础知识

第1章 自然语言处理技术

1.1 自然语言处理概述

有人说，知识都是用人类语言编码的，那么如何将人类语言中的知识识别出来就是自然语言处理要做的事情。自然语言处理（Natural Language Processing，NLP）是语言学以及计算机科学中人工智能的重要研究领域之一。自然语言处理研究如何让计算机理解人类语言，尤其是如何让计算机通过建模对大量的自然语言数据进行知识获取。自然语言处理的最终目标是让计算机"理解"人类语言，包括语言上下文之间的细微差别。因此，自然语言处理被视为人工智能的最高境界，被誉为"人工智能皇冠上的明珠"。自然语言处理通常包括理解、转换和生成3个层面，主要应用包括机器翻译、自动文摘、信息抽取、对话系统、文本分类等。

自然语言处理的第一个语言模型被认为起源于对1913年的马尔可夫链的遍历性定理的验证。安德烈·马尔可夫（Andrey Markov）在1906年提出了马尔可夫链的概念，他后来于1913年首次将自己的发现应用于普希金的诗体小说《尤金·奥涅金》的前20 000个俄文字母。随后，经典的N-Gram语言模型也基于这一理论的假设。对N-Gram语言模型的系统研究可以追溯到信息论创始人克劳德·香农（Claude Shannon）所做的研究工作。香农早在1948年发表的论文中，就系统地对N-Gram语言模型进行了研究，他首次提出了语言模型中熵和交叉熵的定义，这是较早用数学建模的办法处理自然语言的过程，不过受限于当时的计算机条件，在当时香农的想法并没有受到足够的重视。

1950年，艾伦·图灵（Alan Turing）发表了一篇论文，名为Computing Machinery and Intelligence（"计算机器与智能"），其中提出了如今被称为"图灵测试"的智能标准，这项任务涉及自然语言的理解和生成，虽然在当时并没有作为一个独立于人工智能的问题加以阐述，但是"图灵测试"一直被视为真正实现强人工智能的一个标准，并且是从事自然语言处理的学者们追求的目标。后来，语言学家诺姆·乔姆斯基（Noam Chomsky）提出了"形式语言"，于是人们开始利用基于语法规则的方法进行自然语言处理，不过遗憾的是，近几十年来，基于语法规则的方法鲜有突破性研究进展。

直到20世纪80年代，大多数自然语言处理是基于复杂的手写规则集进行的，乔姆斯基语言学理论的主导地位逐渐减弱。从20世纪80年代末开始，随着机器学习算法的引入，自然语言处理发生一场技术革命。到了20世纪90年代，基于统计机器学习的方法在很多自然语言处理任务中取得显著的成果和应用。

2003年，约书亚·本希奥（Yoshua Bengio，2018年图灵奖得主）发表了一篇名为A Neural Probabilistic Language Model（"神经概率语言模型"）的论文，这是第一篇关于神经概率语言的论文，其最大贡献在于提出了神经网络语言模型，这为后来利用深度学习解决自然语言处理问题奠定了坚实的基础，也开启了自然语言处理的新时代。这篇论文提出的使用词向量来捕获单词的语义属性，以避免统计机器学习方法需要复杂特征工程的缺点，为人们后来的研究提供了广阔的研究思路，提高了对更高级别的任务进行端到端学习的可能性。基于深度神经网络的自然语言处理被视为一种不同于统计自然语言处理的新范式。2010 年以后，表示学习和深度神经网络的学习方法在自然语言处理中得到了广泛应用，其中就包括在医学和医疗信息领域，基于神经网络的自然语言处理技术被用于分析电子病历记录和处理相关医疗文本。

1.2 数据标注任务

1.2.1 数据标注之中文分词

在中文文本中，虽然字是最小的单位，但是中文文本的语义表示是以词来划分的，而且和绝大部分西方语言不同，中文词语之间没有用明显的空格来分隔，因此在处理中文文本时，首先需要进行分词处理。将句子转换为词的表示，这便是中文分词。中文分词在学术界和工业界一直具有很高的热度，在自然语言处理的各种下游任务中也充满了中文分词的研究成果，包括机器翻译、语音识别、信息检索、文本错误识别、自动问答、中文繁简体转换等。

1987 年，梁南元教授在"书面汉语自动分词综述"一文中介绍了当时主流的中文分词方法——机械分词（又称为词典匹配法）。这种分词方法要求预先构建一个词典，之后再使用匹配算法实现分词。早期的机械分词由于词典质量问题和匹配方法不成熟等原因导致分词结果误差较大，但是随着研究的深入，机械分词逐步走向成熟。2011 年，奉国和等人基于专家经验的方法对中文分词的中文文献进行了总结归纳，发现相关算法聚焦于机械分词和传统机器学习方面。这一时期，基于字粒度的机器学习算法已经能够在一定程度上解决未登录词识别的问题。但是，人工特征选择是影响传统机器学习方法的分词结果的重要因素。近年来，基于深度学习的中文分词方法无须人工选择特征，并且具有较高的分词准确率，对中文分词算法的进一步发展产生了巨大影响。

当前，中文分词的主流方法分为基于词典的分词和基于统计的分词两种。基于词典的分词方法依赖人工构建的词典，实现起来简单、高效，但是对词典中不包含的未登录词处理起来十分困难，常见的有正向最长匹配算法、逆向最长匹配算法等。基于统计的分词方法则包括机器学习算法和深度学习算法，其核心思想在于语言模型。

在面对一个中文字符序列时，我们可以使用切词器将这个中文字符序列分成多个词。其中，有的词可能有多个字符，而有的词可能只有一个字符。为了捕捉汉字分别作为词首（Begin）、词中（Middle）、词尾（End）和单字词语（Single）时不同的成词概率，人们提出了 {B, M, E, S} 这种流行的分词标注集，如图 1.1 所示。在对一个中文字符序列进行标注之后，分词器会将标签 B 和 E 对应的字符切成一个词语，标签 S 对应的字符则被看成单字词语，最后按顺序输出即可完成分词过程。

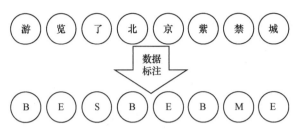

图 1.1　分词标注集 {B, M, E, S}

1.2.2　数据标注之词性标注

词性标注也是数据标注的一项基础任务：输入一个单词序列，输出对应的词性序列（如名词、动词等）。词性标注任务的重要程度与分词任务相当，是进行诸如句法分析、命名实体识别等任务的基础。词性标注的作用则是通过采取适当的方法，根据上下文的语境关系，消除句子中词的语法兼类，使得无论一个词兼有几种词性，在特定的场合下，都只保留其中合适的一种。中文词性标注任务的难点一方面体现在词性于不同语境中的多变性，无法像一些西方语言那样从词的形态变化上判断词性；另一方面则是随着社会的发展，很多词会产生额外的词性。

目前，主流的词性标注方法分为两种。一种是基于规则的方法，先对句子进行分词，再从人工构建的词典中进行查找，对每个词的词性进行标注，这种方法实现起来十分简单，但是无法解决一词包含多词性的问题；近年来，随着语言模型的发展和普遍应用，另一种是基于语言模型的统计方法成为当前主流的词性标注方法，比如经典的 N-Gram 语言模型、隐马尔可夫模型（Hidden Markov Model，HMM）、条件随机场（Conditional Random Field，CRF）等就具有非常好的效果。

词性为词语提供了抽象表示，虽然词的数量是无穷的，但词性的数量却是有限的。图 1.2 给出了一个词性标注示例。另外值得注意的是，词性标注集也不是唯一的。参考的语料库不同，就会有不同的词性标注集，比如《人民日报》语料库的 PKU 标注集、国家语委（国家语言文字工作委员会）语料库的 863 标注集等。由于语言学界在标注规范上存在分歧，因此这些标注集无论是在词性划分的颗粒度上，还是在词性标签上，都不统一。

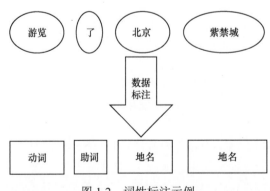

图 1.2　词性标注示例

1.3 词表示学习任务

机器学习解决了从数据中自动学习计算机程序的问题。一个典型的机器学习系统由 3 部分组成：特征表示 + 目标 + 优化。为了建立起一个有效的机器学习系统，我们首先需要将有用的信息从原始数据转换为内部的特征表示，然后通过设计合适的目标函数，利用优化算法寻找系统的最优参数设置。特征表示决定了可以从原始数据中提取多少有用的信息，以便进一步分类或预测。如果有更多有用的信息能够从原始数据转换为特征表示，则分类或预测的性能就会更好。因此，特征表示是支持有效机器学习的关键组成部分。

传统的机器学习系统采用精心设计的特征工程作为预处理，从原始数据中构建特征表示。特征工程需要精心的设计和大量的专业知识，而一个特定的任务通常需要定制的特征工程算法，这使得特征工程需要耗费大量的人力、时间和灵活性。表示学习的目的就是从原始数据中自动学习对象的信息表示，所学的表示可以进一步作为输入用于预测或分类的机器学习系统。这样，机器学习算法在处理大规模和嘈杂的非结构化数据时，比如语音、图像、视频、时间序列和文本，将更加灵活和令人满意。

在处理文本任务时，词表示（word representation）作为自然语言处理的一个重要组成部分，目的是用一个向量来表示一个词。词通常被认为是人类语言中最小的且有意义的说话和写作单位。语言中的一些高级结构，如短语和句子，都是由词进一步组成的。对于人类来说，要理解一种语言，首先最重要的一点就是先理解词的含义。因此，准确地表示词是非常重要的，这可以帮助模型更好地理解、分类或生成自然语言处理任务中的文本。在一些西方语言中，一个单词可以自然地表示为几个字符的序列。然而，仅使用原始字符序列来表示词是非常低效的。首先，可变长度的单词很难在机器学习中得到处理和使用。此外，这种单词非常稀少，因为只有一小部分的"安排"是有意义的。例如，英文单词通常是由英文字母表中的 $1 \sim 26$ 个字母组成的字符序列，但这些字符序列中的大多数是没有意义的（如"aaabbb"）。因此，在文本任务中，如何对词进行很好的表示是非常重要的环节，它在后续的训练任务中起不小的作用。

1.3.1 词表示方法的类型

1. 独热表示

独热表示（one-hot representation）是表示词的一种自然方法：将一个词写成一个 N 维向量，其中只有一个分量为 1，其余分量为 0，N 表示现有语料库的词汇表大小。给定词汇表 $V = \{w_1, w_2, \cdots, w_{|V|}\}$，一种直观的表示方法是使用 $|V|$ 维向量 $\boldsymbol{w}$，其中的每一维都是 0 或 1，并且只有一维可以是 1，其他维都是 0。在形式上，向量 $\boldsymbol{w}$ 中的每一维都可以表示为

$$w_i = \begin{cases} 1 & \boldsymbol{w} = w_i, \ i \leqslant |V| \\ 0 & \text{其他} \end{cases}$$

这种将一个特别的指数赋予词的方法被称为词的离散化表示，本质上则是每个单词被映射到词汇表的索引。虽然这对存储和计算非常有效，但是单离散并不是很好的表达方式。首先，独热表示不能捕捉词与词之间的关联，如男孩和少年，这是不同年龄段的男性的两种表示，使用独热表示无法表达出其中的语义相关性。其次，一维独热表示在实际的词库中是一种高维稀

疏表示，维度过高会导致运算效率很低。最后，独热表示对于新词非常不灵活，要求为新词指定新的索引，这将改变表示空间的维度，这种变化有可能给现有的自然语言处理系统带来一些问题。

2. 词的分布式表示

近年来，为了解决独热表示存在的问题，人们提出了词的分布式表示方法。分布式表示方法旨在找到一个变换函数，以便将每个词转换为相关的向量。换句话说，词的分布式表示就是将词转换成向量，向量之间的相似性与词之间的语义相似性相关。

分布假说（distributional hypothesis）认为上下文中分布相似的语言对象具有相似的语义（相邻的词是相似的），这是词表示学习的重要基础。这样我们就可以把信息分布式地存储在向量的各个维度中，这种分布式的词表示方法具有紧密低维、句法和语义信息容易获取的特点。基于分布假说，布朗聚类（Brown clustering）将词分成层次聚类，其中，同一聚类中的词具有相似的意义。聚类标签虽然可以粗略地表示词之间的相似性，但不能精确地比较同一组中的词。为了解决这个问题，词的分布式表示可以将每个词表示成一个连续的实值向量。这是一种稠密的表示方式，"稠密"意味着一个概念可以由向量的多个维度表示，并且向量的每个维度都涉及多个概念的表示。词的分布式表示具有连续性，可以方便地应用于自然语言处理任务中的深层神经模型。

到目前为止，基于分布假说的词表示方法，根据实际建模的不同，大体可以分为 3 类：基于矩阵的分布表示、基于聚类的分布表示和基于神经网络的分布表示。尽管这些不同的分布表示方法使用不同的技术手段获取词表示，但由于这些方法均基于分布假说，因此它们的核心思想都由两部分组成：选择一种方法来描述词的上下文，以及选择一种模式来刻画某个词与其上下文的关系。

1.3.2　详解词的分布式表示

1. 基于矩阵的分布表示

基于矩阵的分布表示又称为分布语义模型：首先构建"词-上下文"共现矩阵，然后利用相关方法，从矩阵中获取词的分布表示。矩阵中的行是词的表示，列表示上下文，元素则表示词和上下文共现的次数。可以看出，矩阵中的行描述了词的上下文分布情况。由于分布假说认为上下文相似的词的语义也相似，因此在这种表示下，两个词的语义相似度可以直接转换为两个向量的空间距离。

常见的上下文如下：文档，对应"词-文档"矩阵；上下文的每个词，对应"词-词"矩阵；n 元词组，对应"词-n 元组"矩阵。常见的 Global Vector 模型（简称 GloVe 模型）就是对"词-词"矩阵进行分解，从而得到词的表示的，属于基于矩阵的分布表示。由于矩阵中的每个元素表示词和上下文共现的次数，因此可以采用 TF-IDF（Term Frequency-Inverse Document Frequency）算法、取对数等进行加权平滑。另外，如果矩阵的维度较高且非常稀疏的话，则可以利用奇异值分解（Singular Value Decomposition，SVD）等手段进行降维，将其变为低稠密矩阵。

2. 基于聚类的分布表示

可通过聚类手段构建词出现的上下文之间的关系。基于聚类的分布表示根据两个词的公共类别判断两个词的语义相似度，这方面经典的模型就是布朗聚类（又称 IBM 聚类）。布朗聚类是一种基于词出现的上下文的层次聚类形式，由 Peter Brown 等人提出。布朗聚类分为多种聚类，具有多种语义。布朗聚类能通过大规模语料库学习二叉树，树的叶子表示词，树的内部节点表示词的层次结构。布朗聚类是一种很难的聚类方法，因为每个词恰好属于一组。布朗聚类的概念源于基于类别的语言模型（又称集群 N-Gram 语言模型），即单词的概率基于先前单词所属的类别（集群），用于解决语言建模中固有的数据稀疏性问题。在航班预订系统中，系统需要估计二元组"到上海"的可能性；但在训练集中，我们看不到这一点。如果系统能够将"上海"与其他城市的名称聚类，然后对"到伦敦""到北京""到东京"等词组的相似度进行估计，则可以得到较好的预测结果。

3. 基于神经网络的分布表示

基于神经网络的分布表示又称为词向量、词嵌入（word embedding）或分布式表示（distributed representation）。基于神经网络的分布表示通过神经网络技术对上下文以及上下文与目标词之间的关系进行建模。由于神经网络较为灵活，这种表示的最大优势在于可以表示复杂的上下文。在前面基于矩阵的分布表示中，最常用的上下文是词。如果使用包含词序信息的 n 元作为上下文，那么当 n 变大时，n 元的总数会呈指数增长，此时就会遭遇"维度灾难"问题。神经网络在表示 n 元时，可以通过一些组合方式对 n 个词进行组合，参数个数仅以线性速度增长。有了这一优势，神经网络就可以对更复杂的上下文进行建模，并在词向量中包含更丰富的语义信息。

当然，还有其他一些基于神经网络的表示方法，如循环神经网络语言模型、C&W 模型、Word2Vec 模型等。特别是 Word2Vec 模型，该模型在自然语言处理中占据重要地位，对于这一点，后续章节将详细探讨。

1.3.3 词嵌入

词嵌入是分布式语义模型产生的词的实值表示，它在现代自然语言处理中扮演了很重要的角色。神经网络词向量模型与词的其他分布式表示方法一样，也基于分布假说，核心原理依然是上下文的表示以及上下文与目标词之间关系的建模。

前面提到过，为了选择一种模型来刻画某个词与其上下文之间的关系，我们需要在词向量中捕获这个词的上下文信息。同时，前面还提到统计语言模型（Statistical Language Model）恰好具有捕捉上下文信息的能力。于是，在构建上下文与目标词之间的关系时，很自然的一种思路就是使用语言模型。在语言模型中，为了更好地保留词序信息和构建更有效的语言模型，我们希望在 n 元模型中选用更大的 n。但是，当 n 较大时，长度为 n 的序列出现的次数就会非常少，此外在估计 n 元条件概率时，我们还会遇到数据稀疏问题。为了更好地解决使用 n 元模型估算概率时遇到的数据稀疏问题，神经网络语言模型应运而生。从历史上看，早期的词向量只是神经网络语言模型的副产品。

2003 年，Bengio 等人在一篇名为 A Neural Probabilistic Language Model 的论文中提出了神经网络语言模型（Neural Network Language Model，NNLM）。NNLM 在学习语言模型的同时，也会得到词向量。因此通常情况下，词向量可被认为是神经网络语言模型的副产品。词嵌入的训练方法大致可以分为两类：一类是无监督或弱监督的预训练，另一类是端对端的有监督训练。无监督或弱监督的预训练以 Word2Vec 模型和自编码器为代表。此类模型的特点是，不需要大量人工标记的样本就可以得到质量还不错的嵌入向量。不过因为缺少任务导向，这可能与想要解决的问题还有一定的差距。因此，在得到预训练的嵌入向量后，往往还需要用少量人工标注的样本微调整个模型。

相比之下，端对端的有监督模型在最近几年越来越受到人们的关注。与无监督模型相比，端对端的模型在结构上往往更加复杂。同时，因为有着明确的任务导向，端到端模型学习到的嵌入向量往往也更加准确。例如，通过将一个嵌入层和若干卷积层连接起来而形成的深度神经网络，不仅可以实现对句子的情感分类，而且可以学习到语义更丰富的词向量表达。

词嵌入为许多自然语言处理任务带来了解决数据稀疏问题的新灵感，因为它可以将文本中的每个词表示为低维、连续且有实值的向量。对于旨在完成自然语言处理任务的神经模型而言，预包含的词嵌入将发挥重要作用，并作为第一层被广泛应用于最先进的模型中。为此，人们提出了许多基于词嵌入的方法来从文本中捕获更多的语义信息并提高分类精度。

Google 的 Word2Vec 工具包于 2013 年发布，它实现了在大规模的语料库中以无监督方式有效地学习词向量，用以表示词的语义信息，即通过一个嵌入空间使语义上相似的词在这个嵌入空间中距离很近。而在 Word2Vec 工具包出现之前，已经有一个工具包实现了用深度神经网络（Deep Neural Network，DNN）来训练词向量。这个工具包有两个模型，分别是 CBOW（Continuous Bag-Of-Words）和 Skip-Gram。

Word2Vec 模型实际上分为两部分，一部分是建立模型，另一部分是通过模型获取词嵌入向量。Word2Vec 的整个建模过程实际上与自编码器的思想很相似：先基于训练数据构建一个模型，之后再训练这个模型。我们的目的不是用训练好的模型处理新的任务，而是希望得到模型通过训练数据学到的参数，如隐藏层的权重矩阵。

BERT（Bidirectional Encoder Representation from Transformer）模型架构基于多层的双向编码组成。BERT 模型的主要创新之处在于预训练方法上，即使用遮蔽语言模型和下一句预测两种方法来分别捕捉词语和句子级别的表达。其中，"双向"表示 BERT 模型在处理某个词时，可以同时利用前面的词和后面的词两部分信息。这种"双向"的来源在于 BERT 模型与传统语言模型不同，BERT 模型不是在给定所有前面的词的条件下预测最可能的当前词，而是随机遮掩一些词，并利用所有没有被遮掩的词进行预测。

BERT 模型的输入是一个线性序列，两条句子可通过分隔符进行分割；在最前面和最后面增加标识符号。每个词有下列 3 个嵌入。

1）词嵌入：适合使用 BERT 模型的分类任务。

2）句子嵌入：因为训练数据由两条句子构成，所以每条句子都有一个整体的句子嵌入来对应每个词。句子嵌入可通过执行下一句预测任务得到。

3）位置信息嵌入：在自然语言处理中，词的顺序是很重要的特征，因此需要对位置信息进行编码。位置编码是由 Transformer 架构本身决定的，因为基于完全注意力的方法并不像 CNN 或 RNN 那样编码词与词之间的位置关系。但是，正因为这种特性，我们才能无视距离长短，建模两个词之间的关系。为了使 Transformer 架构能够感知词与词之间的位置关系，我们需要使用位置编码为每个词加上位置信息。

将每个词对应的 3 个嵌入叠加起来，便形成了 BERT 模型的输入。BERT 模型与其他预训练模型有两点不同：首先是特征提取器采用了 Transformer 架构，其次是在预训练时采用了双向语言模型。

BERT 模型的亮点是效果好且适用性强，几乎所有自然语言处理任务可以套用 BERT 模型的这种两阶段解决思路，而且效果有明显提升。可以预见的是，未来一段时间，在自然语言应用领域，Transformer 架构将占据主导地位，而且这种两阶段的预训练方法也将主导各种应用。

1.4　实体识别任务

随着计算机的普及以及电子文本得到广泛应用，海量信息给信息获取带来了挑战，人们迫切需要一些智能化的工具来协助处理这些大规模、非结构化的文本信息。这些智能化工具的实现往往需要丰富的语义知识作为支撑，命名实体作为文本中重要的语义知识，得到广大研究人员的重视和关注。但由于命名实体本身具有随意性、复杂性、多变性等特点，命名实体识别（Named Entity Recognition，NER）至今仍是一个重要且具有挑战性的研究课题。

命名实体识别是自然语言处理的基本任务之一，也是信息抽取的关键组件，对信息检索、机器翻译和自动应答等各领域的研究均有重要意义，具有广阔的应用前景。早期的方法基于领域专家编写的规则进行实体识别，实现难度和任务要求相对较高；目前的主流则是基于深度学习的实体识别方法，循环神经网络（Recurrent Neural Network，RNN）是处理文本序列的常用结构。2015 年，Huang 等人提出了一系列基于长短期记忆网络（Long Short-Term Memory，LSTM）的序列标注模型，包括 LSTM、Bi-LSTM、LSTM-CRF、Bi-LSTM-CRF 等。2020 年，Ma 等人在字符表示中融入了词汇信息，提出了面向中文实体识别的 SoftLexicon 模型。

命名实体识别任务旨在从非结构化的一段自然语言文本中提取出具有特定含义的词语（即实体），并标注它们的位置及类型。一般来说，命名实体识别任务主要需要对文本中的 3 大类（实体类、时间类和数字类）和 7 小类（人名、机构名、地名、时间、日期、货币和百分比）进行识别。标注时一般采用 BIO 或 BIOES 方式。其中：B 即 Begin，表示实体的开始；I 即 Inside，表示实体中其余的部分；O 即 Outside，表示不是实体的部分；E 即 End，表示实体的结尾；S 即 Single，表示词语本身就是实体。

图 1.3 给出了命名实体识别的一个样例，其中采用的是 BIO 标注方式。在这个样例中，"张"和"三"分别被标注为 B-PER 和 I-PER，它们分别表示人名实体的开头和其余部分；"衡"和"阳"分别被标注为 B-LOC 和 I-LOC；"南""华""大""学"分别被标注为 B-ORG、I-ORG、I-ORG、I-ORG；剩下的字则被标注为 O。由此可以看出，一共可以识别出 3 个实体：张三（人名）、衡阳（地名）和南华大学（机构名）。

张	三	在	衡	阳	南	华	大	学	学	习
B-PER	I-PER	O	B-LOC	I-LOC	B-ORG	I-ORG	I-ORG	I-ORG	O	O

图 1.3　命名实体识别样例

命名实体识别任务最早是在第 6 届的消息理解会议（Message Understanding Conference）上提出的，研究历史已近 20 年，取得的成果十分丰硕，在很多领域得到了广泛应用。传统命名实体识别的常用方法有如下几种。

1）基于规则和词典的方法。此类方法的识别效果主要依靠特定领域专家手动编写规则和词典，工作量巨大，而且这些规则依赖于具体的语言、领域和文本风格，导致移植性差，难以推广到新的领域。

2）基于统计的方法。此类方法主要包括最大熵模型（Maximum Entropy Model，MEM）、支持向量机（Support Vector Machine，SVM）、隐马尔可夫模型、条件随机场（Conditional Random Field，CRF）等。最大熵模型主要通过选择符合条件的熵最大的分布来对样本进行预测。最大熵模型结构紧凑，使用方便，能够根据需要设置条件，从而调整模型对预测数据的适应度以及对标注数据的拟合程度。但是，当样本量较大时，约束函数的数量也相应增加，导致优化求解的迭代过程变得缓慢，训练时间长，复杂性高。另外，由于需要明确的归一化计算，所需计算量较大，训练成本难以承受。隐马尔可夫模型通过动态规划中的维特比算法来对命名实体标注序列求全局最优解，因而加快了不同解法路径的计算速度，效率高但准确率较差。隐马尔可夫模型偏重于需要实时处理大量文本的应用，如短文本命名实体识别。条件随机场则在对某个词进行标注时充分融合了其内部及上下文相关特征信息，同时使用隐马尔可夫模型的维特比算法来筛选最大概率的全局最优标注序列路径，特征选择更为灵活，全局效果相对更优。基于统计的方法利用原始数据进行模型训练，不需要过多的人工干预，降低了人力成本，具有良好的灵活性和鲁棒性。但是此类方法对选取特征的正确性要求较高，并且对语料库依赖较大，泛化性较差。

3）基于混合的方法。此类方法包括对基于统计的方法进行融合和内部层叠融合，还包括对基于规则和词典的方法以及基于统计的方法进行融合。基于混合的方法通过采用融合技术，能够高效地将各类模型、算法结合起来，可修正实体边界并改进实体语义分类结果，提高模型的精确率与召回率。

近年来，随着算力（计算能力的简称）的不断提高，深度学习逐渐兴起，越来越多的研究人员开始使用基于神经网络的方法推进解决命名实体识别问题。与传统方法相比，基于神经网络的方法是数据驱动的，对人工依赖较低，可直接由构建好的神经网络在已有数据上自行训练并自动提取所需特征，进而实现对命名实体的准确识别，使用这种方法训练出来的模型具有较强的泛化能力。

1.5　关系抽取任务

实体关系抽取（Entity and Relation Extraction，ERE）是信息抽取的关键任务之一，目的是从自然语言文本中抽取出一对实体，识别并判断其中两个实体之间的语义关系，这对于理解文本知识结构和扩充现有知识库有重要意义。

早期的方法一般通过人工构造句法树和语言规则进行关系抽取，例如，Aone 等人于 1998 年采用专家编写的文本规则进行关系抽取，Humphreys 等人在同一年首次采用句法树进行关系抽取。2006 年，Hinton 等人发表的论文 Reducing the Dimensionality of Data with Neural Networks 揭开了深度学习的序幕，经过多年发展后，深度学习成为完成包括实体关系抽取等在内的众多自然语言处理（NLP）任务的主流方法。Zeng 等人于 2014 年首次在实体关系抽取中使用 CNN 提取句子和单词特征。Xu 等人于 2015 年提出基于 LSTM 的关系抽取方法。2018 年，BERT 模型问世，BERT 模型刷新了完成各种 NLP 任务的纪录，越来越多基于 BERT 模型的关系抽取模型产生。Shi 等人于 2019 年采用 BERT 模型实现了关系抽取。

由于关系抽取能够提取文本信息并使许多自然语言处理应用从中受益，如知识图谱、对话生成、搜索引擎和问答系统等，因此吸引了众多研究人员的关注。

具体来说，就是给定一段自然语言文本并指出其中出现的两个实体，根据文本的语义信息推测这两个实体是否具有关系。如果有关系，那么具体是哪种关系。关系抽取任务的输入是一句话或多句话，输出则是一个包含实体和关系的三元组，如图 1.4 所示。

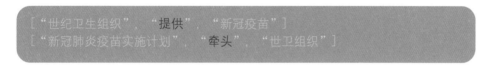

"新冠肺炎疫苗实施计划"是一个由世界卫生组织牵头的全球联盟，旨在确保中低收入国家获得充足的疫苗供应。此前，该组织曾表示，计划到 2021 年年底，累计向全球提供 20 亿剂新冠疫苗。

图 1.4　实体关系抽取示例

图 1.4 所示的文本中包含 3 个实体："新冠肺炎疫苗实施计划""世界卫生组织""新冠疫苗"。根据实体的上下文信息，获取它们在文本中的语义关系，即可抽取出图 1.5 所示的三元组。

［"世纪卫生组织"，"提供"，"新冠疫苗"］
［"新冠肺炎疫苗实施计划"，"牵头"，"世卫组织"］

图 1.5　实体关系三元组

所形成的简单的知识图谱如图 1.6 所示。

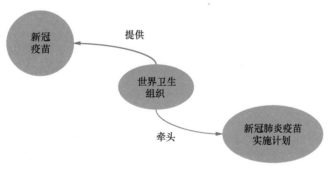

图 1.6　知识图谱

利用关系抽取，我们可以从海量的非结构化或半结构化的自然语言文本中抽取出有意义的结构化信息，在数据爆炸式增长的信息化时代，这可以在很大程度上帮助我们减轻构建知识库的成本，具有重要的意义和广阔的应用前景。

关系抽取是一项经典的任务，如何减轻对人工标注数据的依赖并尽可能准确地自动抽取文本中的信息，始终是自然语言处理的一个热点研究方向，人们对此已经取得一些阶段性的成果。目前，主流的关系抽取方法主要基于机器学习，大致可以分为 3 种：无监督的关系抽取、半监督的关系抽取以及有监督的关系抽取。无监督的关系抽取基于分布假设理论。在关系分类中，如果两个实体对具有相同的语义关系，则包含这两个实体对的文本也具有相似的语境。基于这种假设，无监督的关系抽取将实体对的上下文作为表示实体关系的特征，关系抽取的过程被相应地转换为计算文本的相似度。半监督的关系抽取主要基于以下假设：如果两个实体在知识库中被标记为某种关系，则认为同时包含这两个实体的所有句子都在表达这种关系，从而可以作为模板或训练语料以获取更多的实体对。虽然半监督的关系抽取不需要大量的标注样本，减轻了模型对人工标注数据的依赖，但是其过强的设定不可避免地会产生许多噪声。由于文本语言表达的复杂性和多样性，包含同一实体对的文本并不一定表示它们具有相同的语义关系。有监督的关系抽取则将关系抽取任务当作多分类问题，并利用大量标注数据来训练分类器以用于关系抽取。

近年来，深度学习在有监督的方法中得到人们广泛的关注，由于不需要手动选择特征，避免了人工选取特征的误差，深度学习在各项任务中都取得显著的效果。卷积神经网络、长短期记忆网络、双向长短期记忆网络等逐渐被应用于关系抽取，并且性能较好。但是，此类方法严重依赖于大量的人工标注数据，在数据稀疏的领域面临很大的阻碍。为此，最近许多研究致力于将小样本学习方法应用于关系抽取，这在一定程度上缓解了数据稀疏对基于神经网络的有监督的关系抽取造成的困扰。

随着各项理论和技术取得突破，关系抽取任务也得到快速发展，但同时也迎来许多新的挑战。

1）跨句子的关系抽取：当前，主流的关系抽取方法大多基于单条句子，这些方法虽然在很多领域取得了较好的效果，但是在现实场景中，关系的实体对可能分别位于不同的句子中，需要通过多条句子才能获取实体对的语义关系。以图1.4为例，"世界卫生组织"和"新冠疫苗"就存在跨句子进行关系抽取的情况，这无疑增加了模型理解文本语义和判断实体关系的难度。在实际应用中，由于存在大量多句子联合抽取的情况，因此对跨句子关系抽取的研究势在必行。

2）开放领域的关系抽取：处在前沿的关系抽取研究工作一般是在设定好的关系集合上进行的，关系抽取被当成一个分类任务。在这种情况下，无法抽取预定义集合之外的实体关系，甚至同一实体对也可能存在多种关系，在更换关系类型后，模型的性能往往会大幅下降。开放领域的关系抽取成为一个研究热点。

3）具有时空属性的关系抽取：大部分的关系抽取任务是抽取一个关系三元组（实体，关系，实体），但有时候，关系具有时效性和空间属性，如"2020年2月8日，三岛市又有3名新冠肺炎患者治愈出院"。关系三元组（三岛，治愈，新冠肺炎患者）只在某个时间范围内成立，这就是关系的时间属性。三元组很难表达出关系的时空属性，因此需要考虑多元关系抽取。包含时空属性的多元关系能表达更加具体和丰富的关系信息，是未来的一个重要研究方向。

1.6 事件抽取任务

由于人类语言的复杂性，文本的自然语言处理可以分为4个层次：文字、语法、语义和语用。当前的自然语言处理技术在前两个层次的任务中取得了巨大的成功，在许多商业应用中也取得了成功。然而，更先进的结构化搜索引擎需要在文字和语法层次的基础上更深入地理解语言。信息抽取（Information Extraction）是实现文本理解的一项重要基础性工作。

信息抽取是指自动提取实体、关系和事件并生成结构化的文本，对文本相关信息抽取的过程主要涉及 3 个层次的抽取任务：命名实体识别（Named Entity Recognition）、实体关系抽取（Entity Relation Extraction）和事件抽取（Event Extraction）。其中，事件抽取是指对特定事件及其涉及的论元进行识别，比如识别某交通事故及其发生的时间、地点、伤亡情况等论元。

事件抽取旨在从自然语言文本中抽取我们感兴趣的事件并以结构化的形式呈现出来。事件抽取可以应用于不同的领域，比如，在金融领域抽取"并购""转账""破产"等事件，在医疗领域抽取"诊断""检查""治疗"等事件。通常情况下，一个完整的事件是由以下几部分组成的。

1）事件描述（Event Mention）：描述事件的词组、句子或句群，标志一个特定事件的发生。例如，图 1.7 中的句子就是对一个"合并"事件的事件描述。

2）事件触发词（Event Trigger）：最能表达事件的词和词组，是决定事件类型的重要特征。事件触发词一般是动词或名词，在图 1.7 中，"合并"一词就是事件触发词。

3）事件类型（Event Type）：与事件触发词对应的事件的具体类型。

4）事件论元（Event Argument）：事件的参与者或属性（如时间、地点、参与人员等）。事件论元是事件的重要信息，主要由实体名称、时间表达式或属性值等细粒度单位组成，比如图 1.7 中的"10 月 8 日""美团网""大众点评网"。

5）论元角色（Argument Role）：事件论元与其所参与事件之间的关系，也就是事件论元在事件中扮演的角色。在图 1.7 中，事件论元"美团网"和"大众点评网"在事件中扮演"组织"的角色，"10 月 8 日"扮演"时间"的角色。

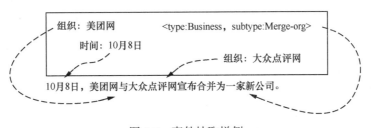

图 1.7　事件抽取样例

为了获取事件触发词、事件类型、事件论元和论元角色，一般的事件抽取任务需要分成 4 个阶段来处理：事件触发词检测（Event Trigger Detection）、事件触发词分类（Event Trigger Typing）、事件论元识别（Event Argument Identification）和事件论元角色识别（Event Argument Role Identification）。

近年来，越来越多的国内外学者开始对事件抽取进行研究，早期主要是针对英文文本的事件抽取，随后包括中文在内的多种语言文本的事件抽取研究也取得不同程度的进展。2005 年，自动内容抽取（Automatic Content Extraction，ACE）国际评测会议正式将事件抽取任务设置为一项评测任务，经过多年的发展，ACE 成为事件抽取领域最有影响力的公开评测会议。ACE 对新闻及评论文本进行标记，一共归纳出 8 个主要的事件类型以及 33 个事件子类型，同时还确定了事件抽取中触发词、论元角色等概念的定义及评估标准。在 ACE 项目的支持下，语言数据联盟（Linguistic Data Consortium）为 2005 年的 ACE 评测任务整理并标注了一个多语言的信息抽取数据集，里面的数据来源于广播对话、广播新闻和电话对话，语言数据联盟的专业人员对其中的实体、关系和事件进行了各种类型的标注。这个数据集在随后的多届 ACE 事件抽取评测任务中不断被完善和扩展，成为事件抽取领域一个权威的通用数据集。ACE 的事件抽取语料是针对通用背景的，此外还有一些事件抽取语料是针对特定领域的。例如，BioNLP 是针对生物医学领域的事件抽取语料。

尽管事件抽取具有实用性和广泛的应用前景，但在实践中，在事件抽取系统作为一种有效的工具被广泛采用之前，仍应克服一些问题和挑战。首先是数据注释成本的问题，高效的事件抽取系统往往依赖于高质量的标注数据，数据的标注需要标注人员具备相关领域的专业知识。其次是特征的选择问题，事件抽取需要使用一些 NLP 资源或工具（如句法依存解析、词性标注、命名实体识别等），如何更合理地利用这些由 NLP 资源和工具生成的特征也是一个需要解决的问题，因为这些上游的资源和工具所产生的错误会被传播到下游的任务中。例如，在进行命名实体识别时，有可能检测到错误的实体，错误的实体会在关系抽取阶段被利用，从而影响关系抽取任务的性能。最后，我们还需要考虑跨句子甚至跨文档的事件抽取，因为在很多情况下，一个事件的触发词和论元会分布于多条句子中。

早期的事件抽取模型主要基于模板匹配和传统的机器学习。为了解决数据标注成本过高的问题，有人提出了几种基于模式匹配（规则）的注解系统，以加快注解过程。基于模式匹配的方法首先需要获得一组模式（模式由谓词、事件触发词及其语法上下文的约束组成），然后使用一组丰富的自定义词汇特征（如同义词、词义标记）、句法特征（如语法级特征、依赖路径）和语义特征来标识角色。Chieu 等人提出了一种基于分类的单槽和多槽信息提取模型，性能优于基于模式匹配的方法。Boguraev 等人利用最大熵来完成触发词的检测，他们还设计了 TiMBL 分类器来区分事件类型。在随后的研究中，一些研究人员捕捉到文档级别的特征以改进事件抽取模型。Grishman 等人利用跨文档特性来分解文档边界。Hong 等人利用不同类型事件的信息进行预测，通过设计文档级预测模型，实现了对文档级事件的有效提取。基于特征的方法虽然可以通过丰富不同形式的特征来实现性能的提升，却存在严重依赖于人为因素的问题，费时且容易出错。

随着深度学习在自然语言处理中不断发展，对事件抽取的研究已经从早期的基于模板匹配和传统机器学习的方法转向基于深度学习的神经网络方法。Nguyen 等人将非连续卷积引入传统的 CNN 模型，在事件检测方面取得优异的性能。Chen 等人则提出一种动态多池化 CNN 模型，实现了对事件抽取任务的句子语义线索进行编码。Sha 等人增强了带有依赖的递归神经网络，以捕获用于事件提取的句法信息。Lin 等人提出了 3 种混合表示方法，从而将字符级和词级特征结合了起来。Zhang 等人提出了一个联合模型，旨在通过捕获结构信息提取事件引用和实体。

1.7　预训练模型

随着对各种深度学习技术研究的进一步开展、深入和不断发展，不同处理类型的深度神经网络被广泛地用于解决现实中各种不同的需要用计算机来解决的问题。特别是，深度神经网络已经从计算机视觉（Computer Vision，CV）的各个领域扩展应用到自然语言处理（NLP）的各个领域，如卷积神经网络（CNN）、递归神经网络（Recursive Neural Network，RNN）、图神经网络（Graph

Neural Network，GNN）和各种注意力机制（attention mechanism）。这些神经网络模型各有各的优点，它们都能缓解特征工程问题：通过神经网络提取特征，然后对提取出的特征进行学习。

虽然神经网络模型在自然语言处理任务中继续前进和发展，并且持续地取得成功，但是在与计算机视觉等领域的比较中，性能的提升和改善很有可能没有那么成果斐然。当前，大多数 NLP 任务使用的数据非常少（机器翻译除外）。深度学习的神经网络一般会有很多参数，这使得它们在训练中对数据较少任务的适应性太强。在实际应用中，虽然能很好地学习数据的特征，但是学得太好往往导致过拟合问题。因此，早期的 NLP 神经网络模型在很多任务中使用的神经网络层数都很少并且相对比较简单，通常只有一到三个神经网络层。

预训练模型（Pre-Trained Model，PTM）通过从大规模的数据中学习大量与特定任务无关的模型，并在后续任务中做进一步细化，对特定任务进行微调，从而使模型适应任务的能力更强。当前，预训练模型的训练数据已从单语言、单模态扩展到多语言、多模态。

预训练模型首先通过自监督学习的方法，从大规模的数据中获得与具体任务无关的模型。预训练模型在应对具体任务时可以进行微调，也就是针对具体的任务进行参数修正，训练数据可以是适应任务的各种数据。预训练模型在经过微调后，可用于支持分类、序列标记、结构预测和序列生成等各项技术，并构建文摘、机器翻译、图片检索、视频注释等应用。

近年来，大量的研究工作和验证结果表明，对于大型的任务数据库和数据资料集来说，PTM 已经能够自动学习并以通用编程语言的形式加以表达，这对于进行后续的大型任务处理非常有用。为了有效避免对新的体系模型从头到尾进行重复训练，随着现代计算语言技术和处理能力的进一步优化和发展，深度训练模型正在不断地优化和提高深度训练的计算能力。PTM 的结构也正在从浅层向更深入的层次发展。第一代单词 PTM 的主要目标之一就是通过大量优秀的词汇来学习词嵌入，因此模型不再需要重复学习那些基础词汇。词嵌入对模型计算效率的要求往往很低，如 Skip-Gram 和 GloVe 等模型。尽管目前通过预训练已经可以快速知道单词的基本意义，但是通过学习词嵌入计算方式得到的词汇的含义与每个上下文结构无关，无法通过对每个上下文进行有效的分析来快速捕捉所需的新单词，如多义单词消歧、句法结构、语义处理角色等。第二代单词 PTM 学习的词嵌入则包括学习上下文的多个单词，如 Cove、Elmo、OpenAI GPT 和 BERT 等模型。

在深度学习时代，为了使训练深层模型的各个参数能够同时防止过拟合，一般情况下需要使用很多已标注的参数来训练模型。但是在自然语言处理的各个应用领域，标注准确的数据集是十分难得的资源。PTM 的作用和意义就在于根据大量无标注的数据对任务进行上游的预训练，在经过上游的预训练后，再执行下游的任务，从而提高 NLP 任务的性能。总的来说，PTM 具有以下优势。

1）在利用拥有大量无标记数据的数据集进行预训练后，就可以学习到更通用的公有特征，这有利于完成接下来的任务。

2）为后面的任务模型提供优秀的目标初始化参数，提高目标执行任务的范围和广度以及任务泛化时的性能，并且可以加快实现任务收敛。

3）PTM 是一种有效的正则化手段，可以避免对小规模的数据集过拟合（初始化参数随机的深层模型很容易对小规模的数据集过拟合）。

自监督学习中的语言模型大致可以分为两类：基于上下文的语言模型和基于对比的语言模型。基于上下文的语言模型有 LM、DAE 和 PLM。LM 利用联合概率的无偏估计来预测单词之间的相关性。DAE 是自编码语言模型，旨在通过引入噪声构造 MLM（屏蔽语言模型）以获取上下文信息的表示。MLM 的工作原理如下：首先使用 [MASK] 替换原来句子中的一些词，假设原来的句子是"I Love You"，则经过替换后，句子就变成"I [MASK] You"；然后利用上下文预测替换后的句子是什么。PLM 是排列语言模型，PLM 结合了 LM 和 DAE 的优点。基于对比的语言模型主要有 DIM、RTD、NSP 和 SOP。DIM 旨在判断全局特征和局部特征是否来自同一实例。RTD 则引入噪声并训练分类器以区分真实样例和引入噪声后的虚假样例。NSP 旨在区分两条句子是否来自同一数据集并且连续。SOP 则首先利用连续的句子作为正样例，然后将两对连续的句子互相交换，从而构造负样例。

1.8　小样本学习

小样本学习（Few-Shot Learning，FSL）是元学习（meta learning）在监督领域的应用，主要目的是让模型学会学习。在大多数时候，我们没有足够的数据来训练机器学习模型，此时就需要从小样本的数据中快速学习模型，并期望达到接近大数据学习的效果。

近年来，机器学习在自然语言处理、计算机视觉、语音识别等领域取得了优异的成果，特别是深度学习将人工智能推向了新的高潮。一般来讲，机器学习的成功得益于 3 个因素：快速发展的计算机资源（GPU、TPU 等）、复杂模型（LSTM、Transformer 等）以及大规模的数据集。一方面，现在的模型虽然在数据密集型应用中取得了很好的结果，但其优异的性能基本上是依赖海量数据驱动的，随着训练样本数量的减少，模型的性能会急剧下降。然而，人工标注高质量的数据耗时且费力，这意味着模型通常会受到数据缺乏的影响。另一方面，在很多情况下，目标任务都是针对特定领域的数据进行的，如医疗数据、商业数据等，这些数据本身收集成本昂贵，可用于训练的数据规模通常有限。以上两方面在很大程度上限制了机器学习的应用和效果。因此，如何使机器学习能够从非常有限的样本中进行高效学习并推广其认知能力，成了现在的研究热点。

机器学习和人类智能的差异在于人类具有更强的学习能力，人类非常擅长通过极少量的样本识别新的事物，然而机器学习模型在这种情况下容易产生过拟合。例如，人类只需要通过几张图片，就可以认识图片上展示的内容，如"飞机""大象"等。强大的学习和应用能力是人类的优势。在人类快速学习能力的启发下，研究人员希望机器学习模型通过学习一定类别的大量样本后，就可以获得快速学习和辨别的能力。这种能力使得机器学习模型在面对新的类别时，只需要少量的样本就能进行快速识别。如果可以做到这一步，机器学习与人类智能的差距就会显著减小。

对于机器学习，早期的一些探索旨在解决训练样本过少导致的过拟合问题。

1）数据增强（data augmentation），旨在学习增强数据的方法。在自然语言处理中，可以借助同义词替换、随机插入、随机交换、随机删除等方式，通过少量可用的数据生成更多等价数据。

2）正则化（regularization），包括 L1 正则化、L2 正则化等。可通过在代价函数中增加额外的正则化项，来提高模型的泛化能力和缓解过拟合问题。虽然这些方法在小样本场景中有一定的作用，但是效果有限。

元学习法是目前主流的方法。一方面，利用过去学习的经验指导如何快速学习新知识，而不是从零开始学习，这是一个类似于人类学习新事物的迭代过程，两者都是在已有的知识背景下学习新的内容。另一方面，元学习法利用已经学到的知识来解决新的问题，如果已有的先验知识可以帮助解决新问题，则对于新的问题就不需要太多的样例。

　　具体来说，在元学习法中，小样本学习会将训练过程分解为不同的元任务（meta task）。小样本学习的训练集具有很多的类别，每个类别包含多个样本。在元训练阶段，从训练集中随机抽取 C 个类别，每个类别包含 K 个样本。首先构建一个元任务（一共 $C×K$ 个样本），这些数据被称为支持集（support set）；然后从这 C 个类别的剩余数据中随机抽取若干样本作为模型的预测对象，这些数据被称为查询集（query set）。要求模型能够从这 $C×K$ 个样本中学会如何区分查询集中的这 C 个类别的样本。这样的任务被称为 C-way K-shot 问题，在小样本场景下，K 通常很小（$K<10$）。

　　为了让描述更直观，我们以图片分类为例。图 1.8 给出了一个 3-way 3-shot 示例，实际上也就是完成一个三分类任务，为每个类别提供 3 个样本供模型学习。在元训练阶段，构建一系列这样的三分类任务，指导模型学习如何根据支持集预测查询集中样本的类别。在元测试阶段，构建一个与元训练阶段一致的元任务（3-way 3-shot）进行测试。最后，对元任务使用全新类别进行测试。

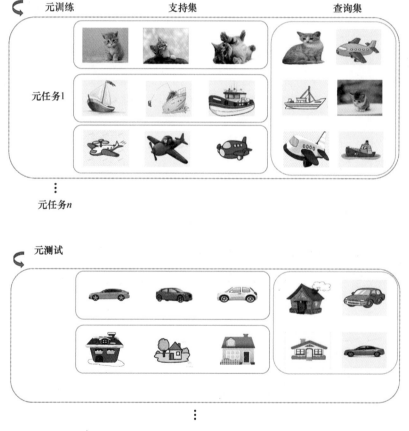

图 1.8　小样本学习任务样例

　　在元训练阶段，每次训练都会采样得到不同的元任务，这些元任务包含由不同类别组成的支持集，这使得模型不仅能学到与任务相关的部分（如包含在当前任务样本中的知识），也能学到不同任务中的共性部分（与任务无关，比如如何提取用于比较样本类型的特征以及如何衡量样本的相似性）。通过这种方式，对于由遇到过的或未遇到过的类别组成的元任务，模型都能较好地对它们进行分类。

元学习不学习如何解决特定的问题，而是学习如何解决一类任务。学会解决的任务越多，模型处理其他新任务的能力就越强。

总的来说，对于小样本学习，我们有多种解决方法，包括基于度量的方法、基于优化的方法和基于数据增强的方法。其中，基于度量的方法是目前性能较好的一种方法。在度量学习的框架下，我们已经有许多先进的学习模型，如经典的原型网络、匹配网络、孪生网络，以及基于这些模型探索出来的新模型，如带有两级注意力的原型网络、结合了胶囊网络的原型网络等。在后续章节中，我们将详细介绍小样本学习模型在关系抽取中的应用以及最近的研究进展。在现实场景中，小样本和数据不平衡这两个问题往往是共存的，所以小样本学习的最终目标是使用从某领域获得的知识来辅助其他领域的学习。目前，虽然小样本学习对原有数据和目标数据在同一领域的任务中已经接近人类的水平，但是在跨领域的场景中仍面临很大的挑战，因此对小样本学习的研究仍有很长的路要走。

1.9 领域自适应

通常情况下，对于深度学习任务而言，训练数据与测试数据的分布是一致的。但是在现实生活中，我们经常遇到训练数据和测试数据的分布并不一致的情况。此时，领域自适应就派上用场了。领域自适应旨在通过训练源域的数据，将学习到的知识迁移到目标域的数据的任务中，一般源域的数据都是有标签的，目标域的数据都是标签不足甚至没有标签的，邻域自适应可以增加能用的数据。在自然语言处理中，不同分布或者说不同领域的数据限定是很模糊的，可以指不同的主题、作者、体裁甚至不同的语言。下面的例子属于领域自适应，如图 1.9 和图 1.10 所示。

> 苹果公司是由史蒂夫·乔布斯创立的一家科技公司，现任首席执行官是蒂姆·库克。苹果公司以其产品苹果手机而闻名。

图 1.9 来自维基百科的训练数据

> "新冠肺炎疫苗实施计划"是一个由世界卫生组织牵头的全球联盟，旨在确保中低收入国家获得充足的疫苗供应。此前，该组织曾表示，计划到2021年年底，累计在全球提供20亿剂新冠疫苗。

图 1.10 来自医疗领域的训练数据

假设现在的任务是进行关系抽取，训练集是来自维基百科的文本数据，测试集是来自医疗领域的文本数据。对来自维基百科的数据进行训练，得到的三元组关系 [乔布斯，创立，苹果公司]，就是通过很多来自维基百科的文本和三元组组成源域，然后预测来自医疗领域的文本关系的，如 [世界卫生组织，提供，新冠疫苗]。

什么是不同领域？Plank 于 2016 年给出了如下直接的定义：variety space。Plank 在自己的论文中提出了如下理论：一个语料或者说一个数据集可以看成一个子空间（variety space 中的一个样本）。这个语料可以由一些实例组成，在关系抽取中，这些实例一般指的是具体的文本，如一句话或一段话。另外，这些实例是从一个更加高级且未知的维度空间中提取出来的，这个维度是模糊的隐藏因素，既可以是来自不同领域的文本（如法律领域和医疗领域的文本），也可以是不同的作者，或是其他未知的相关信息。

在领域自适应中，有个专有名词叫作不变域或域不变特征，用于表示源域和目标域之间共同的特征。例如，源域是真实狗的照片，目标域是手绘狗的照片，它们之间的分布肯定是不一致的。如果直接用真实狗的照片去训练分类器，然后直接用于预测手绘狗的任务，准确率肯定比较低。我们需要找到真实狗和手绘狗的公有特征，比如狗的外貌特征、毛发特征等；然后去除一些私有特征，如照片的风格特征和手绘的风格特征等；最后利用公有特征训练分类器，此时得到的分类效果就会比较好。

什么是领域自适应？以关系抽取为例，在领域 $D=\{x, p(x)\}$ 中，x 指的是特征空间，如句子上下文的特征、实体特征和位置特征等组成的特征空间，$p(x)$ 是特征在特征空间中的边缘分布函数。任务是 $T=\{Y, P(Y|X)\}$，其中，Y 指的是标签空间中实体（如头实体和尾实体）之间的关系，$P(Y|X)$ 是从训练数据中学习得来的。领域自适应的目的是从源域的数据中学习 $P(Y|X)$，使模型可以在目标域获得较好的泛化性能。X 在源域中的分布函数不等于 X 在目标域中的分布函数。领域自适应在本质上就是迁移学习，通过学习源域的特征预测源域的标签，并迁移到通过学习目标域的特征预测目标域的标签。

图 1.11 给出了一个领域自适应的例子。在图 1.11 中，左上方的三角形和五边形表示源域的两种标签不同的数据，实线代表分类任务的结果。可以看出，模型很好地完成了二分类任务——能够很好地区分映射到同一向量空间的两种标签不同的数据。右上方的五角星和菱形代表的是目标域数据。如果直接将源域的数据作为分类任务的训练集，并将目标域的数据作为分类任务的测试集，测试结果将如图 1.11 的左下方所示，分类结果很差，无法区分五角星和菱形。但是，在经过领域自适应后，如图 1.11 的右下方所示，三角形靠近五角星，五边形靠近菱形，分类结果较好。由此可见，在经过领域自适应后，本来无标签的目标域数据（如三角形和菱形）就可以通过靠近有标签的源域数据得到分类，这正是领域自适应的目的。

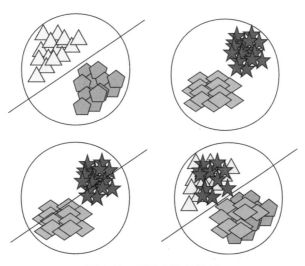

图 1.11　领域自适应样例

在最近的研究中，领域自适应的方法大致可以分为如下 3 类。

1）基于差异的领域自适应（Discrepancy-based Domain Adaptation）：通过对源域的数据进行训练，然后对目标域的数据进行微调，拉近两个领域之间的距离来进行领域自适应。

2）基于对抗学习的领域自适应（Adversarial-based Domain Adaptation）：通过对源与目标域的数据进行对抗训练，并利用生成器对源域和目标域进行特征对齐，然后辨别数据属于哪个领域，从而学习两个领域之间的共同点，进行领域自适应。

3）基于数据重构的领域自适应（Reconstruction-based Domain Adaptation）：通过对数据进行处理来拉近目标域和源域之间的距离，从而学习这两个领域之间的不变性。

近年来的一些研究参考了 DSN 中的相关成果，无监督的领域自适应是一个很多人都在研究的课题，目前出现了一些相关的技术。本节主要关注基于卷积神经网络的方法。基于卷积神经网络进行无监督的领域自适应已经取得很大的进展。有些研究人员通过训练一个二分类器来识别哪些特征来自源域，哪些特征来自目标域。通过这个分类器，我们可以找到源域和目标域之间的边界。Mansour 等人将上述理论扩展到了处理多个源域的情况。

Ganin 等人和 Ajakan 等人通过使用对抗网络学习源域和目标域之间的域不变特征，然后通过这些域不变特征训练模型，从而拉近了源域和目标域之间的距离，最后利用基于源域的分类器来分类目标域。卷积后的参数在后面的几层通过最大平均偏差（Maximum Mean Discrepancy，MMD）计算源域和目标域之间的距离，并通过损失函数拉近该距离。分类器一共有两个，一个是域分类器，另一个是类辨别器，前者用于区分源域和目标域，后者用于分类源域的数据。深度对抗神经网络能够最小化特定于域分类器的参数的域分类损失，同时最大化这两个分类器的公有参数的域分类损失。通过使用梯度反转层（Gradient Reversal Layer，GRL），实现这种极小或极大优化成为可能。

Tzeng 等人和 Long 等人提出了改进版本，他们用 MMD 度量的最小化代替了域分类损失的最大化。MMD 度量是在从每个域的样本集中提取的特征之间计算得出的。Tzeng 等人提出的深度域混淆网络（Deep Domain Confusion Network）在 CNN 体系结构中有一层 MMD 损失，Long 等人提出的深适应网络则有多层 MMD 损失。

1.10　多模态任务

当前，数字化浪潮席卷全球，数据信息呈指数增长态势，大数据已经深刻地影响到人们的工作、学习和生活。根据人类接收数据信息的方式，我们将不同信息的来源或形式称为不同的模态。例如，不同的语言、不同类型的传感器（如雷达、红外、加速度计）、不同的媒体数据（如语音、图像、视频、文字）、不同的成像原理（如 B 超、CT、核磁共振）等，都可以称为不同的模态。图 1.12 给出了多模态数据的一个例子。

目前，在以深度学习为主的机器学习算法的推动下，人们在 NLP、CV 等领域的研究已经取得巨大的成功。随着单模态人工智能潜在问题的解决，研究人员意识到不同模态数据的相关性越来越强，同时更高层次的 AI 任务往往涉及跨多模态的更复杂的信息处理，传统的局限于单一模态的研究往往不能充分利用跨模态信息。特别地，现阶段，CV、NLP 等领域的单模态任务在技术上取得突破，这为多模态任务的学习带来难得的机遇。鉴于多模态学习的重要性，本节将重点介绍近年来多模态学习任务的相关研究进展和未来研究趋势，并总结多模态学习的基本任务。考虑到数据的异构性和模态表示强弱的不一致，本节还提出了在自然语言处理领域引入多模态信息所面临的两大挑战。

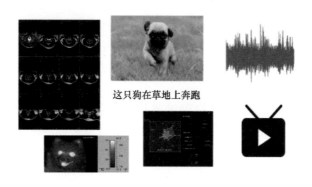

图 1.12　多模态数据的一个例子

多模态机器学习（Multi-Modal Machine Learning，MMML）自 20 世纪 70 年代起步，经历了人类行为多模态、多模态计算机处理、多模态互动研究、多模态深度学习 4 个发展阶段。早期的多模态研究的是视听语音识别。随着多媒体技术的不断发展，多模态研究开始应用于媒体内容索引和检索。21 世纪初，多模态交互领域开始发展壮大，越来越多的学者开始研究人类在社交过程中的多模态行为。目前，多模态最具代表性的应用是"看图说话"，其主要任务是通过图文匹配，生成与图像对应的文本描述。近年来，深度学习研究逐渐发展起来，并取得许多重大进展，成为人工智能的一个重要分支。深度多模态学习在深度学习的浪潮下实现长足的进步并发展成为多模态机器学习的主流。目前，多模态学习的基本任务主要包括分类问题处理、多模态语义分析、视觉常识推理、跨模态匹配、跨模态检索、跨模态样本生成、多模态人机对话等。

1. 分类问题处理

单模态的分类问题关注的是对一类特定数据进行分析和处理，相较于单模态数据，多模态数据具有全面性和复杂性。2015 年，浙江大学的庄越挺团队设计出一种隐含条件随机场，旨在通过研究多模态数据间的关联，学习不同模态间的潜在共享结构，挖掘与监督学习数据间的相互作用，并将之应用于分类任务。2017 年，中国科学院计算技术研究所的张勇东教授等人提出利用带注意力机制的递归神经网络将文本与图像特征融合，用于虚假新闻检测。

另外，情感分析问题也可认为是分类问题。与常规分类问题不同，情感分析问题中提取的特征往往带有明确的情绪信号。从多模态的角度分析，网络社交场景中衍生的大图片、文本、表情符号、音频信息等均带有情感倾向。

2. 多模态语义分析

语义分析能够对数据进行更高层次的处理。目前，人工智能场景涉及多模态信息。计算机通过处理不同数据之间的关系和结构，来理解不同数据中隐含的高层语义。例如，语音助手需要理解语言、语音等多种信息才能与人类交流，因此必须对这些信息进行语义分析。语义理解是有效进行推理决策的前提。

3. 视觉常识推理

视觉常识推理（Visual Commonsense Reasoning，VCR）是一项极具挑战性的任务，具体包括两个子任务：一是回答用自然语言表达的视觉问题，二是解释做出的回答。目前，在视觉常识推理方面排在前两位的模型分别是百度 ERNIE 团队的 ERNIE-ViL-large 和微软 D365 AI 团队的 ViLLA-large。

4. 跨模态匹配

跨模态匹配是较为复杂的机器学习任务，其核心在于分别对图像和文本特征进行合理的表示、编码，从而准确地度量它们的相似性。目前，最常见的跨模态信息匹配任务是图像－文本匹配，比如将图像与文本映射到相同的语义空间，然后通过距离对它们的相似度进行判断。

5. 跨模态检索

跨模态检索是跨模态匹配的升级版，除了需要实现跨模态匹配，还需要尽可能快速地实现匹配结果的准确性。通过对异构数据进行加工，在实现有效特征匹配的前提下，根据文本内容对图片进行自动检索。在多模态信息检索任务中，引用最多的是哈希算法。跨模态哈希算法通过将不同模态的高维数据映射到低维的海明空间，实现了有效减小数据存储空间并提高计算速度。目前，跨模态检索的主要问题在于图像－文本的注释平行语料库难以获得，抑或代价高昂。此外，人工注释文本与机器生成的注释文本之间存在明显的差异，如何在使用尽可能少的注释语料库的情况下，通过在少量的标注语料库上进行监督训练，并在大量的未标注语料库上进行弱监督训练，来进行有效的跨模态检索，也是一个亟待解决的问题。

6. 跨模态样本生成

跨模态样本生成旨在有效地构造多模态训练数据，提高跨模态匹配与翻译的效果。目前，由图像生成文本（如图像语义自动标注）、由图像生成图像（如图片风格迁移）的生成任务发展较为成熟，由文本生成图像的生成任务则较为新颖。最近，谷歌的研究人员推出了 TRECS 框架，该框架能够生成更逼真的图像以及更符合文字的描述。

7. 多模态人机对话

人机对话是人工智能面临的重要挑战。相对于传统的单一模态交互，对话主导的多模态人机交互在移动交互、自然交互方面有着更为广泛的应用潜力，如智能家居、推荐系统、商品问答、多模态语音助手、多模态导航等。对话任务在文本生成任务的基础上，进一步采集表情、语调、姿势等多模态信息进行分析和处理，输出拟人化的多模态表示，实现人机交互。多模态的对话不仅有语言交互，也有视频、图像等信息的交互。对于对话中的手势、说话时的情绪等信息，语言理解时融合多模态信息，可以使机器掌握更完整的语境信息；语言生成时融合多模态信息，可以使对话更加生动形象。例如，未来可以利用多模态导航告诉机器人"去看看办公室里有没有打印机"，机器人在理解指令的情况下，能够结合多模态信息导航、查找并返回信息。

过去，大部分的研究工作是将文本信息加入 CV 任务以提升效果，但是随着时代的发展，研究人员发现将其他模态引入自然语言处理领域能够帮助实现语义的"消歧"（即消除歧义）和理解，从而实现性能更好的自然语言处理模型，辅助完成 NLP 任务。但是，多模态学习是否适用于所有的 NLP 任务，如何融合不同模态的信息，是将多模态信息应用于 NLP 领域需要解决的两大难题。

1）必须明确哪些 NLP 任务需要多模态信息辅助完成。例如，2019 年，Douwe Kiela 等人提出了多模态（文本、图片）的双向 Transformer 模型，增强了自然语言处理的文本表示，用于分类任务；2020 年，来自 UIUC（伊利诺伊大学厄巴纳－香槟分校）和哥伦比亚大学的研究人员提出了首个全面、开源的多模态事件抽取系统 GAIA，旨在使用跨模态语言（英语、俄语、乌克兰语）提取和集成知识，并将知识分为细粒度类型（实体、关系、事件提取）；同年，卡内基·梅隆大学的 Yansen Wang 等人设计出一个基于多模态的 Web 开放域关键词抽取模型，并提出了一种利用多模态辅助关键词提取（key phrase extraction）任务（从给定的文档中自动提取关键词短语）的建模方法，实现了将多模态应用于 NLP 信息抽取任务。

另外，目前已有很多知识图谱被广泛用于处理结构化数据和文本数据（采用文本信息抽取技术）。相较于传统的知识图谱，多模态知识图谱重在构建多模态下的实体以及模态实体间的语义关系。研究人员发现，将多模态学习应用于知识图谱的表示和构建，能够使现有的模型在综合考虑文本和视觉特征的同时，获得更好的性能，达到很好的效果。清华大学的刘知远和孙茂松团队提出了一个融合实体图像的知识表示学习模型，他们创新性地在知识表示学习任务中引入图像信息，并在知识图谱补全、三元组分类等任务上取得出色的效果，证明了跨模态的知识表示能够辅助知识驱动型的任务。东南大学认知智能研究所的王萌团队重在开展多模态知识图谱构建方面的研究，通过利用多模态实体链接技术，创建了一个基于 Richpedia[①] 的多模态知识服务网站。

2）不同模态的信息如何融合？同源多模态信息和异源多模态信息是否应该具有相同的语义融合范式？如何利用模态表示、融合策略、对齐、映射、协同技术这 5 种不同的融合技术，结合具体的任务进行模态融合？ 2021 年，Zhen Xu 等人提出创建一个基于 Transformer 的通用框架来自动执行多模态数据建模，并寻找不同的模态间最佳融合策略，来正确表示并融合电子病历中不同的模态体系结构，这是将多模态学习应用于医疗领域的一大研究进展。

由于人类是在多模态环境中进行语言理解的，因此在 NLP 领域引入多模态信息来解决 NLP 相关任务，是未来 NLP 领域的一个重要研究方向。

1.11 对话任务

1.11.1 生成式对话

人机对话（Human-Machine Dialogue）是人机交互技术的核心，旨在让机器理解和运用自然语言以实现人机通信。不像订机票、订酒店场景中的对话那样有明确的目的，很多时候的人机对话没有目的且不属于固定语料领域，这给对话系统带来很大的挑战。相较于任务导向型对话需要准确的答案，开放域的对话更像是在做"主观题"，没有标准答案，只要符合语义语境就可以（见图 1.13）。

用户	有从南岳机场去北京的机票吗？
系统	十点半有一趟航班
用户	你最近怎么样？
Target1	就那样吧……
Target2	换了个新发型，帅吧！
Target3	嘿嘿，挺好的。
Target4	最近发生了好多事，感觉整个人都不好了。
Target5	逆水行舟，不进则退啊！

图 1.13 开放域的对话相比具体任务对话有多种选择

---

① Richpedia 是一个全面的多模态数据集。

生成式对话系统通常是使用基于深度学习的 Encoder-Decoder 架构来完成的。基于深度学习的技术通常不依赖于特定的答案库或模板，而是依据从大量语料中习得的语言能力来进行对话，根据问题的内容直接生成回答的方法被定义为基于某个条件的生成模型。深度学习的Seq2Seq 技术可以非常好地实现生成模型的框架，其最大的优势就是可以避免人为特征工程的端到端框架，即利用强大的计算和抽象能力自动从海量的数据源中归纳、抽取对解决问题有价值的知识和特征，使这一过程对于问题的解决者来说透明化，从而规避人为特征工程带来的不确定性和繁重的工作量。

比较经典的基于 RNN 的 Seq2Seq 模型，所生成的对话往往比较简单，没有什么逻辑，因此 Seq2Seq 模型存在很多的变体来解决不同的对话生成问题。Alessandro Sordoni 等人针对对话生成时上下文考虑不足的问题，使用"Seq2Seq + Context"的思路，在系统回答用户时，考虑对话历史信息，将上下文引入编码器，相当于提供了语境和一些额外信息，因而有助于解码器更好地应答会话请求的内容。Dzmitry Bahdanau 等人使用"Seq2Seq + Attention"的思路，解决了解码器对最近的词语关注过度的问题，他们还利用注意力机制检测每一个输入词语的重要性。此外，有研究人员使用动态记忆网络增强了模型对上下文句子进行表征提取的能力，或是改进目的函数以降低安全语句对会话请求的影响。另有一些研究人员考虑了用户个性信息，他们构建了 Speaker 模型，旨在为不同用户以及同一用户针对不同的对象生成不同风格的会话。

1.11.2 任务导向型对话

与以闲聊为目的的对话有很大的不同，任务导向型对话的最终目的是完成任务，过程是循序渐进的，需要在每一轮对话中采取合适的决策，然后慢慢完成对话任务。任务导向型对话主要有两种设计方法：基于管道的方法和端到端的方法。

1. 基于管道的方法

基于管道的方法要求开发者分别实现系统的各个子模块，然后拼接这些子模块，最终形成一个完整的系统。这种方法的特点是，不同的子模块可以采取不同的技术手段来实现。图 1.14 给出了一次基于管道的对话的具体过程。

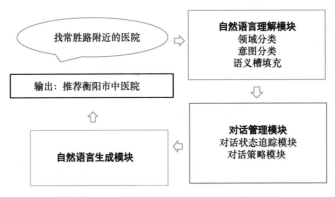

图 1.14　一次基于管道的对话的具体过程

自然语言理解（Natural Language Understanding，NLU）模块的作用是把输入的自然语言转换为计算所能理解的形式语义，一般涉及领域分类、意图分类和语义槽填充（slot filling）。NLU 模块应尽可能完整、清晰、准确地将用户输入转换为计算机所能理解的形式。例如，在用户输入"找常胜路附近的医院"后，NLU 模块便首先判断出当前对话涉及的领域为"医院"，用户意图为"查找医院"，语义槽为"地点"，属性值为"常胜路"。

对话管理（Dialog Management，DM）模块是任务导向型对话系统的中枢，控制着整个对话的流程。DM 模块的输入是 NLU 模块输出的结构化语义，作用是通过考虑历史对话信息和上下文语境信息等进行全面的分析，给出对话系统要执行的动作。DM 模块由对话状态追踪模块和对话策略模块组成。

自然语言生成（Natural Language Processing，NLP）模块的作用是将 DM 模块输出的抽象表达转换为句法符合要求、语义准确的人类所能看懂的自然语言，转换方法有基于规则模板的方法、基于语言模型的方法和基于深度学习的方法。

2. 端到端的方法

深度学习的高速发展让端到端的对话得以实现。端到端的对话系统使用端到端模型代替了基于管道的方法中的所有模块或部分模块，根据用户不同的输入，直接产生输出。端到端的对话系统分为基于监督学习方法的对话系统、基于强化学习方法的对话系统以及基于混合学习方法的对话系统 3 种。图 1.15 给出了端到端对话的流程。

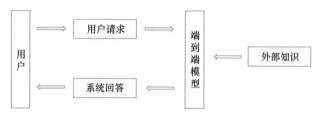

图 1.15　端到端对话的流程

基于监督学习方法的对话系统需要大规模的对话数据来训练对话系统的各个部分，以此提高对话的准确率。以基于内存网络的端到端模型为例，这种模型会对历史对话进行建模，然后通过内存网络查找想要的信息。研究人员还提出了一种在完成相似词嵌入后拼接关于词的说明向量的方法，从而解决了未登录词的问题。这种端到端模型由于采用了端到端的训练方式，因此容易失去词序关系，进而丢失语义信息且难以结合知识库。另外，这种模型是基于模板检索的对话生成的，模板需要人工制定，工作量大且迁移性差。后来，基于端到端神经网络的任务导向型对话系统被提出。这种系统把对话作为从上下文信息到系统回复的映射，使用端到端方式（即根据输入直接生成输出）训练整个模型。不过，这种系统需要大量的训练数据来训练模型。

虽然基于监督学习方法的对话系统具有不错的效果，但其缺点也很明显。为此，有学者提出使用强化学习方法来构建端到端的对话系统。Zhao 等人首先提出了一种长短期记忆网络的深度 Q 网络的变体网络，即深度循环 Q 网络（Deep Recurrent Q-Network，DRQN）。DRQN 是一个端到端的深度强化学习框架：输入用户的问题，推断对话的内部状态，然后直接输出系统要执行的动作。DRQN 把数据库的查询模板作为系统可选择的动作，对话策略可以输出对数据库进行相关搜索的动作，搜索结果则作为下一轮的输入，以便继续输出搜索结果。DRQN 能够联合并优化自然语言理解模块和对话管理模块，效果优于传统的对话模型，甚至可以用于所有的数据库。但是，由于收敛需要大量的样本且需要与外部知识库交互，因此 DRQN 的可拓展性不足，而且不能很好地处理非精确条件下的用户输入。Dhingra 等人构造了端到端的 KB-

Info Bot，KB-Info Bot 使用"软查询"的后验分布来表示用户对知识库中实体的兴趣度，并将这种软查询和强化学习结合，以帮助用户在不使用正则表达式进行查询的前提下从知识库中获取相关信息，然后根据用户的反馈信息训练端到端的对话模型。可以看出，KB-Info Bot 能够在不使用正则表达式进行查询的情况下从知识库中检索信息。

　　基于混合学习方法的对话系统将监督学习与深度学习或强化学习结合了起来，旨在共同构建端到端的任务导向型对话系统。William 等人提出的混合编码网络（Hybrid Code Network，HCN）就是一种结合监督学习和深度学习进行优化的端到端方法。处理流程如下：首先输入用户的问题，提取实体；然后结合历史对话，将提取的实体映射为向量，作为 RNN 的输入（RNN 作为对话管理模块，旨在结合一些领域知识、动作掩码和预定义的模式，输出系统要执行的动作）；最后，根据 RNN 输出的动作并结合预定义的模式生成响应。以上方法结合传统的监督学习和深度学习来进行端到端的训练，只需要很少的训练数据，就可以取得与传统的端到端方法等同甚至更优的成绩，而且可以自动学习对话状态。但缺点是很多模块需要人为地进行设置，比如需要人为地设置对话状态跟踪、数据库模块以及指定动作掩码等。

　　当前，任务导向型对话系统的端到端方法仍面临诸多挑战。

1.12　本书结构

　　本书从自然语言处理的具体任务出发，介绍相关任务和技术。然后针对医疗电子病历文本进行介绍，并结合自然语言处理任务，阐述相关电子病历文本的知识抽取技术以及作者团队在这方面取得的一些研究成果。

参考文献

[1] JURAFSKY D, H MARTIN J. 自然语言处理综述 [M]. 冯志伟，孙乐，等译. 北京：电子工业出版社，2005.

[2] BAEZA-YATES R, RIBEIRO-NET B. 现代信息检索 [M]. 王加津，等译. 北京：机械工业出版社，2005 年.

[3] 李航. 统计学习方法 [M]. 2 版. 北京：清华大学出版社，2019.

[4] 梁南元. 书面汉语自动分词综述 [J]. 计算机应用与软件，1987(3): 44-50.

[5] 奉国和，郑伟. 国内中文自动分词技术研究综述 [J]. 图书情报工作，2011，55(2): 41-45.

[6] 唐琳，郭崇慧，陈静锋. 中文分词技术研究综述 [J]. 数据分析与知识发现，2020，4(Z1):1-17.

[7] 魏欧，吴健，孙玉芳. 基于统计的汉语词性标注方法的分析与改进 [J]. 软件学报，200011(4)：473-480.

[8] 刘浏，王东波. 命名实体识别研究综述 [J]. 情报学报，2018，37(3): 329-340.

[9] 孙镇，王惠临. 命名实体识别研究进展综述 [J]. 现代图书情报技术，2010(6): 42-47.

[10] 赵凯琳，靳小龙，王元卓. 小样本学习研究综述 [J]. Journal of Software，2021，32(2).

[11] 刘建伟，丁熙浩，罗雄麟. 多模态深度学习综述 [J]. 计算机应用研究，2020，37(6): 1601-1614.

[12] 陈鹏，李擎，张德政，等．多模态学习方法综述 [J]. 工程科学学报，2020，42(5):13.

[13] 尹奇跃，黄岩，张俊格，等．基于深度学习的跨模态检索综述 [J]. 中国图象图形学报，2021，26(06):1368-1388.

[14] 曹均阔，陈国莲．人机对话系统 [M]. 北京：电子工业出版社，2017.

[15] 俞凯，陈露，陈博，等．任务型人机对话系统中的认知技术：概念、进展及其未来 [J]. 计算机学报，2015，38(12):2333-2348.

[16] 古桂元．基于知识驱动的人机对话系统设计与实现 [D]. 北京邮电大学，2019.

[17] 魏鹏飞，曾碧，廖文雄．PPO 强化学习的多智能体对话策略学习方法 [J/OL]. 小型微型计算机系统 :1-9[2021-11-26].

[18] 赵阳洋，王振宇，王佩，等．任务型对话系统研究综述 [J]. 计算机学报，2020，43(10):1862-1896.

第2章 从统计机器学习模型到神经网络模型

2.1 统计机器学习方法的三要素

统计机器学习方法的三要素分别是模型、策略和算法。统计机器学习考虑的首要问题就是学习什么样的模型。策略则是从假设空间中挑选出参数最优的模型的准则。算法是指学习模型的具体计算方法，也就是如何求解全局最优解，并使求解过程高效而准确，这在本质上就是利用计算机算法求数学问题的最优解。

2.2 隐马尔可夫模型

隐马尔可夫模型（Hidden Markov Model，HMM）是一种动态的贝叶斯网络模型，结构简单，此外它还是一种著名的有向图模型。隐马尔可夫模型目前已被成功应用于汽车语音信息识别、行动位置识别、字符识别、汽车故障自动识别和诊断等多个领域。

1. 马尔可夫性质

马尔可夫性质（Markov Property）是概率论中的概念，因数学家安德烈·马尔可夫得名。马尔可夫性质是指，当一个随机过程被赋予当前的状态和过去全部的状态时，其未来状态的各种条件和概率分布都只能取决于当前的状态。也就是说，给定当前的状态，这个随机过程在任何一种条件下都应该处在独立于过去的某个状态。

2. 马尔可夫链

马尔可夫链（Markov Chain，MC）是一种具有马尔可夫性质的随机过程，存在于离散指数集和状态空间中。在数学上，马尔可夫链被定义为随机变量 $x_1, x_2, \cdots, x_n$ 的一个数列，这些变量取值的集合被称为状态空间。条件概率关系被定义为 $P(x_{n+1}|x_n, \cdots, x_1) = P(x_{n+1}|x_n)$，由此可以看出，变量在某个状态下的取值只与其前一个状态有关。经典的马尔可夫链就是股票涨停问题：如果一家公司的股票在第一天的早盘开始上涨，则这家公司的股票在第二天开始下跌的概率为 p，继续上涨的概率为 $1-p$。反之，如果这家公司的股票在第一天的早盘开始下跌，则这

家公司的股票在第二天开始上涨的概率为 q，或继续下跌的概率为 $1-q$。股票的上涨和下跌状况本身就是马尔可夫链。在这个例子中，股票某天的状态就是随机变量 x，股票上涨和下跌就是状态空间 s。条件概率关系说明，已知股票所有的历史状态，股票的上涨或下跌只与其前一天的状态有关（这里不考虑影响股票价格的其他因素，仅仅为了举例说明马尔可夫链）。

3. 隐马尔可夫模型概述

有时，马尔可夫的随机过程理论可能远远不足以描述当前人们所有的期待以及人们想要从中找到的数学模型。举个例子，假设有 3 种不同的矩形骰子：8 面的骰子、6 面的骰子和 4 面的骰子。用这 3 种骰子掷出一个序列。在这种情况下，我们通常可以看到有两个骰子状态顺序集合（可见状态链和隐含状态链），其中一个是可以直接观察得到的骰子状态顺序集合（每个骰子掷出后的状态顺序），另一个是隐藏的骰子状态顺序集合（即每次使用的骰子的序列）。我们希望找到一种算法，旨在根据骰子掷出的序列和马尔可夫假设来预测每次掷出的骰子的种类。这种算法就是隐马尔可夫模型。

隐马尔可夫模型是用初始概率分布、状态变化概率分布以及观察概率分布来确定的。隐马尔可夫模型进行了如下形式化描述：设 Q 为所有可能的状态集合，V 为所有观察到的可能值的集合，即

$$Q = \{q_1, q_2, \cdots, q_N\} \quad V = \{v_1, v_2, \cdots, v_M\} \tag{2.1}$$

其中，N 是可能发生的状态参数，M 是可能发生的观察参数。另外，设 I 为观察长度 T 的状态序列，O 为相应的观察时间序列，即

$$I = \{i_1, i_2, \cdots, i_N\} \quad O = \{o_1, o_2, \cdots, o_N\} \tag{2.2}$$

在马尔可夫链中，存在状态转移概率矩阵 A、观察概率转移矩阵 B 以及初始状态概率向量 C。矩阵 A 被定义为

$$A = \{a_{ij}\}_{N \times N} \tag{2.3}$$

其中：$a_{ij} = p(i_{t+1} = q_j | i_t = q_i)$；$i = 1, 2, \cdots, N$；$j = 1, 2, \cdots, N$。$a_{ij}$ 是在时刻 t 从状态 q_i 生成状态 q_j 的概率。

$$B = \{b_j(k)\}_{N \times M} \tag{2.4}$$

其中：$b_j(k)$ 是在时刻 t 处于状态 q_j 的条件下生成观测 v_k 的概率；$j = 1, 2, \cdots, N$；$k = 1, 2, \cdots, M$。初始状态概率向量 C 为

$$C = (C_i), \ C_i = p(i_1 = q_i), \ i = 1, 2, \cdots, N \tag{2.5}$$

C_i 是在时刻 $t=1$ 处于状态 q_i 的概率。

隐马尔可夫模型由初始每个状态点的概率矩阵向量 a 和 c、状态的方向转移速度概率函数矩阵向量 a 和每个观察点的概率函数矩阵向量 b 分别确定。c 与 a 确定了每个初始状态的概率矩阵序列，b 与 a 则确定了每个观察点的概率矩阵序列。因此，隐马尔可夫模型的定义可以形式化地表示为

$$\lambda = \{A, B, C\} \tag{2.6}$$

4. 隐马尔可夫模型的 3 个问题

首先是概率问题：计算给定模型下观测序列出现的概率，这个问题可以通过利用一个向前或向后算法的方式加以解决。其次是预测问题：找出一个被作为隐观测状态的序列，使该序列中产生的另一个概率是可以被观察到的状态序列中产生的最高概率，通过使用维特比算法进行处理。最后是学习问题：依照已观测到的状态序列集生成隐马尔可夫模型的过程，可以由非监

督学习来实现。李航的《统计学习方法》中讲述了如下 3 类算法。

（1）前向算法和后向算法

前向算法与动态规划法相似，后一个需要依靠前一个作为基础进行规划。例如，先通过第 1 天的统计数据分析第 2 天的发生概率，再通过第 2 天的统计数据分析第 3 天的发生概率，以此类推。后向算法与前向算法相反，因为总的概率和都是 1。因此需要先计算前 3 天各种可能发生的概率，再依次计算前两天和前一天的数据。

（2）维特比算法

维特比算法是动态规划法的一种，其应用十分广泛，比如用于求解特殊有向图的最短路径。维特比算法的特点就在于删除了不重要的路径，要找到两点之间的最短路径，相较于遍历两点之间的所有路径，维特比算法要简单很多。在考虑每一种可能时，维特比算法都只保留最小的那个来进行比较，并将每一步中不是最短路径的情况删除，从而极大简化了步骤。

（3）鲍姆 - 韦尔奇算法

鲍姆 - 韦尔奇算法基于期望最大化（Expectation-Maximum）原理，通过利用观测数据和猜测隐藏数据的最大化对数似然来求解模型参数。在此过程中一直迭代，直到模型分布参数基本稳定为止。

2.3　支持向量机

支持向量机（Support Vector Machine，SVM）既是一种非线性分类器，也是一种用于二值分类的学习方法。类似于逻辑斯谛回归，但与逻辑斯谛回归不同的是，支持向量机并不输出概率，而是只输出分类结果。支持向量机背后的基本思想是找到一个将 d 维数据完美地分成两类的超平面，其设计初衷和目的主要就是通过试图找到一个超平面来把样本分成两部分，然后将它们一起转换成一个凸二次积分规划的线性问题集并用于分析和求解，从而实现间隔的最大化。

20 世纪 90 年代初期，人们还停留在对数据集上函数估计问题的理论分析上。到了 20 世纪 90 年代中期，人们提出了基于发展理论的新型学习算法，支持向量机随之而来。于是，在 20 世纪 90 年代后期，支持向量机开始获得迅猛发展并逐步衍生出一系列经过持续改良和不断优化的计算模式及经过扩充后的算法。支持向量机是监督学习中最有影响力的算法，可以帮助我们解决大数据分类问题。特别是，支持向量机有益于大数据环境中的多域应用程序，并且在人脸图像识别、文本学和数据信息分类等模式识别相关问题中得到了广泛的研究和应用。

支持向量机利用合页损失（hinge loss）函数来精确地计算经验风险，此外在求解体系中还添加了一个正则变换项来提高对结构的影响。支持向量机是一种具有稀疏性和稳定特征的分类器。

支持向量机是一种二分类模型，可以分为线性模型和非线性模型。假设样本可以被完美地线性分类，也就是说，我们可以找到一个超平面，将样本分为两部分，这两部分样本不会发生重叠。在这种情况下，支持向量机可以通过硬间隔方法对样本进行完全的线性划分。但是，支持向量机具有一定的容错性，在训练过程中为了防止过拟合，支持向量机允许一些样本分类出错。软间隔方法则允许某些样本不满足约束，但为了不引起欠拟合，这种情况不能出现太多。假设找不到一个超平面来将样本完全分类正确，但能找到一个超平面使少量样本分类错误，则这种情况可以看作使用软间隔方法进行样本分类。支持向量机会通过软间隔方法对样本进行不完全的线性划分。对于非线性可分离模式，可通过将给定模式映射到新空间（通常是高维空间），使其在高维空间中成为线性可分离模式。利用核函数 $\Phi(x)$，我们可以将给定的模式映射到高维空间，这也是常见的核心学习技术之一。

由简到繁的模型依次如下。

- 数据向量样本完全支持线性可分时，采用硬间隔最大化的深度学习计算方法，学习一个能够支持所有线性可分数据样本的分类向量机。
- 数据向量样本不完全线性可分但近似线性可分时，采用软间隔最大化的深度学习计算方法，学习一个线性支持的向量机。
- 数据向量样本被非线性方法分析为线性不可分时，通过核函数和软 / 硬间隔最大化等多种深度学习计算方法，学习一个非线性方法支持的数据向量机。

1. 线性可分支持向量机

如果存在一个线性函数，它能够把某一特定数据样本与其他数据样本完全地区分开，则说明这些数据样本是线性且可分割的。例如，在二维空间中，数据样本几乎可以被一条直线完全地分割到这条直线的两边，这些数据样本被称为线性可分。同理，在三维空间中就是用一个平面对样本进行分割，以此类推。在不充分考虑空间维数的情况下，这样的直线、平面等线性函数可统称为超平面。

因此，线性可分支持向量机的作用是将数据样本映射到响应集并划分数据样本，也就是找到一个超平面来分离原始域中的各类样本。为了使超平面更加直观且具有健壮性，一般来说，我们应努力去找一个可以同时分割两类数据样本的最佳超平面，最佳超平面就是能够以最大间隔把两类数据样本完全正确地间隔开的超平面，因此又称为最大间隔超平面。最大间隔超平面的标准定义如下。

- 最大间隔超平面能将两类数据样本完全线性地划分到其两侧。
- 两侧分别离超平面最近的数据样本点与超平面之间的距离可以达到最大值。

在数学上，任意超平面都可以用式（2.7）所示的线性方程来描述。

$$\boldsymbol{\omega}^{\mathrm{T}}\boldsymbol{x} + \boldsymbol{b} = 0 \tag{2.7}$$

线性可分支持向量机对应着能够将数据样本正确划分为两类并且使其间距最大的超平面。当存在符号匹配所有训练样本类别的线性判别函数时，称训练集是线性可分的。当训练集线性可分时，通常存在无穷多个分离超平面。Vapnik 和 Lerner 建议选择边距最大化的分离超平面。也就是说，选择在超平面和最近的示例之间能留出尽可能多的空间的超平面。

图 2.1 所示的最佳超平面给出了支持向量机的简单模型。该模型由两种不同的模式组成，支持向量机的作用就是分离这两种模式。另外，该模型由 3 条不同的线组成，$\boldsymbol{wx} + \boldsymbol{b} = 0$ 被称为分离边缘或边缘线。

$\boldsymbol{wx} + \boldsymbol{b} = 1$ 和 $\boldsymbol{wx} + \boldsymbol{b} = -1$ 是边缘线两侧的线。这 3 条线共同构成了分隔给定样本的超平面，距离超平面最近的几个样本点被称为支持向量。边缘线和超平面边之间的垂直距离被称为边距。支持向量机的目标之一是最大限度地提高分类精度。边距或垂直距离越大，分类过程越好，也就越能够最大限度地减少错误的发生。

下面的式（2.8）给出了最优超平面的研究方法。

$$\min \frac{1}{2}\boldsymbol{\omega}^2，满足 \boldsymbol{y}_i(\boldsymbol{\omega}^{\mathrm{T}}\boldsymbol{x} + \boldsymbol{b}) \geq 1,\ i = 1, \cdots, m \tag{2.8}$$

要直接找到最优超平面很困难，因为约束非常复杂。能够简化这一问题的数学方法是拉格朗日对偶理论。

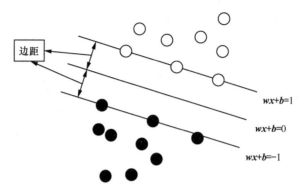

图 2.1 最佳超平面

2. 对偶问题

式（2.8）指的是一个凸二次代数规划的计算问题，对于这个问题，只需要借助一个拉格朗日函数乘子的算法，就能够分析得到其中的对偶问题（dual problem）。

首先将式（2.8）转换为拉格朗日函数，可以得到

$$L\left(\boldsymbol{\omega},\ \boldsymbol{b},\ \boldsymbol{\lambda}\right)\ =\ \frac{1}{2}\boldsymbol{\omega}^2 + \sum_{i=1}^{m}\lambda_i\left(1 - y_i\left(\boldsymbol{\omega}^{\mathrm{T}}\boldsymbol{x}_i + \boldsymbol{b}\right)\right) \tag{2.9}$$

对得到的拉格朗日函数求偏导，将 $\boldsymbol{\omega}=\sum_{i=1}^{n}\lambda_i\boldsymbol{x}_i\boldsymbol{y}_i$ 代入拉格朗日函数，进行拉格朗日对偶变换，就可以得到支持向量机的基本模型的对偶问题：

$$\max_{\lambda}\sum_{i=1}^{m}\lambda_i - \frac{1}{2}\sum_{i=1}^{m}\sum_{j=1}^{m}\lambda_i\lambda_j y_i y_j \boldsymbol{x}_i^{\mathrm{T}}\boldsymbol{x}_j$$

$$\mathrm{s.t.}\ \sum_{i=1}^{m}\lambda_i y_i = 0 \tag{2.10}$$

$$\lambda_i \geqslant 0,\ \ i=1,\cdots,m$$

在通过对偶问题解出拉格朗日乘子 λ 后，求出 $\boldsymbol{\omega}$ 和 $\boldsymbol{b}$，即可得到

$$f\left(\boldsymbol{x}\right)=\sum_{i=1}^{n}\lambda_i y_i \boldsymbol{x}_i^{\mathrm{T}}\boldsymbol{x} + \boldsymbol{b} \tag{2.11}$$

为了解决支持向量机的对偶问题，研究人员已经投入大量的精力来实现有效的优化方法。从 20 世纪 60 年代的最优超平面到 90 年代的支持向量机，二次规划优化方法取得长足的进步。大家普遍认为，使用最先进的通用二次规划求解器（如 MINOS 或 LOQO）可以实现卓越的性能，如早期算法中的迭代分块、方向搜索、修正梯度投影等。但遗憾的是，这些求解器的设计需要假设完整的内核矩阵随时可用。计算完整内核矩阵的代价高昂，而且没有必要。迭代分块是分解方法的一种特殊情况，修改的梯度投影和收缩略有不同。在子问题的优化过程中，工作集是动态修改的。分解方法旨在克服这一困难，如一般分解法、实践分解法、序列最小优化法等，它们都通过求解一系列较小的二次规划子问题来解决全尺度对偶问题。

3. 软间隔

在某些情况下，当训练集非线性可分时，最优超平面是无用的。核函数可以表示能够容纳任何训练集的复杂决策边界。但是，当问题非常嘈杂时，这是不明智的。在具体的实践和应用中，能够完全进行线性细分的数据样本点是极少的。在传统的支持向量机中，通常使用符号函数作为决策函数。符号函数的分离阈值为 0，这会导致不平衡数据集的分离间隔偏移。这也是难以分离的边缘，灰色地带之间的类别难以处理。于是软间隔应运而生，相较于硬间隔，软间隔允许个别的数据样本点同时出现在某个间隔带，并允许少部分的数据样本点不满足约束 $1 - y_i\left(\boldsymbol{\omega}^{\mathrm{T}} \boldsymbol{x}_i + \boldsymbol{b}\right) \leqslant 0$。为了度量软间隔的程度，我们可以为每个数据样本点引入松弛变量 ξ_i，要求 $\xi_i \geqslant 0$ 且 $1 - y_i\left(\boldsymbol{\omega}^{\mathrm{T}} \boldsymbol{x} q + \boldsymbol{b}\right) - \xi_i \leqslant 0$。

加入软间隔后，优化目标发生了改变：

$$\min \frac{1}{2}\|\boldsymbol{\omega}\|^2 + C \sum_{i=1}^{m} \xi_i$$

满足 $g_i(\boldsymbol{\omega}, \ \boldsymbol{b}) = 1 - y_i\left(\boldsymbol{\omega}^{\mathrm{T}} \boldsymbol{x}_i + \boldsymbol{b}\right) - \xi_i \leqslant 0$ (2.12)

其中：

$$\xi_i \geqslant 0, \quad i = 1, \cdots, n$$

最后，针对新的优化目标求解最佳超平面，最终得到的最佳超平面形如 $\boldsymbol{\omega}^{\mathrm{T}} \boldsymbol{x} + \boldsymbol{b} = 0$。

4. 核函数

当数据样本点能够尽可能正确地线性可分或者大多数数据样本点线性可分时，硬间隔和软间隔便可用来对函数进行优化以求得最佳超平面，从而使数据样本点尽可能正确地被划分为两类。对于非线性可分的样本数据问题，作为线性模型的支持向量机并不能有效地解决，这就需要采用非线性模型来进行划分。如图 2.2 所示，显而易见，我们无法仅使用一条直线就把两类样本有效分开，但使用曲线（非线性模型）可以做到。非线性分类问题比较复杂，求解过程也很繁琐，我们希望能够充分利用一种解决线性分类问题的方法来快速求解非线性分类问题。为此，我们可以采用非线性变换，将非线性分类问题转换成线性分类问题。

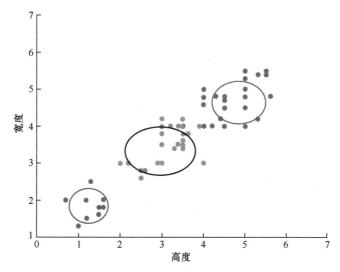

图 2.2　非线性数据样本点的线性分类

针对图 2.2 所示的这种非线性数据样本点的线性分类问题，解决方案如下：将二维线性不可分的从样本点直接映射到一个更高维的空间中，使它们能在这个高维的空间中线性可分。如果数据样本空间的原始特征维数是完全确定或有限的，也就是说，数据样本空间中原始维数的所有属性都是有限的，则一定存在一个维度非常大的特征空间，只有这个特征空间能够对数据样本空间进行高维的线性划分。我们从支持向量机的方法中得到的一个重要启示，就是用内积运算实现某种非线性变换。令 $\boldsymbol{\phi}(\boldsymbol{x})$ 表示将 $\boldsymbol{x}$ 映射后的样本特征向量，于是在映射的高维空间中，与得到的最佳划分超平面对应的模型可表示为

$$f(\boldsymbol{x}) = \boldsymbol{\omega}^{\mathrm{T}}\, \boldsymbol{\phi}(\boldsymbol{x}) + \boldsymbol{b}$$

最小化函数为

$$\min \frac{1}{2}\|\boldsymbol{\omega}\|^2,\ \text{s.t.}\ y_i\left(\boldsymbol{\omega}^{\mathrm{T}}\boldsymbol{\phi}(\boldsymbol{x}_i)+\boldsymbol{b}\right)\geqslant 1\ (i=1, 2, \cdots, m)$$

求解后可以得到

$$f(\boldsymbol{x}) = \sum_{i=1}^{m}\alpha_i\, y_i\, k\left(\boldsymbol{x}_i, \boldsymbol{x}_j\right) + \boldsymbol{b}$$

其中，$k(\boldsymbol{x}_i, \boldsymbol{x}_j)$ 是一种核函数。

到目前为止，我们已经讨论了核函数的功能以及它们在支持向量机中的应用。现在的问题是如何获得合适的核函数。核函数可以解释为对输入对象之间的一种相似性度量。

选择不同的核函数是基于支持向量机分类数据样本的一个重要方面，常用的核函数有线性核函数、多边形核函数、RBF 核函数和 Sigmoid 核函数。尽管有些核是特定领域的，但通常情况下没有最佳选择。由于每个核在实际应用中都有一定程度的可变性，因此除了用不同的核进行实验并通过模型搜索调整它们的参数以最小化测试集上的误差之外，我们别无选择。低多项式核或高斯核已被证明是很好的初始尝试，它们的性能要比传统的分类器好。

不同的核函数会为创建非线性分离曲面创建不同的映射。支持向量机的另一个重要参数是 C。参数 C 又称为复杂性参数，表示位于超平面错误一侧的所有点的距离之和。基本上，复杂性参数是分类过程中可以忽略的错误量。但是，分类过程的价值既不能太大，也不能太小。如果复杂性参数的值太大，则分类性能较低，反之亦然。

2.4　条件随机场

假设某个位置的值仅与相邻的位置有关，而与其他位置无关，这样的随机场就是马尔可夫随机场。假设马尔可夫随机场中只有两种变量 X（给定）和 Y，其中，Y 是在给定 X 的条件下的输出，这样的马尔可夫随机场被称为条件随机场（Conditional Random Field，CRF）。接下来，我们将给出条件随机场的数学语言描述。

定义 2-1（条件随机场）：假设节点的集合用 V 表示，无向边的集合用 E 表示，则可以给定一个无向图 $G = (V, E)$，$Y = \{Y_v \mid v \in V\}$ 代表 V 中的每个节点 v 都对应一个随机变量 Y_v。在随机变量 X 的条件下，输出各个随机变量的条件概率分布式模型，要求满足马尔可夫性质。

$$P(Y_v \mid X,\ Y_w, w \neq v) = P(Y_v \mid X,\ Y_w, w \sim v)$$

其中，$w \neq v$ 代表除了 v 以外的所有其他节点，$w \sim v$ 代表图 $G = (V,E)$ 中与节点 v 有边连接的其他所有节点。我们称 (X,Y) 是一个条件随机场。

不同于传统的隐马尔可夫模型和马尔可夫随机场，条件随机场是一种判别式的无向图模型，其中最常见的是线性链条件随机场（Linear-CRF）。2001 年，Lafferty 等人撰文提出将条件随机场用于解决词性标注问题，这是一种可以定义在观测序列 X 和标记序列 Y 上的条件随机场。近年来，条件随机场被广泛应用于自然语言处理领域，并在分词、词性标注、命名实体识别等任务上取得验证性效果。

定义 2-2（线性链条件随机场）：在词性标注问题中，序列 X 和 Y 具有相同的结构。假设 $X = \{\ X_1,\ X_2,\ \cdots,\ X_n\ \}$ 为观测序列，$Y = \{Y_1, Y_2, \cdots, Y_n\}$ 为与之对应的标记序列。在给定观测序列 X 的条件下，输出标记序列 Y 的条件概率模型 $P(Y \mid X)$，从而构成条件随机场，要求满足马尔可夫性质。

$$P\left(Y_i \mid X,\ Y_1,\ \cdots,\ Y_{i-1}, Y_{i+1},\ \cdots,\ Y_n\right) = P(Y_i \mid X,\ Y_{i-1},\ Y_{i+1})$$

其中，$i = 1, 2, \cdots, n$（当 $i=1$ 和 $i=n$ 时，都仅仅考虑一条单边）。我们将 $P(Y \mid X)$ 称为线性链条件随机场。也就是说，Y_i 仅和与之相连的 Y_{i-1} 和 Y_{i+1} 有关。这意味着在时间序列中，每个变量仅和前一位置及后一个位置的变量有关。图 2.3 给出了线性链条件随机场的结构。

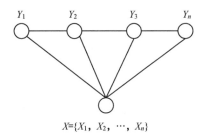

图 2.3　线性链条件随机场的结构

线性链条件随机场中的特征函数分为两类。一类是定义在 Y 节点上且只和当前节点相关的状态特征函数，记为

$$s_l\left(Y_i, X, i\right) \qquad l = 1, 2, \cdots, L$$

其中，被定义在节点上的特征函数的总数为 L，当前节点的序列位置为 i。

另一类是定义在 Y 节点的上下文节点上且只和当前节点以及上一个节点相关的转移特征函数，记为

$$t_k\left(Y_{i-1}, Y_i, X, i\right) \qquad k = 1, 2, \cdots, K$$

其中，被定义在节点上的转移特征函数的总数为 K，当前节点的序列位置为 i。

由于线性链条件随机场都满足马尔可夫性质，因此不相邻节点之间不存在特征函数。但是，无论何种特征函数，结果都只能被认为有两种情况（满足特征条件或不满足特征条件），即它们在取值上只能被认为是 0 或 1。因此，我们可以给每一个特征函数都赋予一个加权值，用于表示对这个特征函数的信赖程度。

假设 λ_k 是 t_k 的权重，u_l 是 s_l 的权重，由此可以得到线性链条件随机场的参数化形式为

$$P(Y \mid X) = \frac{1}{Z(X)} \exp\left(\sum_{i,k} \lambda_k t_k \left(Y_{i-1}, Y_i, X, i \right) + \sum_{i,l} u_l s_l \left(Y_i, X, i \right) \right)$$

其中，$Z(X)$ 是规范化因子，其表达式为

$$Z(X) = \sum_Y \exp\left(\sum_{i,k} \lambda_k t_k \left(Y_{i-1}, Y_i, X, i \right) + \sum_{i,l} u_l s_l \left(Y_i, X, i \right) \right)$$

假设某节点的特征函数的总数为 $K = K_1 + K_2$。其中，K_1 代表转移特征函数的数量，K_2 代表状态特征函数的数量。为了便于描述，我们将状态特征函数写成如下形式：

$$s_l \left(Y_i, X, i \right) = s_k \left(Y_{i-1}, Y_i, X, i \right)$$

并将对应的转移特征函数写成如下形式：

$$f_k \left(Y_{i-1}, Y_i, X, i \right) = \{ t_k \left(Y_{i-1}, Y_i, X, i \right) \quad k = 1, 2, \cdots, K_1;$$
$$s_l \left(Y_{i-1}, Y_i, X, i \right) \quad k = K_1 + 1 \quad l = 1, 2, \ldots, K_2 \}$$

同时对各个序列位置求和，将特征函数统一表示为

$$F_k \left(Y, X \right) = \sum_{i=1}^{n} f_k \left(Y_{i-1}, Y_i, X, i \right)$$

并将对应的权重系数 w_k 表示为

$$w_k = \{ \lambda_k \quad k = 1, 2, \cdots, K_1; \quad u_l \quad k = K_1 + 1 \quad l = 1, 2, \cdots, K_2 \}$$

由此得到线性链条件随机场的简化形式为

$$P(Y \mid X) = \frac{1}{Z(X)} \exp\left(\sum_{k=1}^{K} w_k F_k \left(Y, X \right) \right)$$

其中，$Z(X)$ 是规范化因子，其表达式为

$$Z(X) = \sum_Y \exp\left(\sum_{k=1}^{K} w_k F_k \left(Y, X \right) \right)$$

条件随机场需要解决概率计算、参数学习、标记序列解码这 3 个基本问题。概率计算问题要求在给定输入序列 X 和输出序列 Y 时，计算条件概率 $P(Y_i|X)$ 和 $P\left(Y_{i-1}, Y_i|X \right)$ 以及对应的期望值，这可以通过采用前向和后向算法来完成；参数学习问题要求提供训练数据集 X 和 Y，以学习线性链条件随机场的模型参数和条件概率，这可以通过采用梯度下降法、拟牛顿法、改进的迭代尺度法等方法来完成；标记序列解码问题要求给定线性链条件随机场的条件概率分布 $P(Y|X)$ 和输入观测序列 X，计算出满足条件概率最高的输出序列 Y，类似于隐马尔可夫模型，这可以通过使用维特比算法来完成。

条件随机场（CRF）、隐马尔可夫模型（HMM）、最大熵隐马尔可夫模型（MEMM）均可以用来进行序列的标注。但是，HMM 的输出具有独立性的假设，导致无法考虑到上下文特征，从而严重限制了这些特征的选取。MEMM 虽然能够任意地选择特征，可以很好地解决这一问题，但 MEMM 在每个节点上都必须进行归一化处理，只能找到局部的最佳值，训练语料中没有出现的情况会被完全忽略。CRF 具有一定的条件随机性，只用考虑目前出现的观测状

态的特性，并对所有特性进行全局归一化处理，计算整个标记序列的联合概率分布，从而求得全局的最优值。CRF 能够较好地解决标注（分类）偏置等问题。

2.5　前馈神经网络

深度学习是指神经网络的训练过程，并且通常指的是大规模数据的神经网络训练过程。什么是神经网络？神经网络是一种大型的并行且分布式的处理器，具有存储和使用经验的能力。神经网络主要从两个方面来模仿人脑：神经网络的知识可通过学习来获取；内部神经元的连接强度用于存储获取的知识。

人工神经网络是受生物学和脑神经科学的启发而创造出的一些经典数学模型。这些数学模型主要通过对人脑的神经元网络结构进行抽象表示，构建人工神经元并按照拓扑结构建立人工神经元之间的连接，从而达到模拟生物神经网络的目的。在人工智能领域，人工神经网络通常被简称为神经网络（Neural Network，NN）或神经网络模型。神经网络越来越多地被应用于机器学习任务，而且随着 GPU 的出现和计算能力的增强，神经网络将能够处理越来越多的数据。神经网络目前在许多机器学习任务上取得突破性进展，尤其在语音、图像等感知信号的处理上，神经网络的表现引人注目。

神经网络由神经元组成，神经元是构成神经网络的基本单位。神经网络中的神经元模拟了生物神经系统中神经元的结构，起到接收和传递信息的作用。假设一个神经元接收输入 $x_1, x_2, \cdots, x_N$，用向量 $\boldsymbol{x}=[\ x_1, x_2, \cdots, x_N\ ]$ 表示这组输入，并用净输入 $z \in R$ 表示输入的加权和：$z = \sum_{n=1}^{N} w_n x_n + \boldsymbol{b} = \boldsymbol{w}^{\mathrm{T}} \boldsymbol{x} + \boldsymbol{b}$。

其中，$\boldsymbol{w}^{\mathrm{T}} = w_1, w_2, \cdots, w_N \in \boldsymbol{R}^D$ 是 D 维的权重向量，$\boldsymbol{b} \in R$ 是偏置向量。净输入 z 在经过一个非线性函数 $f(\bullet)$ 后，得到神经元的活性值 a，a 又被称为激活值。典型的神经元结构如图 2.4 所示。

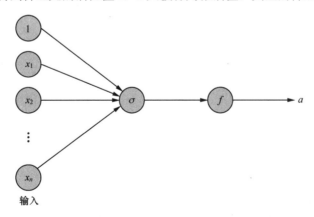

图 2.4　典型的神经元结构

给定一组神经元，便可利用神经元作为节点构建神经网络。不同的神经网络模型有着不同形式的拓扑结构，其中一种最直接的拓扑结构就是前馈神经网络。前馈神经网络（Feedforward Neural Network，FNN）是最早发明的简单人工神经网络。

在前馈神经网络中，不同的神经元属于不同的网络层。每一层的神经元可以接收前一层的神经元信号，并产生新的信号输出给下一层。前馈神经网络包括输入层、隐藏层和输出层，整个网络中无反馈，信号从输入层到输出层单向传播，可用有向无环图来表示。前馈神经网络又称为多层感知机。图 2.5 所示的简单前馈神经网络模型由一个输入层、两个隐藏层和一个输出层构成。

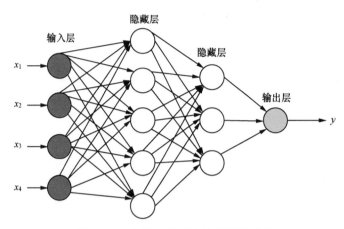

图 2.5　一个简单的前馈神经网络模型

输入层是前馈神经网络的第一层，起接收输入数据的作用。前馈神经网络接收的是一个 n 维变量，并且需要对训练数据进行标准化或归一化处理。

1. 把数据变成介于 0 和 1 之间的小数

归一化涉及两个步骤：（1）零 - 均值化；（2）归一化方差（除以方差）。

在训练过程中，研究人员希望无论是训练数据还是测试数据，都应服从具有相同期望值 μ 和方差 σ^2 的正态分布。μ 和 σ^2 可由训练数据获得。

零 - 均值化：$\mu = \dfrac{1}{m}\sum\limits_{i=1}^{m} x^{(i)}$。其中，$x$ 等于用每个训练数据减去 μ，经过处理的数据的均值为 0。

归一化方差：通常情况下，输入数据的特征值大小是不均匀的。也就是说，有时某个特征值 x_1 的方差要比另一个特征值 x_2 的方差大得多。通过给 σ 赋值 $\sigma^2 = \dfrac{1}{m}\sum\limits_{i=1}^{m} x^{(i)}$，然后除以 σ 即可将普通正态分布转为标准正态分布。

2. 把有量纲表达式变成无量纲表达式

用于执行归一化的算法通常有线性转换、对数函数转换、反余切函数转换、将线性转换与对数函数转换结合等。

在前馈神经网络中，对于相邻的两个隐藏层而言，如果前一层的所有神经元都有输入给下一层的输出，则这样的层被称为全连接层，后一层的某个神经元接收的输入就是前一层的所有神经元输出值的加权和。

输出层的值是最后一个隐藏层经过一个分类器（通常是 softmax 函数）后得到的。输出层可能有一个神经元，也有可能有多个神经元。当只有一个神经元时，表示处理的是二分类任务，反之表示处理的是多分类任务。从输入层到输出层这样从左到右逐级依赖的算法，被称为前向传播（forward propagation）算法。

前馈神经网络涉及多个概念：L 表示神经网络的层数；m^l 表示第 l 层神经元的个数；$f(\bullet)^l$

表示第 l 层的激活函数；$\boldsymbol{W}^l$ 表示从第 $l-1$ 层到第 l 层的权重矩阵；$\boldsymbol{b}^l$ 表示从第 $l-1$ 层到第 l 层的偏置向量；Z^l 表示第 l 层神经元的净输入；a^l 表示第 l 层的神经元输出。信息传播公式如下：

$$Z^l = \boldsymbol{W}^l \cdot a^{l-1} + \boldsymbol{b}^l$$

$$a^l = f^l(z^l)$$

这样神经网络就可以通过逐层进行信息传播得到最后的输出 a^l。

在使用神经网络时，需要决定将哪个激活函数用在隐藏层上，而将哪个激活函数用在输出节点上。在神经网络的每一层（输出层除外）中，当前层的输出并不直接作为下一层的输入。为了将经过线性变化得到的值转换为具有函数曲线光滑可导的非线性值，它们需要经过一个非线性变换函数，这个非线性变换函数被称为激活函数。

常用的激活函数如下。

1）sigmoid 函数：$g(x) = \dfrac{1}{1+\mathrm{e}^{-x}}$。

2）双曲正切函数 tanh：$g(x) = \tanh(x) = \dfrac{1-\mathrm{e}^{-2x}}{1+\mathrm{e}^{-2x}}$。相比 sigmoid 函数，tanh 函数关于原点对称，在有些情况下，这种对称性可以带来更优异的模型性能。

3）ReLU（Rectified Linear Unit，线性整流单元）函数的取值范围为 $[0, \infty)$，函数形式为 ReLU(x)=max$(0, x)$，这是目前使用最广泛的激活函数。ReLU 函数有许多变体，如 LeakyReLU 和 ELU。

tanh 函数或者说双曲正切函数在总体上优于 sigmoid 函数。tanh 函数的值域在 -1 和 $+1$ 之间。事实上，tanh 函数是将 sigmoid 函数向下平移并伸缩后的结果，如图 2.6 所示。sigmoid 函数在经过变形后，穿过了原点，并且值域在 -1 和 $+1$ 之间。结果表明，在隐藏层上使用激活函数时，tanh 函数的效果总是优于 sigmoid 函数。因为值域在 -1 和 $+1$ 之间的激活函数，均值更接近于 0。当训练神经网络模型时，如果使用 tanh 函数代替 sigmoid 函数以中心化数据，使数据的均值更接近 0 而不是 0.5，则可以使下一层的学习容易一些。tanh 函数几乎在所有场合下优于 sigmoid 函数，但也有例外：在二分类问题中，对于输出层，因为标签的值是 0 或 1，所以我们想让隐藏层输出的值介于 0 和 1 之间，而不是介于 -1 和 $+1$ 之间。在这种情况下，就需要使用 sigmoid 函数。在这个例子中，我们对隐藏层使用 tanh 函数，对输出层使用 sigmoid 函数。

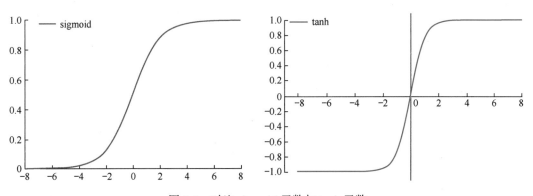

图 2.6　对比 sigmoid 函数与 tanh 函数

ReLU 函数的图形如图 2.7 所示。

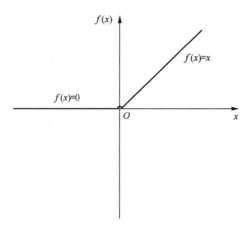

图 2.7　ReLU 函数的图形

在不同的神经网络层中，激活函数可以不同。因为 $a = \max(0, z)$，所以在 z 是正值的情况下，激活函数的导数恒等于 1；而在 z 是负值的情况下，导数恒等于 0。在实践中，当使用 z 的导数时，$z=0$ 的导数没有定义。但在编程实现时，z 的取值刚好等于 0.00000001，这个值相当小，因此不需要担心。当 z 等于 0 时，假设导数是 1 或 0 都可以。

选择激活函数的经验法则如下：如果输出是 0 或 1（二分类问题），则输出层选择 sigmoid 函数，其他的所有层都选择 ReLU 函数。如果在隐藏层上不确定使用哪个激活函数，那么通常使用 ReLU 函数，这是默认选择。有时也可以使用 tanh 函数，但使用 ReLU 函数的好处是，当 z 是负值时，导数等于 0。

在前馈神经网络模型中，损失函数（loss function）用来评估模型的预测值与真实值之间的差距，从而进一步优化模型参数，因此我们需要最小化损失函数。在回归问题中，通常情况下，损失函数为均方差 $L = \sum_{n}(Y - f(x))^2$。在分类问题中，损失函数通常是交叉熵损失函数，其标准形式为

$$L = -\frac{1}{n}\sum_{x}\left[y\ln a + (1-y)\ln(1-a)\right]$$

其中，x 表示样本，y 表示样本对应的真实标签，a 表示预测的输出，n 表示样本的总数量。

假设一个单隐层的神经网络有参数矩阵 $\boldsymbol{W}^1$、$\boldsymbol{b}^1$、$\boldsymbol{W}^2$、$\boldsymbol{b}^2$，此外还有参数 n_x 表示输入特征的个数，参数 n^1 表示隐藏单元的个数，参数 n^2 表示输出单元的个数。那么，矩阵 $\boldsymbol{W}^1$ 的维度就是 (n^1, n^0)；$\boldsymbol{b}^1$ 则是 n^1 维的向量，可以写成 $(n^1, 1)$，$\boldsymbol{b}^1$ 是一个列向量；矩阵 $\boldsymbol{W}^2$ 的维度就是 (n^2, n^1)，$\boldsymbol{b}^2$ 的维度则是 $(n^2, 1)$。如果执行的是二分类任务，则成本函数为

$$J(\boldsymbol{W}^1, \boldsymbol{b}^1, \boldsymbol{W}^2, \boldsymbol{b}^2) = \frac{1}{m}\sum_{i=1}^{m}L(\hat{y}_i, y_i)$$

训练参数需要反向传播算法。在训练神经网络时，随机初始化参数，并使用梯度下降法学习神经网络的参数。

机器学习是一个高度依赖经验的迭代优化过程。为了训练好一个模型，通常需要合适的优化算法。优化算法能够帮助我们更快速地训练模型。常见的优化算法有批梯度下降法、随机梯度下降法、mini-batch 梯度下降法、动量机制、RMSprop 算法、Adam 算法等。

1）批梯度下降法：针对整个数据集，旨在通过对所有的样本进行计算来求解梯度的方向。

优点是能得到全局最优解，易于并行实现；缺点是训练速度缓慢，成本高。

2）mini-batch 梯度下降法：批梯度下降法在每次迭代时都要使用所有的样本，然而对于数据量特别大的情况，如大规模数据的机器学习应用，每次迭代时都求解所有样本需要付出大量的计算成本。mini-batch 梯度下降法能够在每一次的迭代过程中利用部分样本代替所有的样本进行梯度下降，方法是将整个训练样本分为多个部分，并对不同的部分进行随机梯度下降。

3）随机梯度下降法：随机梯度下降可看作 mini-batch 梯度下降的特殊情形，每次仅根据一个样本对模型中的参数进行调整。换言之，每个 mini-batch 中只有一个训练样本。

4）动量机制：动量机制背后的基本思想是计算梯度的指数加权平均数并用于梯度更新模型权重。

5）RMSprop 算法：为了进一步优化损失函数在更新中存在摆动幅度过大的问题，并且进一步加快函数的收敛速度，RMSprop 算法对权重矩阵 W 和偏置向量 b 的梯度使用了微分平方加权平均数。

6）Adam 算法：这是将动量机制和 RMSprop 算法结合起来的一种新算法，也是目前使用最广泛且有效的优化算法。

优化算法还有很多，比如 ADADELT 算法等，可根据不同的应用采用不同的优化算法。

为了深度神经网络能起到很好的效果，我们还需要规划好参数和超参数。什么是超参数？梯度下降法中的学习率（learning rate）、迭代次数以及深度神经网络中隐藏层的数目、神经元的数目、激活函数的选择等，它们实际上控制着参数矩阵 W 和偏置向量 b，此类参数被称为超参数。

作为一种经典的前馈神经网络，卷积神经网络（Convolutional Neural Network，CNN）相比全连接前馈神经网络具有局部连接和参数共享的特性。卷积神经网络最初被用在图像领域，以解决全连接前馈神经网络中出现的如下两个主要问题。

1）参数多：如果所输入图像的分辨率较高，那么在全连接前馈神经网络中，随着层与层之间神经元数量的增多，训练参数的规模会急剧增大，导致训练成本高、训练效率低。

2）局部不变性：图像具有局部不变性特征，放大、缩小、旋转、平移等操作不会影响图像的语义信息。但是，全连接前馈神经网络很难提取图像的局部不变性特征。

卷积神经网络由卷积层、池化层（下采样层）和全连接层构成。与前馈神经网络相比，卷积神经网络的参数更少。卷积神经网络最初被用在图像、视频等视觉任务中，取得了不错的效果。近年来，随着不断演变，卷积神经网络也被广泛应用于自然语言处理等领域。

卷积块由连续的卷积层和多个汇聚层组成。一个卷积神经网络中可以堆叠多个连续的卷积块，并后接多个全连接层。图 2.8 给出了 LeNet-5 卷积神经网络的整体结构。

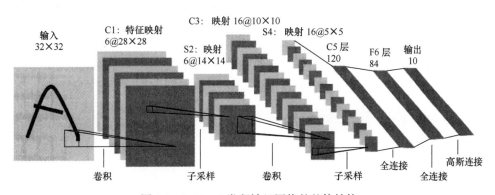

图 2.8　LeNet-5 卷积神经网络的整体结构

什么是卷积？卷积是数学中的一种运算。在深度学习中，我们经常使用一维卷积和二维卷积，前者通常用于文本信息处理，后者则主要用在图像领域。卷积是卷积神经网络最基本的组成部分，也是提取特征的一种有效方法。假设输入一幅图像，经过卷积并得到结果的过程被称为特征映射。卷积层的作用是提取某个局部区域的特征，不同的卷积核相当于不同的特征提取器。池化层的作用则是进行特征压缩，降低特征数量，避免过拟合。

如今已有很多经典的卷积神经网络，如 AlexNet、Inception 网络、残差网络（ResNet）、DMCNN（Dynamic Multi-pooling Convolutional Neural Network，动态多池化卷积神经网络）等。卷积神经网络在视觉领域和自然语言处理领域都取得了十分优异的应用效果。

2.6　反馈神经网络

与前馈神经网络不同，反馈神经网络是带层间反馈的神经网络。在反馈神经网络中，每个神经元同时将自身的输出信号作为输入信号反馈给其他神经元，因而需要工作一段时间才能达到稳定。在反馈神经网络中，神经元之间可以相互连接，也可以向自身反馈信号，所有神经元具有相同的地位，没有层次差异。典型的反馈神经网络有循环神经网络（Recurrent Neural Network）、递归神经网络（Recursive Neural Network）、Hopfield 神经网络、双向联想记忆（Bidirectional Associative Memory，BAM）神经网络和长短期记忆（Long Short Term Memory，LSTM）网络等。

2.6.1　循环神经网络

循环神经网络是一种具有记忆功能的网络。在循环神经网络中，每一个神经元的当前输入都与上一个神经元的输出有关。换言之，在这种结构下，神经网络会对前面的信息进行记忆并将它们应用于当前输出的计算，并且隐藏层的输入不仅包括输入层的输入，也包括上一层神经元的输出。这种网络善于从具有一定顺序意义的样本中学习规律，比较适合处理包含序列结构的信息，如机器翻译和语音识别问题。

如图 2.9 所示，循环神经网络的基本框架包括输入层、隐藏层和输出层。其中，x_t 表示 t 时刻输入的样本，h_t 表示 t 时刻模型的隐藏状态（h_t 由 x_t 和 h_{t-1} 共同决定），o_t 表示 t 时刻模型的输出（o_t 只由模型当前的隐藏状态 h_t 决定），U、W 和 V 是模型的线性关系参数矩阵。需要注意的是，在循环神经网络中，所有的神经元都共享 U、W 和 V 这 3 个参数矩阵，从而极大降低了计算量，这也体现了循环神经网络的"循环反馈"思想。

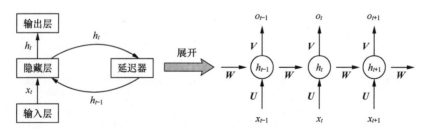

图 2.9　循环神经网络的基本框架

输入循环神经网络的每个训练样本都是一个时间序列，在每一时刻，都可能有输出，从而计算模型输出相对于真实标签的误差。另外，模型在每一时刻的隐状态都受之前时刻的隐状态的影响，因此循环神经网络的训练需要从最后一个时刻开始，将误差的梯度回传。这种训练算法被称为基于时间的反向传播（Back-Propagation Through Time，BPTT）算法。BPTT 算法的训练过程一般分为如下 3 步：（1）前向计算每个神经元的输出值；（2）随时间反向计算每个神经元的误差值和每个权重的梯度；（3）用随机梯度下降法更新权重。

循环神经网络由于长距离依赖问题，随着步数的增加，梯度消失或梯度爆炸的问题会愈发严重。目前已有许多学者提出了各种方法来缓解梯度消失的问题，例如使用梯度截断来避免梯度爆炸，即设置梯度截断阈值，当更新梯度时，如果梯度超过这个阈值，就将其强制截断，从而将梯度强制地限制在一定范围内。除此之外，也可以使用正则项，通过限制网络参数的大小来避免梯度过大。另有许多研究人员提出了多种复杂的循环神经网络变体来缓解梯度爆炸或梯度消失的问题，如 Deep RNN、Echo State Network、Gated Recurrent Unit Recurrent Neural Network、LSTM 等。

2.6.2 递归神经网络

虽然循环神经网络比较适合处理包含序列结构的信息，但是现实生活中往往还存在树、图等复杂结构的信息，因此在面对这种复杂结构的信息时，循环神经网络发挥不了作用。例如"两个医院的病人"，这句话有两种不同的意思，一种是有两个病人，另一种是有两个医院。循环神经网络在处理这种含有歧义的序列信息时，就无法分辨这两种不同的意思。为了使模型能够区分出不同的意思，模型需要按照树结构来处理这种信息。如图 2.10 所示，当模型按照树结构处理信息时，就可以获得句子的两种不同意思。

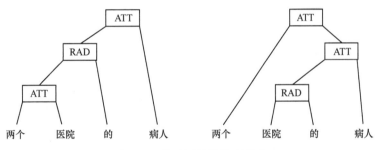

图 2.10 按照树结构处理信息

1990 年，美国俄亥俄州立大学的 Jordan B. Pollack 提出了递归神经网络（Recursive Neural Network）。当递归神经网络的每个父节点都只与单个子节点连接时，就可以将递归神经网络视为一种特殊的循环神经网络。另外，递归神经网络还可以引入门控机制（gated mechanism）以学习长距离依赖。

递归神经网络与循环神经网络不同，递归神经网络是按照空间维度进行展开的，而循环神经网络则按照时间维度进行展开。循环神经网络可以认为是将信息按照时间顺序从前往后进行传递和累积，模型中进入后一个隐藏层的输入是前一个隐藏层的输出。递归神经网络则假设信息是树状结构的，整个信息由几部分信息构成，而每一部分的信息又由更小部分的信息构成。换言之，某一部分的信息由其子树的信息构成。

2.6.3　Hopfield 神经网络

Hopfield 神经网络是由美国加州理工学院的物理学家 J. J. Hopfield 于 1982 年提出的一种单层反馈神经网络。Hopfield 神经网络是反馈神经网络中最为简单且应用最为广泛的一种，具有很强的计算能力，学习记忆的过程就是系统向稳定状态发展的过程。Hopfield 神经网络具有联想记忆和解决快速寻优问题的功能。另外，Hopfield 神经网络首次提出了能量函数的概念，能量函数的引入保证了模型能向局部极小值进行收敛，进而判断出反馈神经网络运行的稳定性。

如图 2.11 所示，Hopfield 神经网络由单层全互联的神经元组成。神经元没有自连接，神经元与神经元之间的连接是对称的，每个神经元既是输入，也是输出。Hopfield 神经网络中的每一个神经元都将自己的输出通过连接权值传送给所有其他神经元，同时又都接收所有其他神经元传递过来的信息。

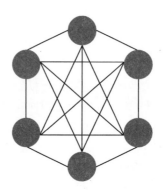

图 2.11　Hopfield 神经网络的结构示意图

根据激活函数的不同，Hopfield 神经网络又分为离散型 Hopfield 神经网络（Discrete Hopfield Neural Network，DHNN）和连续型 Hopfield 神经网络（Continuous Hopfield Neural Network，CHNN）两种。

1. 离散型 Hopfield 神经网络

离散型 Hopfield 神经网络中的每个神经元只取二元的离散值 0、1 或 −1、1，任意神经元 i 通过权重矩阵 W_{ij} 后，都会将反馈送至神经元 j 作为输入，这种方式能让任意神经元的输出都受所有神经元的控制，从而使神经元的输出能够互相制约。离散型 Hopfield 神经网络的演化方程如下：

$$u_i(t+1) = \sum_{j=1}^{n} w_{ij} v_j(t) + b_i \tag{2.13}$$

$$v_i(t+1) = f(u_i(t)) = \begin{cases} 1 & u_i(t) > 0 \\ 0 & u_i(t) \leqslant 0 \end{cases} \tag{2.14}$$

每个神经元都具有相同的功能，其输入状态为 $u_i(t)$，输出状态为 $v_i(t+1)$。其中，b_i 是神经元 i 的阈值，用以反映对输入噪声的控制，$f(\cdot)$ 是激活函数。反馈神经网络在外界输入的激发下，进入动态演变过程，在经过有限次递归后，神经元的状态不再发生变化，即 $u(t+1) = u(t)$，此时神经网络收敛于某一稳定状态，输出不再发生变化。

2. 连续型 Hopfield 神经网络

连续型 Hopfield 神经网络的结构示意图如图 2.12 所示。这是一种单层反馈非线性网络，其中，每一个节点的输出均反馈至节点的输入，每一个神经元具有随时间变化的连续输出值。连续型 Hopfield 神经网络与离散型 Hopfield 神经网络的主要不同如下。

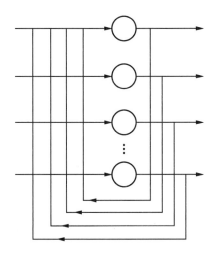

图 2.12　连续型 Hopfield 神经网络的结构示意图

1）输入输出不同：离散型 Hopfield 神经网络的输出都是离散值（0、1 或者 -1、1），而连续型 Hopfield 神经网络输出的是连续的模拟量。

2）激活函数不同：离散型 Hopfield 神经网络的激活函数为 sign 函数，连续型 Hopfield 神经网络的激活函数则可以是线性函数、非线性函数等。

3）工作方式不同：离散型 Hopfield 神经网络支持同步和异步方式，连续型 Hopfield 神经网络则主要采用同步方式。

对于一个包含 n 个节点的连续型 Hopfield 神经网络而言，其能量函数为

$$E = -\frac{1}{2}\sum_{\substack{i=1 \\ j\neq i}}^{n}\sum_{j=1}^{n}w_{ij}v_iv_j - \sum_{i=1}^{n}v_i\theta_i + \sum_{i=1}^{n}\frac{1}{R}\int_0^{v_i}f^{-1}(v)\mathrm{d}v$$

如果把一个最优化问题的目标函数转换成神经网络的能量函数，并使问题中的变量对应神经网络的状态，连续型 Hopfield 神经网络便可用于解决优化组合问题。用连续型 Hopfield 神经网络解决优化组合问题的一般步骤如下。

1）分析问题：选择合适的表示方式，使网络的输出与问题的解对应。

2）构造能量函数：使能量函数的最小值对应问题的最优解。

3）设计网络结构：由能量函数和网络稳定条件设计网络参数，从而确定网络结构。

4）用硬件加以实现或用软件进行模拟。

2.6.4　长短期记忆网络

为了学习长距离下的序列信息，解决 RNN 长序列训练过程中梯度消失和梯度爆炸的问题，1997 年，Hochreiter 和 Schmidhuber 提出了一种特殊的长短期记忆（Long Short Term Memory，

LSTM）网络。LSTM 网络在普通 RNN 的基础上增加了记忆单元（cell state），信息的遗忘、增加和保留操作由记忆单元控制。记忆单元通过引入门来完成对信息的相关操作，门通常由一个 sigmoid 函数操作（由矩阵点乘操作组成）。LSTM 网络包含输入门（input gate）、遗忘门（forget gate）和输出门（output gate）三个门，这三个门共同作用，从而保护和控制记忆单元的状态。图 2.13 给出了 LSTM 网络的结构示意图。

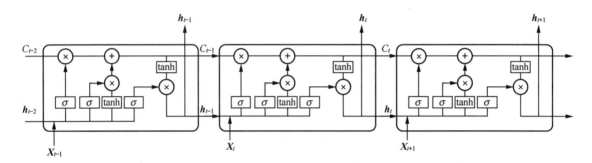

图 2.13　LSTM 网络的结构示意图

其中，σ 表示 sigmoid 函数，tanh 表示 tanh 函数，$\times$ 表示点乘操作，$+$ 表示加法操作，X_t 表示 t 时刻的特征向量，h_t 表示 t 时刻的输出向量。

LSTM 网络的整体运行流程如下。

首先，通过 LSTM 网络中的遗忘门对上一层传递下来的信息进行选择性遗忘。LSTM 网络的当前输入 X_t 和上一个状态传递下来的输出 h_{t-1} 将通过 sigmoid 函数来确定在上一时刻，LSTM 网络中的 C_{t-1} 应该遗忘多少信息。如果 sigmoid=1，则表示完整保存之前的细胞状态 C_{t-1}；如果 sigmoid=0，则表示完全遗忘之前的细胞状态 C_{t-1}。遗忘门的操作方法如下：

$$f_t = \sigma(W_f \bullet [h_{t-1}, X_t] + b_f) \tag{2.15}$$

接下来，通过 LSTM 网络中的输入门确定需要向 LSTM 网络中添加的信息并存入细胞状态 C_{t-1}。与上一步相同，通过 LSTM 网络的当前输入 X_t 和上一个状态传递下来的输出 h_{t-1} 得到当前的 i_t，用以控制新的状态信息 $\tilde{C}_t$ 及其更新程度，当前细胞状态 C_t 则由 f_t、C_{t-1}、i_t 和 $\tilde{C}_t$ 共同计算得出。i_t、$\tilde{C}_t$ 和 C_t 的计算公式如下：

$$i_t = \sigma\left(W_i \bullet [h_{t-1}, X_t] + b_i\right) \tag{2.16}$$

$$\tilde{C}_t = \tanh\left(W_c \bullet [h_{t-1}, X_t] + b_c\right) \tag{2.17}$$

$$C_t = f_t * C_{t-1} + i_t * \tilde{C}_t \tag{2.18}$$

最后，通过 LSTM 网络中的输出门确定细胞状态的哪些信息需要输出。与前面类似，通过 LSTM 网络的当前输入 X_t 和上一个状态传递下来的输出 h_{t-1} 得到 o_t，用以控制细胞状态的哪些信息需要输出。o_t 和 h_t 的计算公式如下：

$$o_t = \sigma\left(W_o \bullet [h_{t-1}, X_t] + b_o\right) \tag{2.19}$$

$$h_t = o_t * \tanh\left(C_t\right) \tag{2.20}$$

2.7 注意力模型

2.7.1 注意力

注意力（attention）是人类大脑中的一项复杂功能，指的是在当前时刻，当观察视野范围内的物体时，我们实际上会选择性地将视力集中于这些大量信息中的部分重要信息上；而当我们的视线转向其他物体时，我们的注意力也会相应地转移到其他物体上。或者说，当我们想要概括一件事情时，我们肯定希望描述与这件事最相关的物体以及相对的发生片段。

在种类繁多的外界信息中，通过注意力这一复杂的认知功能，我们在日常生活中就能够有效过滤掉无用的信息，以此提高我们在思考、视觉、听觉等方面的鉴别能力。注意力模型主要是一种用于序列处理领域的机器学习方法，通过借鉴人脑的这一在长期进化中形成的功能，在有限资源内对输入的过载数据进行加权变化，实现对无关信息的过滤和重要信息的识别。

在人工智能领域，注意力已经成为神经网络不可缺少的一部分。通过在神经网络中建立注意力模型，就可以使神经网络在解决多任务（如对话系统、机器翻译、情感分析）的方向上取得更好的成效，同时提高神经网络的可解释性，这进一步满足了人类对机器学习模型公平性和透明度的好奇心。最重要的是，注意力的提出在很大程度上解决了递归神经网络明显存在的长序列输入问题，因而注意力在神经网络领域得到快速发展，并且被大量应用于自然语言处理、应用统计和计算机领域。

2.7.2 Encoder-Decoder 框架

在本质上，注意力模型（Attention Model，AM）是在 Encoder-Decoder（编码器－解码器）框架的基础上改进得来的。Seq2Seq（序列－序列）模型就是 Encoder-Decoder 框架的变相应用，如图 2.14 所示。

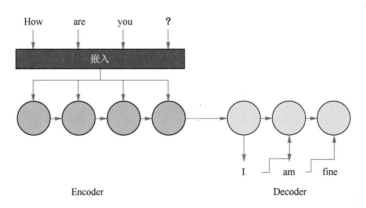

图 2.14　使用了 RNN 的 Encoder-Decoder 框架

Encoder（编码器）可以理解为人的输入学习过程，Decoder（解码器）可以理解为人的输出学习过程，这样对输出结果的评价就可以当作损失函数。当我们阅读英文报纸时，英文报纸上的单词相当于原始输入数据，我们的大脑需要对这些数据进行处理，相当于解码器；接下来翻译时，我们的大脑则需要借助前面处理后的数据，相当于解码器。Encoder-Decoder 框架十分通用，内部具体使用什么模型，需要根据具体问题灵活改变，可以是 CNN、RNN、BiRNN、GRU、LSTM 等。

Seq2Seq 模型的工作过程分为编码和解码两个阶段，内部可使用各种 RNN，如 LSTM 和 GRU，这里的变化组合非常多。当把 Seq2Seq 模型应用于翻译领域时，在编码阶段，编码用户的输入序列，形成含有所有输入信息的高阶语义编码向量 C；在解码阶段，使用向量 C、编码器的输出和起始符共同作为解码器的输入，得到想要的输出结果。

从高阶语义编码向量 C 可以看出，Seq2Seq 模型存在如下十分明显的漏洞：只含有高阶语义编码向量 C，而向量 C 的长度是固定的，编码器会将所有输入压缩成一个定长的向量，然后传给解码器，这会导致输入信息严重缺失或语义发生改变，最终导致模型的性能迅速恶化。观察图 2.15，先输入的序列信息会被后输入的序列信息稀释。以机器翻译为例，I like apple 会被翻译成"我喜欢苹果"，Seq2Seq 模型的输入是"I like apple"，输出是"我喜欢苹果"。当模型输出"我""喜欢""苹果"时，使用的高阶语义编码向量 C 是相同的，这不太符合人类翻译的逻辑。如果在输出"我"的时候，模型能把注意力更多地放在单词"I"上就更好了。通过引入注意力机制，我们可以改善 Seq2Seq 模型的这一问题。当输入短序列时，不使用注意力机制对模型的性能影响不大。但是，当输入的序列比较长时，前面输入的序列信息会被稀释得更严重，单个向量 C 肯定不足以涵盖所有语义信息。毫无疑问的是，最后的翻译结果会丢失很多重要信息。有了注意力机制后，就可以在输入序列上引入注意力权重 α，以优先考虑存在相关信息的位置集，从而生成更有意义的输出。通过让各个向量拥有不同的权重，提高区分度以建立对应时刻的输入输出关系，我们可以得到图 2.16 和图 2.17 所示的区分效果，进而达到提升模型性能的目的。

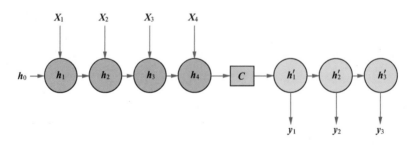

图 2.15 Seq2Seq 模型的工作原理

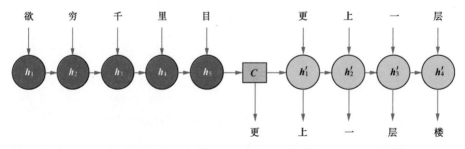

图 2.16 Seq2Seq 模型的应用效果，输出对输入序列没有区分，缺乏辨识度

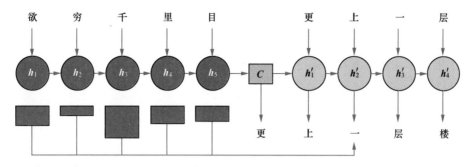

图 2.17　加入注意力权重后的 Seq2Seq 模型的应用效果，以输出"一"为例，输出受前面输入的
影响权重是不同的，这种权重可通过注意力机制算出

2.7.3　软注意力

软注意力（soft attention）的工作原理是注意所有数据，针对输入的向量，计算这些向量的加权平均值，在模型内部则拒绝设置额外的参数作为筛选条件。这种软加权的方法虽然使得模型便于通过反向传播算法进行高效学习，但是当输入的向量较大时，就会严重损耗资源，导致二次计算。绝大部分文献中的注意力模型就是这样的，区别仅在于用注意力模型解决什么问题。

如何计算注意力权重是注意力模型的重点和难点，可以分为两步：首先计算所有输入信息的注意力分布（attention distribution）；然后根据注意力分布计算输入信息的加权平均值。

1. 计算注意力分布

设 X 为 N 组输入向量的存储器，q 为与任务相关的查询向量，被选择信息的索引位置为注意力变量 $z \in [1, N]$，$z = i$ 表示选择第 i 个输入信息，$s(x_i, q)$ 是注意力打分函数。首先采取软注意力机制，从存储的所有数据中进行抽取，根据计算出来的信息得分决定抽取量。然后计算在给定 q 和 X 的情况下，选择第 i 个输入信息的概率 α_i。

$$\alpha_i = p(z = i | X, q) = \text{softmax}\left(s = (x_i, q)\right) = \frac{\exp\left(s(x_i, q)\right)}{\sum_{j-1}^{N} \exp\left(s(x_i, q)\right)}$$

概率 α_i 被称为注意力分布，表示当给定查询向量 q 时，输入向量 X 中的第 i 个信息与查询向量 q 的相关程度。

注意力打分函数有以下几种形式。

- 加性模型：$s(X_i, q) = v^{\text{T}} \tanh(W x_i + U q)$。
- 点积模型：$s(X_i, q) = x_i^{\text{T}} q$。
- 缩放点积模型：$s(X_i, q) = \dfrac{x_i^{\text{T}} q}{\sqrt{d}}$。
- 双线性模型：$s(X_i, q) = x_i^{\text{T}} W q$。

其中，v、W 和 U 是可学习的参数，d 是输入向量的维度。

2. 计算加权平均值

注意力值的计算方法是对 α_i 的结果用加权平均的方式进行汇总：

$$\text{att}(\boldsymbol{X}, \boldsymbol{q}) = \sum_{i=1}^{N} \alpha_i \boldsymbol{x}_i$$

图 2.18 展示了注意力值的计算过程。

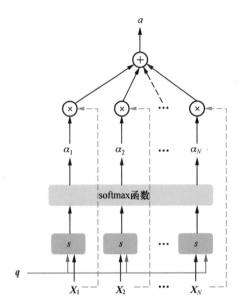

图 2.18　N 组输入信息和 $\boldsymbol{q}$ 经过打分函数 s 处理后，使用 softmax 函数计算选择第 i 个输入信息的概率 α_i，然后使用软注意力机制计算这些信息的加权平均值 a，最后输入神经网络进行计算

2.7.4　硬注意力

相比软注意力，硬注意力（hard attention）的计算量更小，主要强调动态改变过程，模型会从生成的注意力中删除一些不符合条件的注意力，将它们置为 0，从而不再注意这些权值为 0 的注意力。但是，硬注意力的技术要求更高，后续过程需要使用蒙特卡洛采样方法。硬注意力有两种采样方法。

- 第一种是进行最大采样，选取输入向量中概率值最高者，$\text{att}(\boldsymbol{X}, \boldsymbol{q}) = x_n$。计算出来的概率值最大输入向量的下标为 n，$n = \text{argmax}_{n=1}^{N} \alpha_n$。
- 第二种是在注意力上进行随机采样。

硬注意力带来的好处是计算成本降低了，但缺点主要是最终的损失函数与注意力分布之间的函数关系不可导，无法实现类似于软注意力的反向传播，因而影响后续训练。另外，得到的框架不可微分，难以优化。

我们通常使用软注意力，此时的权值只能位于区间 [0, 1]，而使用硬注意力时的权值只能是 0 或 1。这两种注意力各有优缺点和适用场景。由于软注意力是可微的，可以通过进行反向传播得到权值，因此软注意力的使用更多一些。

NLP 中的文本分类在情感分析、主题分类、简历筛选等方面有着广泛的应用。当执行这些任务时，输入输出是不同的，输入为序列，但输出并不是序列。在这种情况下，我们需要一种新的注意力机制来学习输入序列中的依赖关系，这便是自注意力（self-attention）。

2.7.5 自注意力

自注意力又称为内部注意力。当输入序列为变长序列时，之前的处理办法是采用 CNN 或 RNN 将其编码为长度相同的向量序列。自注意力模型在 CNN 和 RNN 的基础上做了改进，使用十分广泛。自注意力通过动态生成向量的权重来建立长距离依赖关系，可以直接替换 CNN、RNN 或交替使用它们，也可以单独作为神经网络中的一层。需要强调的是，之前提到的注意力模型并不相互排斥，这些注意力模型可以应用于多个类别的组合，根据它们擅长或感兴趣的应用场景加以选择。

在一般的编 / 解码任务中，输入序列的内容和长度都不同于输出序列。注意力机制主要发生在目标序列和输入序列之间，比如翻译时使用软注意力。注意力模型在编码器和解码器之间发挥作用。但是当使用自注意力时，注意力模型在编码或解码阶段的内部发挥作用，并在相距较远的任意两个向量序列之间建立联系，这样就更容易确定它们之间的依赖程度，提高处理速度。

那么，自注意力是如何捕获远距离之间的联系呢？图 2.19 ～图 2.21 源自论文 Attention Is All You Need。图 2.19 表明，自注意力可以无视词之间的距离而捕获具有一定距离的词之间的语法特征，从而学习到一个句子的内部详细结构。在图 2.19 中，注意力模型学习到一般模型识别不到的短语 "making…more difficult"。RNN 和 LSTM 网络在面对长距离相互依赖的特征时，需要耗费大量时间和计算成本，使信息累积到一定程度才能将 making 和 more difficult 联系起来，依赖之间的距离越远，它们就越难被识别到。

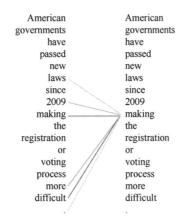

图 2.19　自注意力能够捕获语法特征，颜色越深，对应的注意力值越大

相较于 One-Head（单头）注意力，Multi-Head（多头）注意力在每个子层使用注意力来关联相关代词，通过对几个注意力层进行平行堆叠和多次计算，如图 2.20 所示，就可以从不同的子空间中学习到更多相关信息，这有助于模型捕获更多、更全的信息，计算过程如下：

$$\text{head}_i = \text{att}\left(QW_i^Q, KW_i^K, VW_i^V\right)$$

$$\text{Multi-Head}(Q, K, V) = \text{concat}\left(\text{head}_1, \cdots, \text{head}_h\right)$$

经过重复拼接，便可得到一个 $n \times hd_v$ 的序列。

图 2.21 所示的注意力模型学习到的是含有依赖关系的指示代词。

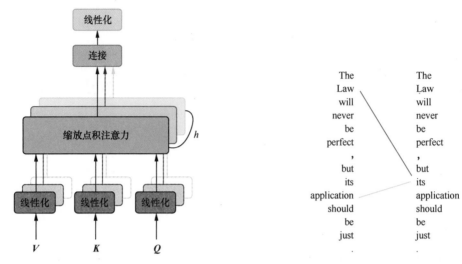

图 2.20 Multi-Head 注意力模型的结构示意图

图 2.21 Multi-Head 注意力能够识别指示代词（左边为 Two Head 注意力，右边为 One Head 注意力）

后来，Tan 等人又将自注意力应用于 NLP 领域的语义角色标注（Semantic Role Labeling，SLR）任务。与最开始介绍的注意力模型主要被用在序列领域一样，Tan 等人将语义角色标注任务作为序列标注任务，通过对深度注意力网络和 BIO 模式进行标注，然后采用自注意力来学习标签之间潜在的依赖信息。

前面介绍的都是对模型所做的改进，深度学习的最终目标是落地应用，比较典型的应用领域有医疗、金融、法律等。Verga 等人将自注意力用在了关系抽取任务上。以生物医学药物致病数据集为例，关系抽取模型使用含有自注意力的 Transformer 模型来对输入进行表示学习。

自注意力的内部计算过程如图 2.22 所示。输入序列为 X，输出序列为 H，查询向量序列为 Q、键向量序列为 K、值向量序列 V 可以分别通过 W_Q、W_K、W_V 这 3 个参数矩阵学习得到。

$$Q = W_Q X \in R^{d_3 \times N}$$

$$K = W_K X \in R^{d_3 \times N}$$

$$V = W_V X \in R^{d_3 \times N}$$

用 i、j 分别表示输入向量序列和输出向量序列的位置，并用 α_{ij} 表示连接权重，则输出向量 h_i 为

$$h_i = \mathrm{att}\left((K, V), q_i\right)$$

$$= \sum_{j=1}^{N} \alpha_{ij} v_j$$

$$= \sum_{j=1}^{N} \mathrm{softmax}\left(s\left(k_j, q_i\right)\right) v_j$$

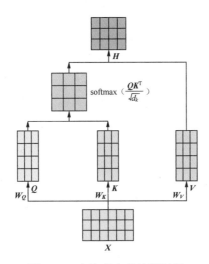

图 2.22　自注意力的计算过程

2.8　Transformer 模型

作为一种基于 Encoder-Decoder 架构的模型，Transformer 模型摒弃了以往 Seq2Seq 模型中的 RNN，而采用多头（Multi-Head）自注意力，这使得输入的数据可以并行处理，提高了运行效率。

图 2.23 给出了 Transformer 模型的结构示意图。

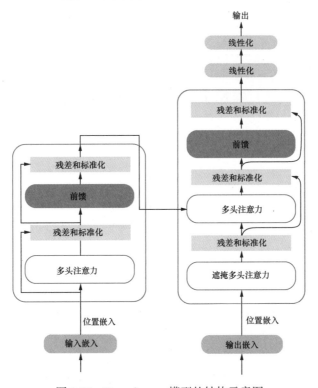

图 2.23　Transformer 模型的结构示意图

Transformer 模型的编码器和解码器分别由多头自注意力叠加组成，结构相同，但权重非共享。每个编码器层被分为两个子层：自注意力层和前馈神经网络层。自注意力层具有在编码某个特定词时查看其他词的功能，自注意力层的输出被传递给前馈神经网络层。解码阶段大致与编码阶段相同，解码器层也有注意力层用来帮助解码器关注所输入句子的相关部分。

1. 编码器层

Transformer 模型的输入包含词嵌入和位置嵌入。其中，词嵌入既可以通过 Word2Vec、GloVe 等模型获得，也可以通过训练 Transformer 模型获得。位置嵌入在这里表示句子中词的位置。因为 Transformer 模型不使用 RNN 结构，不能直接利用词的顺序结构信息，因此需要使用位置嵌入来保存序列中词的相对位置。位置嵌入的计算公式如下：

$$位置嵌入_{(p,2i)} = \sin\left(\frac{p}{10000^{2i/\dim}}\right)$$

$$位置嵌入_{(p,2i+1)} = \cos\left(\frac{p}{10000^{2i/\dim}}\right)$$

其中，p 表示词在句子中的位置，dim 表示维度，$2i$ 表示偶数维度，$2i+1$ 表示奇数维度。上述计算公式具有如下优势：

- 适用于比训练集中的所有句子都更长的句子；
- 能让模型比较容易地计算出相对位置。

图 2.24 给出了 Transformer 模型的输入组成。Transformer 模型需要对特征进行嵌入，从而将词转换为向量形式。词的向量表示形式可由词嵌入和位置嵌入相加得到。

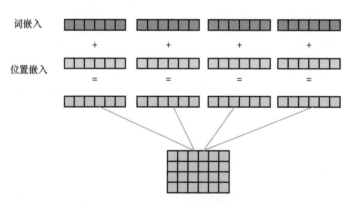

图 2.24　Transformer 模型的输入组成

2. 注意力机制

Transformer 模型的结构如图 2.23 所示（源自 Vaswani 发表的论文 Attention Is All You Need），中间部分的多头注意力是由多个自注意力（见图 2.25）组成的。自注意力可以帮助模型查看输入序列中的其他位置，从而达到更好的编码效果。在计算自注意力时，需要用到向量 $\boldsymbol{Q}$、$\boldsymbol{K}$ 和 $\boldsymbol{V}$，如前所述，这 3 个向量可通过将嵌入和 3 个矩阵相乘得到。

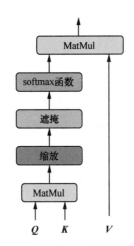

图 2.25 自注意力的结构示意图

注意力的计算公式如下：

$$\text{attention}\left(\boldsymbol{Q},\boldsymbol{K},\boldsymbol{V}\right)=\text{softmax}\left(\frac{\boldsymbol{Q}\boldsymbol{K}^{\text{T}}}{\sqrt{d_k}}\right)\boldsymbol{V}$$

在上述公式中，首先计算 $\boldsymbol{Q}$ 和 $\boldsymbol{K}$ 的每一行向量的内积，结果矩阵的行列数相同，该矩阵可以表示词之间的注意力强度。接下来，使用 softmax 函数计算每个词相较于其他词的注意力系数。最后，将注意力系数乘以每个 $\boldsymbol{V}$ 向量并进行加权求和。多头注意力在自注意力的基础上，将 $\boldsymbol{Q}$、$\boldsymbol{K}$、$\boldsymbol{V}$ 分解成了多个头（head），这相当于通过包含多个自注意力层来计算得到输出矩阵。

3. 解码器层

解码器层与编码器层相似，但也有一些区别。解码器层包含两个多头注意力层。其中，我们在第一个多头注意力层上执行了遮掩操作；第二个多头注意力层的矩阵 $\boldsymbol{K}$ 和 $\boldsymbol{V}$ 是使用编码器层的编码信息矩阵进行计算的，矩阵 $\boldsymbol{Q}$ 则使用上一个解码器模块的输出进行计算。

之所以在第一个多头注意力层上执行遮掩操作，是因为采用了顺序解码的过程，通过遮掩操作可以防止第 i 个词得知第 $i+1$ 个词之后的信息。假设解码器的输入矩阵是"病 患 咳 嗽"（0，1，2，3）这 4 个字的表示向量，遮罩为 4×4 的矩阵。遮掩矩阵中的第 0 位只能使用第 0 位的信息，第 1 位则可以使用第 0 位和第 1 位的信息，即使用包括自身位置信息在内的之前位置的信息。接下来便可通过输入矩阵计算得到矩阵 $\boldsymbol{Q}$、$\boldsymbol{K}$、$\boldsymbol{V}$，从而计算 $\boldsymbol{Q}\boldsymbol{K}^{\text{T}}$。用遮罩将每一个词之后的信息遮盖，相当于对 $\boldsymbol{Q}\boldsymbol{K}^{\text{T}}$ 进行遮蔽。最后，使用 softmax 函数计算注意力分数并与矩阵 $\boldsymbol{V}$ 相乘。重复上述操作并通过多头注意力拼接多个输出。

第二个多头注意力层与第一个多头注意力层的不同之处在于，矩阵 $\boldsymbol{K}$ 和 $\boldsymbol{V}$ 使用的输出是上一个解码器模块的输出，而后者使用的是来自编码器的内部信息。这样做的优势在于解码时，每个位置的词都可以利用所有词的信息。最后使用 softmax 函数进行词的输出预测即可。

2.9 图神经网络模型

传统的深度学习方法虽然在提取欧氏数据的特征方面非常成功，但在非欧氏数据处理方面的应用还不尽如人意，因为很多实际应用场景中的数据是由非欧氏数据生成的。比如推荐系统，基于图（这里所说的图是一种数据结构）的推荐系统可以利用节点间的结构关系和节点自身的属性给出非常精确的推荐。图是没有规律的，图的复杂性使得深度学习算法很难处理图数据。由于图的复杂性，每个节点的相邻节点数是不固定的，因此也就没办法用基本的神经网络（如 CNN、RNN 等）模型处理图像。虽然 CNN 可以很好地提取样本特征，但由于图的复杂性，没办法计算样本之间的关系，因此处理图的最好办法是使用图神经网络（Graph Neural Network，GNN）。

　　图是由节点和边组成的。每个节点可以连接多条边；每条边可以连接两个节点，代表这两个节点之间的关系。每个节点都有自己的属性，边也有自己的属性。假设一个节点代表某人，那么这个节点的特征就包括此人的性别、身高、学历、籍贯等；假设大明和小明是兄弟，那么兄弟关系就是连接大明和小明的边的属性。图神经网络将图数据和神经网络结合了起来，实现了在图数据上进行端对端的计算。归根结底，图神经网络是节点之间的聚合。假设节点 A 接收相邻节点 B 的信息，则节点 B 也接收节点 A 的信息，这是相互的。为了保留每个节点更多、更完整的信息，除了保存节点自身的信息以外，也要保存其相邻节点的信息和整个图中其他节点的信息，边的信息也要保存，因此需要聚合节点的相邻节点，以及相邻节点的相邻节点，如图 2.26 所示。每个节点都需要不断学习相邻节点的信息并汇总起来，类似于宽搜（宽度优先搜索），每个节点还需要不断学习其邻接节点，从而最终学习到一个完整的图并输出。这样处理的好处在于能够很好地保留图的结构信息。不仅能学习节点信息，还能学习结构信息，这是图神经网络的独特魅力。

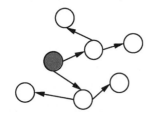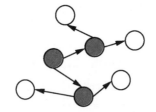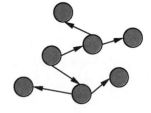

图 2.26　图的样例

　　随着深度学习任务变得多样化，数据也越来越多样化。传统的深度学习网络（如 CNN、RNN 等）确实可以很好地学习欧氏数据的特征，但是越来越多的非欧氏数据开始出现，此时图神经网络就派上用场了。

　　图神经网络的优势如下。

- 图神经网络对数据进行端到端的学习。端到端意味着减少损耗，由于端与端之间是相连的，因此可以通过调节每个端来优化学习。
- 图神经网络可以根据大量的图数据，包括节点信息、边信息和结构信息，推理出所需的知识，从中学习到节点之间的关系。
- 图神经网络的可解释能力强。图有着很强的语义可视化能力，通过图可以直观地看到节点之间的关系，这种优势是其他神经网络所没有的。

图神经网络的缺点如下。

- 无法处理边缘信息。
- 固定点会限制节点分布的多样化，因此可能不适用于学习节点表示。

GNN 在自然语言处理中的应用有很多，包括多跳阅读、事件抽取、实体识别、关系抽取、关系和实体联合抽取以及文本分类等。因为可以更好地学习节点信息，并且可以学习图的结构信息（如边和节点之间以及节点与节点之间的关系），图神经网络在计算机视觉领域经常被使用。此外，推荐系统、人物识别、多目标人物追踪、交通堵塞、化学、生物等领域也经常用到图神经网络。

图卷积网络（Graph Convolutional Network，GCN）将卷积运算从传统数据推广应用到了图数据。图卷积网络的工作过程如下：首先学习一个节点的特征，然后根据学习到的特征聚合这个节点的相邻节点的特征，以生成对这个节点新的表示。把卷积神经网络学习固定数目的相邻节点的特征推广到学习数目不固定的相邻节点的特征，即可直观地展示图神经网络学习节点表示的步骤。

图卷积方法可以分为两大类：基于谱（spectral-based）的方法和基于空间（spatial-based）的方法。基于谱的方法引入了滤波器作为图卷积的定义，从图信号角度进行处理，图卷积的目的是去除噪声。基于空间的方法则运用图卷积来聚合领域的所有特征信息，当图卷积网络的算法在节点层次运行时，图池化（pooling）模块可以与图卷积层交错，将图粗化为高级子结构。

图卷积网络的主要思想源于 CNN 对图像执行的卷积操作。基于空间的图卷积网络根据节点的空间信息来定义图卷积。普通的 CNN 首先对一个节点进行学习，然后学习其相邻节点的信息。每个节点都连接有相邻节点，在卷积核内，可通过其他节点表示邻居节点，然后对每个中心节点和相邻节点进行加权平均。相邻节点都有特定的顺序，可以在不同位置共享到可训练的权重。对于图来说，基于空间的图卷积网络也是根据中心节点来对相邻节点进行聚合的，从而获得节点的表示。但是，每个中心节点的相邻节点数并不一定相同，并且结构不一定规律，因此中心聚合信息无法使用普通的 CNN 进行抽取，而只能使用 GCN。

参考文献

[1] 谢雨飞，田启川. 基于隐马尔可夫模型的高铁无线通信系统故障诊断 [J/OL]. 北京交通大学学报，1-8[2021-11-25].

[2] 张堃，李子杰，瞿宏俊，等. 基于注意力机制和隐马尔可夫的高精密螺纹全自动精确测量 [J]. 南通大学学报（自然科学版），2021，20(03):57-66.

[3] 郑友生. 基于改进隐马尔可夫模型的云网络安全研究 [J]. 信阳农林学院学报，2021，31(03):111-114+118.

[4] 谢雨飞，田启川. 基于隐马尔可夫模型的 CTCS 无线通信系统入侵检测分析 [J]. 铁道学报，2021，43(08):73-80.

[5] 张绪冰，谢雨飞. 隐马尔可夫模型的道路拥堵时间预测 [J/OL]. 计算机工程与应用:1-8[2021-11-25].

[6] 焦晖. 基于隐马尔可夫模型的微博事件关注度研究 [D]. 山东师范大学，2021.

[7] 张钦同. 基于隐马尔可夫模型处理的睡眠分期算法研究 [D]. 西华师范大学，2021.

[8] 蒋钰婷，罗晓清. 基于多输入细胞神经网络上下文隐马尔可夫模型的图像融合方法 [J]. 信息技术与信息化，2021(06):22-24.

[9] 陈昊，徐鹏，谭凤雷，等. 基于改进隐马尔可夫模型的高压断路器健康度评估方法 [J]. 湖南电力，2021，41(03):7-11.

[10] 李航. 统计学习方法 [M]. 北京：清华大学出版社，2012.

[11] GOODFELLOW I，BENGIO Y，COURVILLE A. 深度学习 [M]. 赵申剑，黎彧君，符天凡，李凯，译. 北京：人民邮电出版社，2017.

[12] 张学工. 关于统计学习理论与支持向量机 [J]. 自动化学报，2000(01): 36-46.

[13] 宗成庆. 统计自然语言处理 [M]. 北京：清华大学出版社，2013.

[14] 周志华. 机器学习 [M]. 北京：清华大学出版社，2016.

[15] 邱锡鹏. 神经网络与深度学习 [M]. 北京：机械工业出版社，2020.

[16] 殷祚云. Logistic 曲线拟合方法研究 [J]. 数理统计与管理，2002，21(1):6.

[17] 刘曙光，郑崇勋，刘明远. 前馈神经网络中的反向传播算法及其改进：进展与展望 [J]. 计算机科学，1996，23(1):76-79.

[18] 刘颖超，张纪元. 梯度下降法 [J]. 华东工学院学报，1993(2):6.

[19] 杨建刚. 人工神经网络实用教程 [M]. 杭州：浙江大学出版社，2002.

[20] 黄民烈. 现代自然语言生成 [M]. 北京：电子工业出版社，2021.

第 **3** 章　词表示学习

3.1　分布假设与分布式表示

电子病历是患者在医疗机构就诊时产生的医疗记录，包括入院情况记录、住院小结、病程记录和影像诊断说明等。"词"作为病历的基本数据，对模型认识医学知识具有重要意义。在自然语言处理任务中，我们可以利用各种词来表示模型，将"词"这一符号信息表示成数学上的向量形式。词的向量表示可以作为各种机器学习模型的输入来使用。在自然语言处理领域，词是承载语义的最基本单元，传统的独热表示（one-hot representation）则仅仅将词符号化，因而不包含任何语义信息。如何将语义融入词的表示中？1954 年，Harris 提出的分布假设（distributional hypothesis）为这一设想提供了理论基础：上下文相似的词，它们的语义也相似。Harris 认为，一个词的含义可以通过其在语料中出现的上下文的聚合来表示，因此出现在相似上下文中的词的意思是相似的。可以说，这是分布式语义研究的基础，催生了根据词语在大规模语料中的分布特性度量词汇和术语等之间语义相似性的研究。

基于分布假说得到的表示均可称为分布表示（distributional representation）。根据建模的不同，分布表示主要可以分为 3 类：基于矩阵的分布表示（高维）、基于聚类的分布表示（高维）和基于神经网络的分布表示（低维）。这里介绍基于矩阵的分布表示，也就是分布语义模型。基于矩阵的分布表示需要构建"词 – 上下文"矩阵，可从中获取词的表示。在"词 – 上下文"矩阵中，每行对应一个词，每列表示一种不同的上下文，每个元素则对应相关词和上下文的共现次数。由于分布假说认为上下文相似的词的语义也相似，因此在这种分布表示下，两个词的语义相似度可以直接转换为两个向量的空间距离。举个简单的例子，假设有 3 篇文档：doc1 的内容是"我喜欢吃火锅"，doc2 的内容是"我喜欢吃饺子"，doc3 的内容是"你喜欢吃火锅"。我们可以建立一个词 – 文档共现矩阵，其中的元素值代表词频，如表 3.1 所示。

表 3.1　词 – 文档共现矩阵样例

	doc1	doc2	doc3
我	1	1	0
喜欢	1	1	1
吃	1	1	1
火锅	1	0	1
饺子	0	1	0
你	0	0	1

从表 3.1 中可以看出，"喜欢"和"吃"这两个较强组合关系的词表示是相似的，而"火锅"和"饺子"这两个具有较强替换关系的词的表示则不同。

传统的分布假设在本质上基于计数和统计共现，也就是统计词出现的次数。后来，Hinton 等人提出了分布式表示的思想，他们认为不应该将词表示为高维、稀疏、离散的向量，而应该将每个词对应到低维空间中的连续向量，词的含义由它的向量表示及其与其他词的空间关系决定。这种思想与之前的分布表示用"分散式表示"来理解更合适。在神经网络中，"分散式表示"只要在低维空间中能够区分出两个词的不同就够了，不一定非得要求意义相近的词的距离也相近。由于上层的神经网络可以具有高度的非线性，完全可以将原始的表示空间高度扭曲；因此前面提到的"词－上下文"矩阵就是一种利用矩阵对词进行降维的方法，矩阵中的每个维度都对应一个词出现的上下文。更重要的是，高维、离散、稀疏的向量并没有给出关于这些形状之间如何相互关联的任何信息。这是分布式表示真正的价值所在，分布式表示具有通过概念来发现数据之间"语义相似性"的能力。

总之，分布表示指的是一类获取文本表示的方法；而分布式表示指的是文本表示形式，也就是低维、稠密的连续向量。但分布表示和分布式表示并不对立，比如利用 Skip-Gram、CBOW 和 GloVe 等模型得到的词向量，它们既是分布表示，又是分布式表示。

3.2　词向量模型 CBOW

深度学习技术的发展突飞猛进，为自然语言处理提供了强大的工具，为电子病历的快速发展提供了新的契机，其中最直接的突破就是词向量技术。在词向量的表示方法中，每个词都可以表示成一个低维向量空间中的稠密向量。这种词向量模型的建模目标，是让意思相近的词在向量空间中的位置也相近。人们发现词表示的相似性超出了简单的句法规则，使用字偏移技术，对词向量执行简单的代数运算，可以使后续的学习变得简单。例如，vector（"King"）－ vector（"Man"）+ vector（"Woman"）产生的向量最接近单词 Queen 的向量表示。

生成词向量的方法有很多，这些方法都基于如下思想：任意词的含义都可以用它周边的词来表示。具体可分为基于统计的方法和基于语言模型的方法两类。基于统计的方法包括共现矩阵和 SVD（奇异值分解），它们分别通过窗口方法或对矩阵进行奇异值分解来降低向量的维度，从而实现从稀疏向量到稠密向量的转变。在 Bengio 等人提出的前馈神经概率语言模型中，每个词被表示为低维空间中的向量，并且被当成模型参数的一部分进行优化。语言模型的副产品之一就是词向量矩阵。基于语言模型的方法则通过训练神经网络语言模型（Neural Network Language Model，NNLM），将词向量作为语言模型的副产品产出。背后的基本思想是对出现在上下文环境中的词进行预测，这种对上下文环境的预测在本质上是一种对共现统计特征的学习。代表性算法 Word2Vec 受语言模型建模思路的启发，通过表达条件概率 $P(W|C)$（C 表示上下文）实现了词向量的学习。

Word2Vec 算法包含训练词向量的两个模型：CBOW 和 Skip-Gram。CBOW（Continuous Bag of Words，连续词袋）模型的主要思想是从周围的 $2n$ 个词 $C_t = \left(w_{t-n}, \cdots, w_{t-1}, w_{t+1}, \cdots, w_{t+n}\right)$ 中

预测中心词 w_t。中心词 w_t 的预测概率公式如下：

$$P(w_t \mid w_{t-k}, w_{t-(k-1)}, \cdots, w_{t-1}, w_{t+1}, w_{t+2} \cdots, w_{t+k}) = P(w_t \mid \text{context}) \tag{3.1}$$

CBOW 模型的结构（见图 3.1）类似于前馈神经网络语言模型，但去掉了最耗时的隐层，并且投影层对所有词（而不仅仅是投影矩阵）共享，因此所有的词都被投影到相同的位置（它们的向量被平均）。模型从神经网络结构直接被转换成对数线性结构，与逻辑斯谛回归一致。对数线性结构相比 3 层神经网络结构少了一个矩阵运算，因而大幅提升了模型的训练速度。CBOW 模型先将上下文中所有词的向量相加，然后直接和输出词的向量计算内积，最后归一化到概率分布上。CBOW 模型的参数是两个词向量矩阵——词输出向量矩阵和词输入向量矩阵。这里仍然使用最大似然估计准则进行优化，即通过最小化负的对数似然得到模型参数。在构建电子病历的词向量时，由于生物医学语料库与一般领域的语料库存在较大差异，因此在应用生物医学数据时，需要在医疗文本上进行训练。例如，Zhu 首先在包含临床试验和临床领域相关的 Wikipedia 页面的语料库上训练上下文单词嵌入模型，然后执行后续任务。

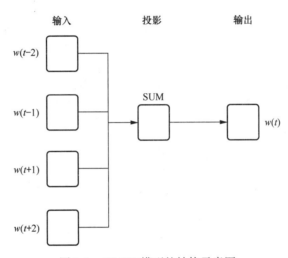

图 3.1　CBOW 模型的结构示意图

3.3　词向量模型 Skip-Gram

Skip-Gram 模型（见图 3.2）基于稍微不同的思想：从当前词独立地预测上下文中的每个词。相比 CBOW 模型，Skip-Gram 模型引入了更强的独立性假设，即认为上下文中的每个词都可以被独立地预测。每个词被表示成两个 d 维向量，用来计算条件概率。假设一个词在词典中的索引为 d，当这个词是中心词时，其向量表示为 $v_i \in R^d$；而当这个词为背景词时，其向量表示为 $u_i \in R^d$。设中心词 w_c 在词典中的索引为 c，背景词 w_o 在词典中的索引为 o。给定中心词，生成背景词的条件概率可以通过对向量内积执行 softmax 运算来得到：

$$P(w_o \mid w_c) = \frac{\exp(u_o^{\mathrm{T}} v_c)}{\sum_{i \in v} \exp(u_i^{\mathrm{T}} v_c)} \tag{3.2}$$

虽然 CBOW 模型和 Skip-Gram 模型采用与神经网络语言模型相似的优化目标，但它们的最终目标并不一样。神经网络语言模型的最终目标是通过一个参数化的模型估计条件概率，以便更好地预测下一个词；而词向量模型的最终目标是通过条件概率获得词向量矩阵。从神经网络语言模型的角度看，CBOW 模型和 Skip-Gram 模型所表达的条件概率远没有神经网络语言模型的精确，词的预测能力也弱很多。

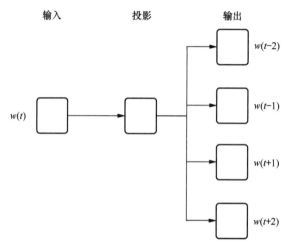

图 3.2　Skip-Gram 模型的结构示意图

参考文献

黄民烈，黄斐，朱小燕. 现代自然语言生成 [M]. 北京：电子工业出版社，2021.

第二部分　知识抽取

第 **4** 章 实体识别

虽然是信息抽取的基础任务，但经过多年的发展，实体识别已经取得一定的成果，在预训练、微调等各种方法的支持下，对某些公共或较为简单的领域进行实体抽取的 F1 值甚至能达到 0.8。但是，实体识别仍然存在难以应对实体边界和复杂语法结构的挑战。本章将详细介绍卷积神经网络、循环神经网络、Transformer 等不同神经网络架构下的命名实体识别模型。

4.1　基于卷积神经网络的实体识别

卷积神经网络（Convolutional Neural Network，CNN）是一种基于卷积数学运算的神经网络，最早由 Lecun 等人于 1998 年提出。CNN 充分降低了传统 MLP（Multi-Layer Perceptron，多层感知机）中全连接神经网络的参数数量，在图像、文本处理方面均取得良好的效果。目前，在计算机视觉、自然语言处理、推荐系统等领域，CNN 得到了广泛使用。在自然语言处理任务中，如实体识别、关系抽取等，通常采用的是一维卷积运算。基于卷积的 CNN 模型包含三大核心部件：卷积层、池化层（最大池化层或平均池化层）和全连接层。其中，卷积层抽取特征并降低噪声，池化层和卷积层交替获得高级特征，全连接层则确定高级特征与类别的吻合度。基于 CNN 的命名实体识别模型通常使用其中的部分或全部组件以达到不同的目的。

普通的命名实体识别主要包含 3 个过程：特征表示（词特征、字符特征）、特征编码（神经网络）和标签解码（多层感知机、条件随机场）。CNN 由于具有参数少且擅长局部特征提取等特点，因此在实体识别任务中通常作为编码器进行特征提取。

如图 4.1 所示，将卷积运算用于特征提取相较于全连接网络，可以极大降低参数量和模型复杂度，在一定程度上缓解过拟合现象。文本"糖尿病是危害公众健康的疾病"可使用如下嵌入矩阵来表示：

$$S = \begin{bmatrix} a_{1.1} & a_{1.2} & a_{1.3} & a_{1.4} & a_{1.5} & a_{1.6} & a_{1.7} & a_{1.8} & a_{1.9} & a_{1.10} & a_{1.11} \\ a_{2.1} & a_{2.2} & a_{2.3} & a_{2.4} & a_{2.5} & a_{2.6} & a_{2.7} & a_{2.8} & a_{2.9} & a_{2.10} & a_{2.11} \\ a_{3.1} & a_{3.2} & a_{3.3} & a_{3.4} & a_{3.5} & a_{3.6} & a_{3.7} & a_{3.8} & a_{3.9} & a_{3.10} & a_{3.11} \\ a_{4.1} & a_{4.2} & a_{4.3} & a_{4.4} & a_{4.5} & a_{4.6} & a_{4.7} & a_{4.8} & a_{4.9} & a_{4.10} & a_{4.11} \end{bmatrix}$$

其中的每一列都是一个字符的向量表示。在文本的卷积运算中，通常使用大小为 3 或 5 的卷积核在矩阵 S 上滑动以提取特征。例如，如果使用如下窗口大小为 3 的卷积核：

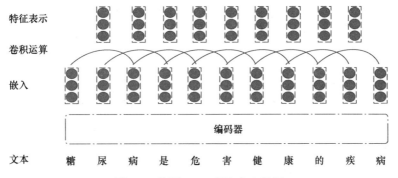

图 4.1 使用 CNN 提取文本特征

$$w = \begin{bmatrix} w_{1,1} & w_{1,2} & w_{1,3} \\ w_{2,1} & w_{2,2} & w_{2,3} \\ w_{3,1} & w_{3,2} & w_{3,3} \\ w_{4,1} & w_{4,2} & w_{4,3} \end{bmatrix}$$

则提取后的特征可以表示为

$$S' = \text{conv1}(S, w) = \begin{bmatrix} b_{1,1} & b_{1,2} & b_{1,3} & b_{1,4} & b_{1,5} & b_{1,6} & b_{1,7} & b_{1,8} & b_{1,9} \\ b_{2,1} & b_{2,2} & b_{2,3} & b_{2,4} & b_{2,5} & b_{2,6} & b_{2,7} & b_{2,8} & b_{2,9} \\ b_{3,1} & b_{3,2} & b_{3,3} & b_{3,4} & b_{3,5} & b_{3,6} & b_{3,7} & b_{3,8} & b_{3,9} \\ b_{4,1} & b_{4,2} & b_{4,3} & b_{4,4} & b_{4,5} & b_{4,6} & b_{4,7} & b_{4,8} & b_{4,9} \end{bmatrix} \cdots$$

其中：

$$b_{1,1} = w^{\text{T}} \begin{bmatrix} a_{1,1} & a_{1,2} & a_{1,3} \\ a_{2,1} & a_{2,2} & a_{2,3} \\ a_{3,1} & a_{3,2} & a_{3,3} \\ a_{4,1} & a_{4,2} & a_{4,3} \end{bmatrix}$$

在实体识别中，由于需要基于每个字进行是否属于某个类别的判断，因此需要在进行卷积运算时保证输入和输出具有相同的维度。也就是说，矩阵 S' 需要包含每个字的特征向量。为此，我们通常会对矩阵 S 的最外层使用 0 进行填充。在实践中，可通过使用多个大小相同的卷积核来得到每个字的多组特征，例如"糖"字对应的多个卷积特征可以表示如下：

$$\begin{matrix} b_{1,1}^1 & b_{1,1}^2 & b_{1,1}^3 \\ b_{2,1}^1 & b_{2,1}^2 & b_{2,1}^3 \\ b_{3,1}^1 & b_{3,1}^2 & b_{3,1}^3 \\ b_{4,1}^1 & b_{4,1}^2 & b_{4,1}^3 \end{matrix} , \cdots$$

接下来，对这些特征向量进行池化以得到"糖"的高级特征表示，这里采用常用的平均池化。

$$c = \begin{matrix} \left(b_{1,1}^1 + b_{2,1}^1 + b_{3,1}^1 + \cdots\right) / n \\ \cdots \\ \cdots \\ \cdots \end{matrix}$$

最后，每个字的特征都将被输入分类层，用于判断与每个实体类别的符合程度。

2016 年，Ma X 等人使用 LSTM+CNN+CRF 这一组合进行了英文的实体识别。其中，CNN 被用于提取单词的字符级表示以获得词表示，如图 4.2 所示。

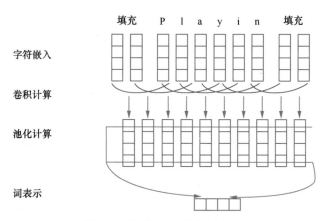

图 4.2　使用 CNN 获得词表示

接下来，对词表示和词向量进行拼接，输入 LSTM 网络，得到每个状态的表示，如图 4.3 所示。

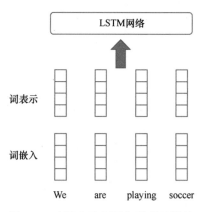

图 4.3　对词表示和词向量进行拼接

将 LSTM 网络的输出作为解码器层的输入，得到最终的预测结果。解码器层可以是多层感知机或条件随机场。

Gui 等人提出另一种基于 CNN 的实体识别模型 LR-CNN，对于文本中与字典匹配的词，该模型使用不同窗口大小的卷积核进行编码，用于处理句子中的潜在词，同时利用反思机制处理字符与词典中的词冲突问题。

2021 年，高振祥等人利用增强的卷积神经网络进行招标文件中"标的物"的实体提取工作。针对分词错误和多名词导致的实体识别困难问题，他们首先利用正则表达式，通过去除无用词、高频词分割等进行初步数据处理，得到包含"标的物"实体的短语集合。然后将这些短语输入卷积神经网络以进一步识别出其中的"标的物"实体。尽管 CNN 具有高效的计算优势，然而 CNN 的每个神经末梢的输出都只包含局部信息。为了获取更加完整的上下文信息，需要叠加更多的卷积层、池化层等，这会导致模型越来越臃肿，大量的参数加剧了过拟合的风险。

因此，研究中更多是使用"膨胀卷积"进行文本序列标注任务。Strubell E 等人较早地使用了"膨胀卷积"来进行快速和高精度的实体识别。传统的 CNN 使用一定大小的卷积核在一片连续的位置滑动和计算，并通过池化操作整合多尺度的信息，在此过程中通常会损失信息和分辨率，并且难以学到全局特征。"膨胀卷积"可以看成对卷积核进行扩展（例如在 3×3 卷积核的每一行和每一列之间使用 0 进行填充，从而使其变成 5×5 的卷积核），也可以看成每隔一行或一列取数并与 3×3 的卷积核进行卷积，随着层数的增加，感受野呈指数扩大，很快就可以覆盖到全局信息。2021 年，胡海洋等人将膨胀卷积和注意力机制结合起来进行中文医疗命名实体识别，他们首先将字嵌入和位置嵌入输入自注意力层，然后通过膨胀卷积以及最后一个全连接层来找出实体在文本中的位置。

4.2 基于循环神经网络的实体识别

循环神经网络（Recurrent Neural Network，RNN）是一种能够捕捉到时序信息的网络结构，主要用于处理和预测序列数据，源于 Saratha Sathasivam 于 1982 年提出的 Hopfield 神经网络。相较于 CNN，RNN 更擅长处理像文本这样的序列数据，因为 CNN 的每层内部的节点之间是无连接的，而 RNN 的每层内部的节点之间是有连接的。数据之间的序列信息是文本的重要特征之一，因此在命名实体识别任务中，RNN 的应用更为广泛。其中，实体识别任务中应用较多的是 RNN 的两个变体——长短期记忆（LSTM）网络和门控循环单元（Gated Recurrent Unit，GRU）。

以双向 LSTM 网络为例，如图 4.4 所示，其中的每个 LSTM 单元之间是共享参数的，前一个 LSTM 单元的输出将作为后一个 LSTM 单元的输入。针对文本"糖尿病危害健康"，将其按自然语言序列输入 LSTM 单元中，并将每个字符在 LSTM 网络中向前或向后传播以进行交流，抽象出更高级的特征。然后进行实体类别判断，得到每个字符的状态分数，状态分数代表字符属于每个实体类别的得分。假设存在"疾病""诊断""检查""药物"共 4 个类别的实体并且模型的输出与标签按当前顺序对齐，那么"糖"属于疾病的得分就是 0.70 并且最

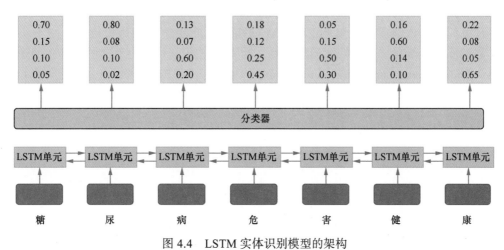

图 4.4　LSTM 实体识别模型的架构

高，于是预测其属于"疾病"实体。然而对于"糖尿病"包含的字符"尿"和"病"，模型给出的最高得分则分别是属于"疾病"实体的 0.8 和属于"检查"实体的 0.6。由此，模型得出如下错误的结果："糖尿"实体属于的类别为"疾病"。这是实体边界识别模糊造成的一种实体识别错误。

在文本中，LSTM 网络之所以得到广泛的应用，还因为其门控机制能在一定程度上缓解长期依赖问题。由于参数更新过程中梯度的链式传播，随着文本序列长度的增加，模型会逐渐遗忘过去输入的信息。LSTM 网络采用门控机制来调节信息的流动和单元的状态，并保存这些长距离的关键信息。例如，对于"病"字符，可通过预训练好的词嵌入获得其词向量 X_t，前一个时刻（即 LSTM 单元处理"糖尿"实体后）输出的隐藏向量可用 h_{t-1} 表示。LSTM 单元包含一个记忆单元 C，并通过输入门、遗忘门、输出门来更新当前状态。

首先，通过遗忘门来决定丢掉 h_{t-1} 中的哪些信息。

$$f_t = \sigma\left(W_f \cdot [h_{t-1}, X_t] + b_f\right)$$

其中，σ 表示 sigmoid 函数，其输出是一个介于 0 和 1 之间的数。

然后，通过输入门来决定添加 X_t 中的哪些信息。

$$\tilde{C}_t = \tanh\left(W_c \cdot [h_{t-1}, X_t] + b_c\right)$$

$$i_t = \sigma\left(W_i \cdot [h_{t-1}, X_t] + b_i\right)$$

$\tilde{C}_t$ 表示需要添加到 LSTM 单元中的候选信息，i_t 表示哪些候选信息可以被添加到 LSTM 单元中。

接下来，根据前两步获得的信息更新当前状态。

$$C_t = f_t * C_{t-1} + i_t * \tilde{C}_t$$

最后，通过输出门来决定输出当前 LSTM 单元 C_t 中的哪些信息。

$$o_t = \left(W_o \cdot [h_{t-1}, X_t] + b_o\right)$$

$$h_t = o_t * \tanh\left(C_t\right)$$

其中，o_t 表示 LSTM 单元中的哪些信息需要输出，h_t 表示最终输出的信息并作为下一时刻的输入。

对于命名实体识别而言，单向的 LSTM 网络只能捕获序列的历史信息。由于实体的标签不仅受前面词的影响，也受后面词的影响，因此为了充分利用上下文信息，我们通常使用 BiLSTM（Bidirectional Long Short-Term Memory）网络。BiLSTM 网络由一个正向的 LSTM 网络和一个逆向的 LSTM 网络拼接而成，支持从两个方向对句子进行建模，同时利用过去和未来的信息。

$$\overrightarrow{h_t} = \text{BiLSTM}(h_{t-1}, X_t)$$

$$\overleftarrow{h_t} = \text{BiLSTM}(h_{t+1}, X_t)$$

$$h_t = \text{concat}\left(\overrightarrow{h_t}, \overleftarrow{h_t}\right)$$

在得到当前词的状态 h_t 后，就通过一个带归一化层的 softmax 分类器将其映射到每个标签上，得到当前词的状态分数。

$$P(\boldsymbol{h}_t) = \text{softmax }(\boldsymbol{h}_t)$$

在命名实体识别任务中，对当前词的预测不仅与词表征相关，也与其周围词的实体属性存在依赖及约束关系，因此通常的做法是在输出的后面接一个条件随机场（CRF），作为 BiLSTM 网络的解码层，如图 4.5 所示。

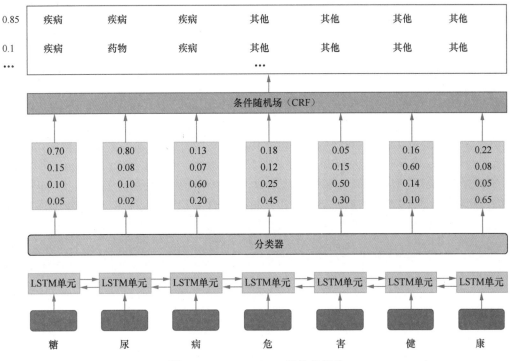

图 4.5　BiLSTM-CRF 网络的架构

条件随机场会将 BiLSTM 的状态得分与实体标签之间的转移得分（即两个标签相邻的可能性）相结合，得到几组预测，如图 4.5 所示，选择其中得分最高的一组作为模型的预测结果。t 时刻的最终得分可以表示如下：

$$P(\boldsymbol{h}_t) = P'(\boldsymbol{h}_t) + T_{t-1,t}$$

其中，$T_{t-1,t}$ 表示实体 t 与前一个实体 $t-1$ 之间的转移得分。状态转移矩阵表示根据语料库统计出来的两类实体之间衔接的合理性。目前，BiLSTM+CRF 这一组合已经成为命名实体识别任务的标准，后续大量的研究都是基于这一组合进行创新的。

2018 年，杨红梅等人收集了 240 例肝癌患者的病历记录用于 BiLSTM-CRF 网络的训练，他们将其中的 180 例作为训练集，剩余的 60 例则作为测试集，总的 F1 值达到 0.8 左右。2020 年，鲍静益等人使用带有双向格子结构的 Lattice-BiLSTM 网络进行命名实体识别，用于处理模型对分词结果的依赖问题，此外他们还利用周期核函数将实体链接到知识库，以解决实体相似度的非线性耦合问题。2021 年，沈宙锋等人在临床电子病历实体识别研究中，将预训练语言模型 XLNet 作为 BiLSTM-CRF 网络的嵌入层进行向量表示。他们在 BiLSTM 之后通过接入多头注意力层，增强了上下文的语义关联，F1 值达到 0.9 左右。2021 年，张芳丛等人使用 RoBERTa-WWM-BiLSTM_CRF 模型进行中文电子病历实体识别，RoBERTa-WWM 是预训练语言模型 BERT 的改进版本，实现了在训练过程中去除下一句预测并使用全词遮掩而不是之前的字遮掩，能够在继承 BERT 模型优点的同时，让生成的语义表示更接近词级别，从而有利于实体边界的识别。在同一年，巩敦卫等人在 BiLSTM-CRF 网络的基础上融合多特征嵌入和注意力机制进行电子病历中的疾病、身体部位、症状、药物、操作这 5 类实体的识别，他们在嵌入层中结合字符、词和字形的特征表示，并在 BiLSTM 网络的隐藏层中加入注意力机制，以捕获医疗相关的实体。

4.3　基于 Transformer 的实体识别模型

2017 年 6 月，谷歌团队的 Ashish Vaswani 等人在论文 Attention Is All You Need 中提出了 NLP 领域的经典模型 Transformer。Transformer 的结构不同于 CNN 和 RNN，整个网络完全由注意力机制组成，基于 Transformer 的网络是通过不断叠加一层一层的 Transformer 进行搭建的。标准的 Transformer 模型由编码器和解码器组成，一般用于生成任务。然而，实体识别作为一项序列标注任务，只需要使用编码器部分得到每个词的上下文表示即可。在实体识别模型的结构方面，可使用 Transformer 替换 LSTM，如图 4.6 所示。

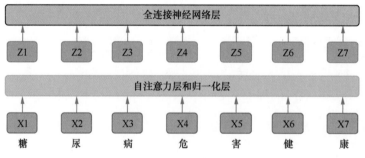

图 4.6　Transformer 层

对于文本的输入，Transformer 采用了一种并行的处理方式，而不像 RNN 那样按序列进行处理，从而完全避免了序列输入导致的长期依赖问题。其次，由于 Transformer 中存在注意力层（见图 4.7），这使得模型在预测实体时可以更精准地定位到关键信息。

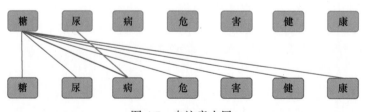

图 4.7　自注意力层

如图 4.7 所示，当生成上一层"糖尿病"实体的信息时，注意力机制可以更好地帮助模型寻找相关线索。把更多的注意力放在关键信息"病"上，有利于模型得出"糖尿病"实体属于"疾病"类别这一正确判断。与 BiLSTM-CRF 网络类似，Transformer-CRF 网络也使用 Transformer 的编码器部分进行实体的特征提取和信息交流，而后依然使用条件随机场作为解码器，从而得到更符合自然语言规则的结果，如图 4.8 所示。

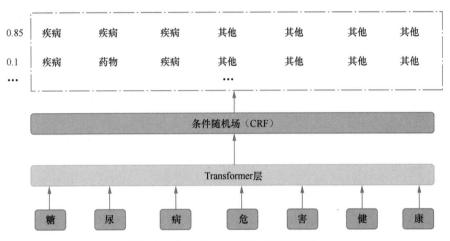

图 4.8　Transformer-CRF 网络的架构

M Xue 等人于 2019 年较早使用 Transformer 进行实体识别，他们通过引入"多孔机制"提出了 PLTE 模型。PLTE 模型支持字符和词汇交互，从而捕捉字符和匹配词之间的依赖性，增强局部上下文建模和维持捕捉长期依赖的能力。2020 年，李博等人构建了 Transformer-CRF 网络用于中文电子病历实体识别。其中，Transformer 被用于提取文件特征，CRF 则进一步对特征进行分类。在他们自建的数据集上，F1 值达到 0.9 左右，这表明 Transformer+CRF 组合在身体部位类的实体识别上表现更好。2021 年，李韧等人采用 Transformer+BiLSTM+CRF 组合进行桥梁检测领域的实体识别。其中，Transformer 被用于对文本序列的上下文依赖特征进行建模，BiLSTM 则主要用于捕获方向特征，最后在 CRF 中实现标注预测。复旦大学的 Yan 等人使用改进的 Transformer 模型 TENER 进行命名实体识别，他们认为在实体识别任务上，Transformer 模型的效果不如 BiLSTM 网络，因此针对实体识别任务的特性，他们对 Transformer 模型的结构做出了如下改进。

1）使用带有方向与相对位置信息的注意力机制。例如，在实体识别任务中，inc 之前的词可能是机构或组织，in 后面的词可能是时间或地点。传统的 Transformer 模型由于使用的位置向量仅包含相对位置信息，不包含方向信息，因此不擅长捕获这些信息。

$$PE_{t,2i} = \sin\left(t / 10000^{2i/d}\right)$$

$$PE_{t,2i+1} = \cos\left(t / 10000^{2i/d}\right)$$

其中，t 是词在文本中的位置，d 是位置向量和词向量的维度。

2）去掉了 Transformer 模型中的缩放系数。传统的 Transformer 模型在计算注意力时，通过使用缩放系数让注意力更加平滑。但是对于实体识别任务来说，在判断一个词的时候，由于通常只关注少数的几个上下文词，因此平滑的注意力分数可能会引入噪声。2021 年，曹重阳等人在 Transformer 模型的基础上提出了 DDATE 模型。DDATE 模型增加了距离注意力和方向

注意力，旨在对字符级注意力进行建模，用于司法领域的实体识别。结果表明，相较于传统的
Transformer 模型，DDATE 模型的性能有较大提升。

参考文献

[1] 高振祥，江静，陈建，等. 基于知识增强卷积神经网络的标的物命名实体识别方法 [J]. 计算机科学与应用，2021，11(11):11.

[2] 胡海洋，赵从朴，马琏，等. 基于膨胀卷积神经网络的中文医疗命名实体识别研究 [J]. 医学信息学杂志，2021，42(09):39-44.

[3] 杨红梅，李琳，杨日东，等. 基于双向 LSTM 神经网络电子病历命名实体的识别模型 [J]. 中国组织工程研究，2018，22(20):3237-3242.

[4] 鲍静益，于佳卉，徐宁，等. 问答系统命名实体识别改进方法研究 [J]. 数据采集与处理，2020，35(5):12.

[5] 沈宙锋，苏前敏，郭晶磊. 基于 XLNet-BiLSTM 的中文电子病历命名实体识别方法 [J]. 智能计算机与应用，2021，11(08):97-102.

[6] 巩敦卫，张永凯，郭一楠，等. 融合多特征嵌入与注意力机制的中文电子病历命名实体识别 [J]. 工程科学学报，2021，43(09):1190-1196.

[7] 李博，康晓东，张华丽，等. 采用 Transformer-CRF 的中文电子病历命名实体识别 [J]. 计算机工程与应用，2020，56(5):7.

[8] 李韧，李童，杨建喜，等. 基于 Transformer-BiLSTM-CRF 的桥梁检测领域命名实体识别 [J]. 中文信息学报，2021，35(4):9.

[9] 曹重阳，杨品莉. 距离感知和方向感知的 Transformer Encoder 用于司法领域实体识别 [J]. 现代计算机，2021(21):7.

第**5**章 关系抽取

5.1 基于注意力的关系抽取模型

注意力机制最早由 DeepMind 提出并用于图像分类，之后逐渐成为深度学习中的一个研究热点。注意力机制借鉴了人类处理信息的思维方法。比如，当开始阅读一篇文章时，我们会首先将注意力集中于文章的标题。再比如，当看到这样一句话时，"医生嘱咐病人，发烧是由着凉引起的，注意休息，多喝热水"，我们往往更关注句子中的 4 个关键词——"发烧""着凉""休息""喝水"。更有趣的是，即使把这条句子中的其他词遮住，我们仍能明白这句话表达的大致意思。从本质上讲，这是人类利用有限的知识和注意力资源从大量的信息中快速提取出有效信息的手段，因此研究人员基于人类的思维方式，提出了注意力机制。

一般而言，文本包含的信息越多，越有利于提取更多的信息，但这同时也会带来信息过载的问题，加大模型提取信息的难度，因此我们希望模型把更多的注意力放在与任务相关的信息上。如图 5.1 所示，在关系抽取任务中，给定文本并要求模型判断"新冠疫苗"与"开罗"这两个实体的关系。

> **中国援助埃及的首批**新冠疫苗运抵开罗，开罗国际机场的工作人员拉起一条横幅，在"中国援助"字样的两侧分别用中文和阿拉伯文写着"来了！中国疫苗"。

图 5.1 关系抽取实例

在众多的输入信息中，如果要求模型对句子中的每个字符都投入相同的关注度，则无疑会增加模型提取句子信息的难度并降低效率。可以看到，对于关系抽取任务，只需要关注其中的"新冠疫苗抵达开罗"，就可以完成任务了，其他 60% 的信息对于判断"新冠疫苗"与"开罗"的关系没有什么帮助。因此，通过引入注意力机制，让模型把更多的注意力放到与任务相关的信息上，并过滤掉与任务无关的信息，不仅能够避免模型受到无关信息的干扰，降低处理任务的难度，也能提高模型的效率。

2016 年，Peng 等人在 BiLSTM 网络中加入了注意力机制以进行关系抽取任务，他们取得了不错的效果。如图 5.2 所示，注意力模型一共包含 5 层：输入层、嵌入层、LSTM 层、注意力层和输出层。其中，注意力层将生成一个权重向量，通过将这个权重向量与 LSTM 层的输出相乘，便可将词汇级别的表示合并为句子表示。具体可以表示如下：

$$M = \tanh(H)$$

$$\alpha = \mathrm{softmax}\left(\boldsymbol{w}^{\mathrm{T}} M\right)$$

$$y = H\alpha^{\mathrm{T}}$$

其中，H 为 LSTM 层在所有时刻的输出，α 为计算出的注意力分数，y 为注意力分数对 H 的加权结果。

在关系抽取模型中，也可以通过引入字符级注意力机制来获取每个字符与两个关系实体的相关程度，从而提高关系抽取模型的性能。

输入表示： 关系抽取模型的输入信息不仅要包含每个字符的特征信息，而且必须指定其中要判断关系的两个实体，可分别通过字向量和位置向量来表示这两个实体。

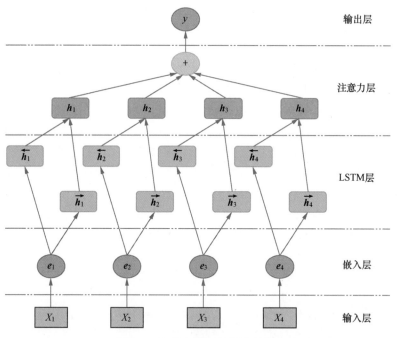

图 5.2　注意力模型的层次结构

字向量表示： 将句子中的每个字符都映射成一个连续、低维的嵌入向量，通常可以使用 Word2Vec、GloVe、BERT 等模型来生成初始的词向量。

位置向量表示： 位置信息可以使用字到实体的相对位置的低维向量来表示，例如，在图 5.3 所示的句子中，字符"抵"与"新冠疫苗"和"开罗"两个实体的相对位置分别为 1 和 −2，于是可以将每个字符对应的相对位置映射成一个位置向量。

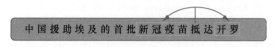

图 5.3　注意力实例

句子中的字符信息和位置信息可分别表示为 $S=(e_1,e_2,\cdots,e_n)$、$\mathrm{pos}1=(w_1^1, w_2^1,\cdots,w_n^1)$、$\mathrm{pos}2=(w_1^2,w_2^2,\cdots,w_n^2)$。其中，$S$ 是字符向量的集合，里面包含两个指定的实体 e_h 和 e_t，$\mathrm{pos}1$ 和 $\mathrm{pos}2$ 分别是每个字符与这两个实体的位置向量的集合。对每个字符的嵌入向量和位置向量进行拼接，

便可得到字符的最终表示 (e_i, w_i^1, w_i^2)。为了进一步提取句子特征并融合实体之间的上下文信息，可以使用 LSTM 网络对所有字符的信息进行编码，得到最终的向量表示 x_i。实际上，这项任务也可以使用 CNN、GRU、Transformer 模型等来完成。最终，句子被表示为 $X=(x_1, x_2, \cdots, x_n)$。其中，指定实体的向量被表示为 x_h 和 x_t。

字级别注意力实际上就是计算每个字与实体对之间联系的强弱，并对联系强的字给予更多的注意力，这可以通过字的权重来实现。

计算每个字与两个关系实体之间的相关程度，可以得到关于这个实体对的上下文相关矩阵 $A^1(\alpha_1^1, \alpha_2^1, \cdots, \alpha_n^1)$ 和 $A^2(\alpha_1^2, \alpha_2^2, \cdots, \alpha_n^2)$。其中：

$$a_i^1 = f(x_i, x_h), \ a_i^2 = f(x_i, x_t)$$

a_i^1 与 a_i^2 分别表示 x_i 与指定实体对（x_h 和 x_t）的关联程度，函数 $f(\cdot)$ 用于计算两个向量的内积。随后进行归一化，便可得到

$$\alpha_i^1 = \frac{\exp(a_i^1)}{\sum_{j=1}^n a_j^1} \text{ 和 } \alpha_i^2 = \frac{\exp(a_i^2)}{\sum_{j=1}^n a_j^2}$$

最后，对两个实体的上下文相关矩阵进行统一，获得使用注意力更新后的句子表示 $X = (r_1, r_2, \cdots, r_n)$。其中，$r_i$ 有 3 种获得方式。

直接平均方式：

$$r_i = x_i * \frac{\alpha_i^1 + \alpha_i^2}{2}$$

串联方式：

$$r_i = \left[\left(x_i \alpha_i^1 \right), \left(x_i \alpha_i^2 \right) \right]$$

差值方式：

$$r_i = x_i * \frac{\alpha_i^1 - \alpha_i^2}{2}$$

样本最终都是要使用向量进行表示的。特征提取在本质上就是一个逐级向量化的过程：字符→字符向量→带注意力的字符向量→句子向量。因此，我们需要对句子表示 X 下的字符向量进行融合，得到子句向量。

$$X = \sum_{i=1}^n \frac{\alpha_i^1 + \alpha_i^2}{2} * x_i$$

目前，常见的关系抽取任务大多以单个句子作为一个样本进行处理。然而，医疗文本通常是由多个句子组成的，实体对可能出现在一段文本的多个句子中（跨句子）。在这种场景下，字级别注意力仅仅考虑了实体在句子内部的上下文关系。在多句子的场景中，我们可以通过添加句子级别的注意力来聚焦每个句子对关系分类的影响。

对于上一部分获得的句子向量，包含指定实体对的 n 个句子组成的集合 $S = \{X_1, X_2, \cdots, X_n\}$，句子级别的注意力将计算每个句子对关系分类的影响力因子 $\beta = \{\beta_1, \beta_2, \cdots, \beta_n\}$，并用 β 对句子进行加权平均。

$$S = \sum_{i=1}^n \beta_i X_i$$

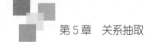

其中，β_1 表示句子向量与关系 v 的相关性。

$$\beta_i = X_i v$$

通常情况下，神经网络在处理自然语言文本时，每个字符对输出结果的"影响程度"都是一样的。在关系分类任务中，使用注意力机制突出对分类起决定作用的部分，实际上也是一种加权的思想，旨在不使用外部先验知识的情况下提高模型的鲁棒性和性能。

2019 年，尹鹏等人设计了融合短语级别注意力机制的神经网络模型来进行关系抽取，他们认为仅仅使用字符级别和实体级别的注意力并不能充分利用实体的信息，因此采用卷积神经网络对词向量进行卷积，从而得到短语级别的向量表示，他们还利用短语和关系的相关性来计算注意力，这对关系抽取任务也有一定的提升。2020 年，宁尚明等人针对电子病历中医疗实体的高密度分布和交叉关系，提出了多通道自注意力机制，旨在对句子施加多次注意力操作，进行医疗文本的实体关系抽取。张志昌等人通过字注意力来获得字权重，同时通过句子注意力来增强关系识别特征，将双重注意力与双向门控循环单元（BiGRU）组合起来（即 BiGRU-Dual Attention）进行医疗实体关系识别。黄晓等人基于卷积神网络，提出使用多卷积窗口尺寸的注意力机制进行关系抽取。2021 年，张勇等人为了弥补外部信息的不足，使用软修剪策略学习句子结构特征并与注意力机制结合，提出图 LSTM 网络用于关系抽取。刘雅璇等人提出基于头实体的实体关系联合抽取方法，旨在采用注意力机制获得头实体和尾实体之间的依赖关系，卷积神经网络被用于提取头实体等关键信息。

5.2　基于集成学习的关系抽取模型

目前，基于统计学习或深度学习的关系抽取方法已经取得显著的成效，尤其是在具有大量训练数据的公共领域，甚至达到与人工分类相同的水准。然而，这些方法依赖于大量的数据进行训练，在医学、生物等数据匮乏的专业领域，模型的性能往往会产生较大的波动。随着众多主流模型在各个领域的数据集上达到性能上限，集成学习被引入关系抽取任务，用于突破不同模型的性能瓶颈。

传统深度学习模型的目标是利用训练数据寻找最优分类器，最优分类器可以将不同关系类别的样本分开。但是在关系抽取任务中，模型在进行最优化搜索时，有可能陷入局部最优解。对于模型来说，很难每次都找到全局最优结果，这在宏观上的表现就是，每次训练得到的模型的性能会有较大的波动，尤其在训练数据较少并且任务难度较大的情况下更为突出，因为过小的数据量不足以让模型学习到任务的目标。为此，我们可以采用集成学习的方法，使用足够多的模型从多个方向搜索最优解，从而分散陷入局部最优解的风险。

集成系统的思想最早由 Dasarathy 提出，在本质上就是将多个模型组合起来，从而得到一个效果更好的模型。目前，集成学习算法主要有 3 类：Bagging、Boosting、Stacking。

Bagging（Bootstrap Aggravating）是由 Breiman 于 1996 年提出的一类简单的集成学习算法，其核心思想是通过样本扰动来增强模型的泛化能力，具体过程如下。

1）采样：每次从原始训练集中有放回地随机抽取 n 个样本并组成一个新的训练集。一共进行 m 轮抽取，从而得到 m 个新的训练集。

2）训练：利用得到的 m 个数据集，分别训练 m 个子模型。

3）分类：对训练好的 *m* 个模型分别进行预测，采用投票的方式，得票最多的类别将作为最终的预测结果。

随机森林是 Bagging 集成学习算法的典型代表，它采用决策树作为 Bagging 中的子模型。在样本扰动的基础上，随机森林算法通过引入特征扰动来构建决策树，以进一步提高模型的鲁棒性。具体来说，就是每次随机选择部分特征来构建决策树，这些决策树便组成了随机森林。然后通过有放回的采样方式获得每个决策树的训练数据，最后依然使用投票的方式得到最终的预测结果。

Stacking 是一类分层组合的集成学习算法。此类算法首先采用若干初级学习器（可异构）对原始数据进行学习，同时生成一份新的次级数据集，然后利用这份次级数据集训练次级学习器并得到最终的输出，如图 5.4 所示。

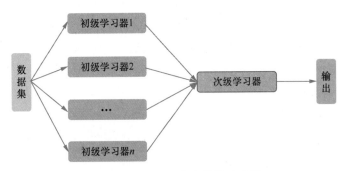

图 5.4　Stacking 算法的学习过程

Boosting 是一类提升算法，相较于 Bagging 算法的并行集成方式，Boosting 算法采用序列集成的方式。Yang 等人首次将 Adaptive Boosting 用于大样本场景下的关系抽取，其核心思想是顺序学习一些弱分类器，每学习一个弱分类器，就根据误差率计算出一个样本权重，作为下一个弱分类器的输入。然后将这些弱分类器组合起来，通过加权投票（weight voting）得到最后的预测。每一次迭代后，样本的权重都会被更新。Boosting 算法的学习过程如图 5.5 所示。

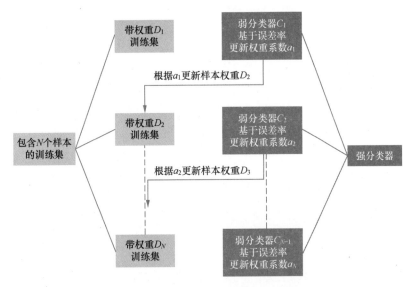

图 5.5　Boosting 算法的学习过程

1）通过对 N 个训练数据进行学习，得到第一个弱学习器 C_1。

2）根据弱学习器 C_1 的预测结果调整样本权重，将带权重的 N 个训练样本用于第二个弱学习器 C_2，将训练的焦点集中于比较难以分类的训练数据上。

3）基于得到的若干弱分类器，通过加权投票得到强分类器 $C = \text{Vote}(C_1, C_2, \cdots, C_N)$。也就是说，数据被分成哪一种关系需要经过弱学习器 $C_1 \sim C_N$ 中的多数进行表决。

虽然 Boosting 算法能够拟合前一个模型的误差并减小偏差，但是在小样本场景下，由于训练数据和实际的应用数据属于不同的关系类型，Boosting 算法在小样本中更容易产生过拟合，从而影响模型的鲁棒性和泛化性。

目前，集成学习已经被应用于关系抽取领域。2019 年，Dvornik 等人在小样本图像分类中应用了集成思想，他们采用 20 个基于 ResNet-18 的网络作为基础模型，在训练阶段利用额外设计的损失函数调整模型的合作性或差异性，并在预测阶段通过加权平均得到最终的结果。

在关系分类等模型中应用集成方法时，必须保证模型的差异性才能达到理想效果。可通过以下 3 种方式来增强模型之间的差异性。

1）每次迭代时，随机地从集成的模型中剔除几个基础模型，使模型能通过不同的数据流进行学习。

2）在每个模型的输入层引入 Dropout 技术，从而增强模拟数据并增加模型的随机性。

3）采用不同的神经网络作为基础模型。在电子病历等文本领域，可以分别使用 Transformer 模型、LSTM 网络等作为基础模型。

2021 年，丰小丽等人基于集成学习的方法进行了实体关系抽取，他们使用多层感知机（MLP）将两个单一的 Bi-LSTM 模型和一个 CNN 模型集成为一个综合模型，并利用 MLP 的学习能力自动分配权重。这个综合模型在 SemEval-2010 Task 8 数据集上的 F1 值达到 0.87 左右。董丽丽等人则使用集成学习中的 ADABoost.MH 算法来构造实体关系抽取分类器。其中，决策树被用于弱分类器的构造，可通过提高分类效果好的分类器和分类错误的样本权重来提高关系抽取模型的性能。毕凯等人利用集成学习进行药物相互作用信息抽取系统的研究，他们将句子中的药物实体两两组合成候选药物对，然后根据句法结构将候选药物分成 5 组，并分别采用词汇特征、短语特征、动词特征、句法特征和辅助特征生成特征向量，最后使用不同的分类器选择不同数目的特征进行学习，支持向量机（SVM）和多种集成学习算法被用于分类器的构造。

集成学习算法虽然能在一定程度上减小模型偏差，使模型更加鲁棒，但存在如下问题：因为需要同时更新并计算多个模型的结果，所以导致空间和时间开销都超过其他算法。在特定领域，可采用知识蒸馏（knowledge distillation）的方式训练新的网络，并将训练好的新网络作为教师网络来训练更简单的学生网络，使其具备与复杂网络相近的性能。

5.3　基于预训练的关系抽取模型

众所周知，神经网络需要大量的数据进行训练才能获得理想的效果。神经网络需要从数据中提取相关信息，进而把它们转换成相应的网络权重（简称权重），这些权重代表数据集中的信息。如果将这些权重提取出来并迁移到其他的神经网络中，则不需要从头开始训练新的神经网络，就能使新的神经网络包含相当丰富的外部知识。在电子病历中，模型需要学会如何高效地抽取关系信息所需的海量标注数据，这需要消耗大量的人力。在现实应用中，可用于训练的数据规模往往达不到实际要求，我们可以使用预训练模型——基于大量数据事先训练好的模型，将大量的外部知识迁移到任务模型中。简而言之，预训练旨在使用海量的、低成本的训练数据，从中学习足够的知识，从而减轻模型在特定任务上的学习负担。如图 5.6 所示，对关系抽取模型进行预训练的过程如下。

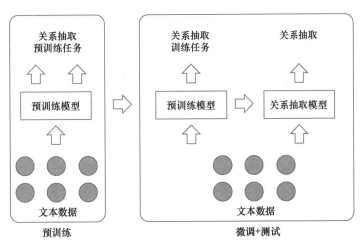

图 5.6　对关系抽取模型进行预训练的过程

1）选择合适的预训练任务。在众多用于预训练任务的方法中，语言模型最流行，训练方法是对语句的概率分布进行建模。具体来说，对于语言序列 $(w_1, w_2, \cdots, w_n)$，语言模型的目标就是计算该序列的概率 $P(w_1, w_2, \cdots, w_n)$。简单来讲，就是判断一个语言序列是不是正常语句。

2）选择合适的神经网络。预训练模型的网络架构对下游任务具有很大的影响，XLNET 使用的 LSTM 网络更适合文本生成，BERT 模型使用的 Transformer 更适合语言理解。

3）微调。目前，预训练模型的使用方式有两种。一种是作为特征提取器，在训练过程中固定模型参数，相当于只是把上下文词嵌入下游任务。另一种就是微调，把预训练模型提供给下游任务，在训练过程中，根据具体任务对预训练模型进行微调。

目前流行的预训练模型有以下 3 个。

1）BERT（Bidirectional Encoder Representations from Transformer）是用于自然语言处理的预训练模型，由 Google 于 2018 年发布。BERT 模型使用了论文 Attention Is All You Need 中提出的多层 Transformer 结构，是一种全新的网络架构。BERT 模型抛弃了传统的 RNN 和 CNN，它通过使用注意力机制将任意位置的两个单词之间的距离转换成 1，有效解决了 NLP 中棘手的长期依赖问题。图 5.7 展示了 BERT 模型的架构。

实际上，BERT 模型通过在海量的无标注数据上运行自监督学习方法来学习好的特征表示。在后续的下游任务中，既可以直接使用 BERT 模型的特征表示作为任务的词嵌入特征，也可以根据任务场景在进行微调后作为特征提取器。

2）GPT2 是另一个基于 Transformer 的模型，训练过程分为两个阶段。首先是预训练阶段，旨在利用大型无标注语料完成非监督学习。其次是调优阶段，旨在针对特定任务在相应数据集上进行监督学习，并利用调优技术来适配具体的任务。

3)BART 是一个采用标准 Seq2Seq Transformer 结构的预训练模型，类似于 GPT2 模型，但 BART 模型将 ReLU 函数替换成了 GeLU 函数。基本模型采用 6 层的编码器 – 解码器结构，大型模型则采用 12 层的编码器 – 解码器结构。与 BERT 模型相比，BART 模型在去掉预测之前的一个前馈神经网络的同时，在解码器的每一层叠加对编码器的最后一个隐藏层的注意力。在训练阶段，BART 模型采用最小化破坏后的文档和原始文档之间的误差重构方式对模型参数进行更新，方式主要有字符遮罩、字符删除、文本填充、句子重排、文档旋转等。

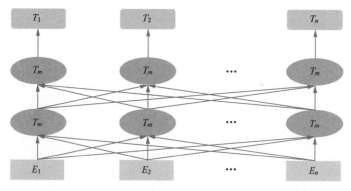

图 5.7　BERT 模型的架构

大多数的预训练模型是在诸如 Wikipedia 这样的通用语料库中进行训练的，但在领域化的特定场景中则往往受到限制。因此，也有许多以 BERT 模型为架构，在特定领域进行训练的预训练模型，例如基于临床文本的 Clinical-BERT、基于生物医学文本的 BioBERT、基于科学文本的 SciBERT 等。

电子病历包含丰富的医学信息和大量的专业术语，如症状、药物、疾病等。在关系抽取任务中，需要用好的词表示来表达这些术语的文本特征。好的文本特征表示意味着能够捕捉蕴含在文本中的隐性的语言学规则和常识性知识。在进行电子病历的关系抽取任务时，构建有标签的大规模电子病历数据集是一项巨大的挑战，但是无标签的大规模语料相对容易获得，可以充分利用它们来微调已有的预训练模型，作为特征提取器以获取好的语言表示。

2019 年，Wu 等人利用 BERT 模型并结合目标实体的信息来进行英文实体关系抽取，非常成功。2020 年，Li Q 等人利用预训练的 CNN 模型并结合词嵌入和位置嵌入对实体间的语义关系进行了全面的探索。2021 年，谢腾等人在使用 BERT 模型的基础上融合了关键词、实体对和实体类型信息来丰富语义特征并增强 BERT 模型的学习能力，在人工标注的中文数据集上，F1 值达到 0.9 以上。陈晓玲等人则采用 BERT 模型的改进版本——ALBERT 模型，使用 ALBERT + BiGRU + Attention 这一组合进行园林植物知识关系抽取，在性能上相比非预训练的 Word2Vec 模型以及预训练的 ElMo 和 BERT 模型有了一定的提升。由于预训练模型有较强的语义表达能力，姚博文等人利用其生成词向量，并将原句子分成句子、实体、实体邻近 3 个层次进行特征提取来研究人物关系抽取，在中文和英文的数据集上，F1 值都达到 0.8 左右，从而表明预训练模型具有更强的泛化能力。杜慧祥等人提出 BERT + BiGRU + CNN 这一组合并收集了 14 类人物关系用于构造数据集以进行人物关系抽取，其中，预训练的 BERT 模型被用于获取包含上下文语义信息的词向量。

5.4 基于 Transformer 的关系抽取模型

Transformer 是一种完全基于注意力机制的模型。标准的 Transformer 模型由编码器和解码器组成,它们在内部都采用了自注意力。相较于其他神经网络,Transformer 最大的特点是强化了对文本语义综合特征的提取能力,在各方面都具有较为平稳的表现。基于 Transformer 模型进行实体关系抽取主要分为 3 步:非结构化文本的预处理、基于 Transformer 编码器进行实体关系抽取以及归一化结果输出。

假设有输入序列 $S = (w_1, \cdots, w_n)$ 以及两个实体 $S = (w_{i1}, \cdots, w_{j1})$ 和 $S = (w_{i2}, \cdots, w_{j2})$,实体所属的类别分别为 T_1 和 T_2。添加一个特殊字符 [CLS] 来标记句子的开头,并添加另一个特殊字符 [SEP] 来标记句子的结尾。在每个关系样本中,使用关系实体的类型标记实体的开始和结束位置。在关系抽取任务中,Transformer 模型的输入形式如下:

$$S' = \left([CLS], w_1, \cdots, [T_1], w_{i1}, \cdots, w_{j1}, [T_1], \cdots, [T_2], w_{i2}, \cdots, w_{j2}, [T_2], \cdots, w_n, [SEP]\right)$$

处理后的输入使用词典将每一个字符映射到对应的词嵌入中,词嵌入则被传递到多个 Transformer 层组成的模型中。其中的每一个 Transformer 层都有两个子层,首先是多头自注意力层,然后紧接着一个全连接的前馈层,这两个子层都采用残差连接。最后通过层归一化进行输出。

$$H = \left(h_{[CLS]}, h_1, \cdots, h_{[T_1]}, h_{i1}, \cdots, h_{j1}, h_{[T_1]}, \cdots, h_{[T_2]}, h_{i2}, \cdots, h_{j2}, h_{[T_2]}, \cdots, h_n, h_{[SEP]}\right)$$

使用池化层获取包含关系信息的句子向量:

$$\boldsymbol{h}_s = \mathrm{MaxPool}(H)$$

同时结合线性层,采用 softmax 归一化获取关系类别的概率分布:

$$P = \mathrm{softmax}\left(\boldsymbol{W}\boldsymbol{h}_s + \boldsymbol{b}\right)$$

Transformer 的出现在很大程度上影响了实体关系抽取的效果。随着研究的进一步深入,我们可以对不同的任务进行优化以扩展 Transformer 的适用性。2020 年,孟小峰等人基于 Transformer 结构设计了一种自动化关系抽取模型,旨在从文本语料中抽取出实体关系三元组。段希等人基于双向 Transformer 编码器和分段卷积进行了关系抽取的研究,他们利用预训练的 BERT 模型捕获序列内部的依赖信息以获取序列的语义表示,并使用分段卷积从噪声语料中提取出对关系抽取结果有较大影响的语义信息,评估中的 F1 值达到 0.9 左右。宁尚明等人提出了一种基于 Recurrent + Transformer 的多通道自注意力的神经网络架构并将其用于电子病历实体关系抽取。研究发现,相较于 Recurrent + CNN 架构,新提出的这种神经网络架构在降低模型复杂度的同时,具有更强的捕捉句子级别语义特征的能力。此外,配合使用带权重学习的交叉熵函数,可以缓解关系类别不平衡问题,通过采用可学习的位置嵌入,还可放大文本中字符信息位置的重要性。赵静菲等人基于 Transformer 结构提出了一种注意力增强包表示的远程监督关系抽取模型,旨在通过实体和包内部句子之间的联系筛选预训练模型,利用得到的句子嵌入降低噪声句子的影响。2021 年,周博学等人针对 Transformer 在实体关系抽取中的性能不佳问题进行了改进,他们通过以全局位置编码替换原始编码的方式,在文本序列中提取实体与其他词的距离和方向信息,并且在词向量中融入词性和实体特征。他们在输入阶段采用双向

Transformer 编码模型预训练的词向量，并在输入向量中融入置信度较高的句法依存关系以进行实体关系特征提取。马郅斌等人在中医文本关系抽取任务中对 Transformer 进行了改进，他们认为像 Transformer 这样以注意力机制为基础的新型深度学习模型的模型规模和计算复杂度是其开展应用的限制性因素，因此对模型中的注意力头做了重要性分析，并使用正则化方法抑制其中不重要的注意力头，在降低计算复杂度的同时可以小幅提升模型性能。

5.5　基于 GCN 的关系抽取模型

2017 年，Thomas 等人在 ICLR（International Conference on Learning Representations，国际学习表征会议）上提出了一种新型的图卷积网络（Graph Convolutional Network，GCN）用于分类任务。GCN 可以看成对传统卷积运算在不规则的图结构数据上所做的一种扩展，允许作为一种特征提取器来应用。在关系抽取领域，GCN 能够聚合以每个节点为中心的局部信息并有效地提取文本信息。在 2018 年的 EMNLP（Empirical Methods in Natural Language Processing）会议上，Zhang 等人提出了一种基于修剪依存树的图卷积网络并用于关系抽取任务，他们使用图卷积网络对文本的依存关系进行建模，得到句子表示并链接实体表示以进行关系分类。

在关系抽取任务中，基于 GCN 的关系抽取模型将句子表示为 $X = [\boldsymbol{x}_1, \cdots, \boldsymbol{x}_n]$（其中的 $\boldsymbol{x}_i$ 是句子中第 i 个词的向量表示），并将句子中指定的头实体和尾实体标记为 $X_h = [\boldsymbol{x}_{h1}, \cdots, \boldsymbol{x}_{h2}]$ 和 $X_t = [\boldsymbol{x}_{t1}, \cdots, \boldsymbol{x}_{t2}]$，关系抽取任务就是预测头实体和尾实体的关系。基于 GCN 的关系抽取模型用 GCN 获取句子表示，如图 5.8 所示。首先将每个字符作为图结构中的节点，使用 $n \times n$ 的邻接矩阵 $\boldsymbol{A}$ 表示句子的依存关系并构建图结构，对节点 i 的卷积计算可以表示如下：

$$h_i^{(l)} = \sigma\left(\sum_{j=1}^{n} A_{ij} W^{(l)} h_j^{(l-1)} + b^{(l)}\right)$$

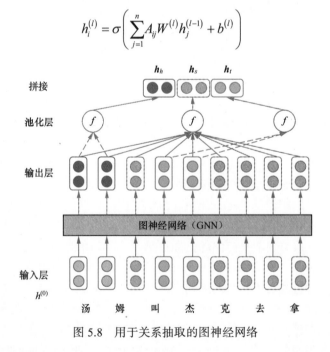

图 5.8　用于关系抽取的图神经网络

其中，$A_{ij}=1$ 表示节点 i 和节点 j 之间存在一条边，$h_j^{(l-1)}$ 是第 l 层的第 j 个节点的输入表示，$h_i^{(l)}$ 是第 i 个节点的输出表示，$W^{(l)}$ 表示第 l 层使用的线性变换，$b^{(l)}$ 是偏置，σ 表示非线性激活函数。从宏观上讲，对节点 i 的卷积运算就是从其相邻节点上聚合信息的过程。但是，单纯地聚合邻接节点的信息存在两个问题。首先，每个节点的度是不同的，这会使句子信息高度偏向度比较高的节点。其次，因为依存树没有连接节点自身的边，所以第 $l-1$ 层中节点 i 的信息无法传递到第 l 层，我们需要对每个节点增加自循环和归一化操作。

$$h_i^{(l)} = \sigma\left(\sum_{j=1}^{n} \tilde{A}_{ij} W^{(l)} h_j^{(l-1)} / d_i + b^{(l)} \right)$$

其中，自循环操作是通过添加单位矩阵来实现的，即 $\tilde{A}=A+I$；归一化操作则是通过除以节点 i 在图结构中的度 $d_i = \sum_{j=1}^{n} \tilde{A}_{ij}$ 来实现的。

叠加 l 层的这种卷积操作即可得到一个图卷积网络（见图 5.9），将其用于输入的词表示 $h^{(0)}(h_1^{(0)}, \cdots, h_n^{(0)})$，即可得到输出表示 $h^{(l)}(h_1^{(l)}, \cdots, h_n^{(l)})$。此外，为了利用词表示进行关系分类，我们需要进一步得到句子表示。

$$\boldsymbol{h}_s = f\left(h^{(l)}\right) = f\left(\text{GCN}\left(h^{(0)}\right)\right)$$

其中，$f(\cdot)$ 是最大池化函数，用于将 n 个输入词表示 $R^{(d \times n)}$ 映射到句子表示 R^d。实际上，关系抽取的核心信息通常存在于实体单词附近，可通过类似的方式得到头实体表示 $\boldsymbol{h}_h$ 和尾实体表示 $\boldsymbol{h}_t$。

$$\boldsymbol{h}_h = f\left(h_{h1:h2}^{(l)}\right)$$

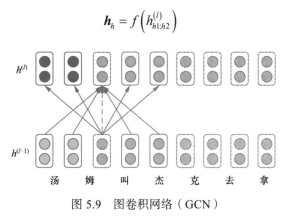

图 5.9　图卷积网络（GCN）

最后，将句子表示、头实体表示和尾实体表示输入一个前向反馈神经网络（Feed Forward Neural Network，FFNN），经过 Softmax 层，便可得到实例在关系集合上的概率分布。

$$h_{\text{final}} = \text{FFNN}\left(\left[\boldsymbol{h}_s, \boldsymbol{h}_h, \boldsymbol{h}_t\right]\right)$$

2019 年，Guo 等人在 ACL（Annual meeting of the association for Computational Linguistics）上提出了注意力引导图卷积网络（Attention Guided Graph Convolutional Network，AGGCN）用于关系抽取。现有的关系模型大多基于序列或依赖关系进行建模，这种方式仅能从表面上捕捉非局部关系，AGGCN 使用注意力机制来学习这种关系，将依赖树转换成全连接的边加权图，过滤干扰信息并保留重要信息。

AGGCN 由 M 个相同的块组成，其中的每一块都以图的节点嵌入和邻接矩阵作为输入，然后利

用多头注意力机制计算出 N 个注意力引导的邻接矩阵。AGGCN 注意力引导层的计算方式如下:

$$\tilde{A}^{(t)} = \mathrm{softmax}\left(\frac{QW_i^Q * \left(KW_i^K\right)^{\mathrm{T}}}{\sqrt{d}}\right)$$

其中,$K = Q = h^{(l-1)}$ 表示上一层的块输出的节点嵌入;W_i^Q 和 W_i^K 表示需要训练的线性变化,用于通过 K 和 Q 得到查询矩阵和键矩阵;d 表示节点嵌入的维度。注意力引导层通过键值对 – 多头注意力获得不同子空间中的邻接关系。此外,为了捕捉更丰富的信息并加深模型层数,AGGCN 使用密集连接层执行操作。

$$g_j^{(l)} = \left[\boldsymbol{x}_j; h_j^{(1)}; \cdots, h_j^{(l-1)}\right]$$

其中,$h_j^{(l-1)}$ 表示第 $l-1$ 层中节点 j 的输出,$\boldsymbol{x}_j$ 是初始的节点嵌入。此时,对于第 l 层中的节点 j 在第 t 个注意力头上的输出,可以表示如下:

$$h_{t_i}^{(l)} = \sigma\left(\sum_{j=1}^{n} \tilde{A}_{ij}^{(t)} W_t^{(l)} g_j^{(l)} + \boldsymbol{b}_t^{(l)}\right)$$

其中,$\tilde{A}_{ij}^{(t)}$ 表示使用第 t 个注意力头学到的新邻接矩阵,W 和 b 是需要训练的可学习参数。每一个子层都有一个输出 h,对所有的输出进行线性组合。

$$h_{\mathrm{comb}} = W_{\mathrm{comb}} h_{\mathrm{out}} + \boldsymbol{b}_{\mathrm{comb}}$$

其中,$h_{\mathrm{out}} = \left[h^{(1)}; \cdots; h^{(l)}\right]$,$W_{\mathrm{comb}}$ 表示可学习的权重矩阵,$\boldsymbol{b}_{\mathrm{comb}}$ 是可学习的偏置向量。最后,仍然使用最大池化将词表示转换为句子表示。

$$h_s = f\left(h_{\mathrm{mask}}\right) = f\left(\mathrm{AGGCN}(x)\right)$$

图卷积是针对不规则数据结构提出的一种神经网络模型,旨在通过引入图卷积并叠加多层的方式来解决各种问题,这为我们在关系抽取任务中引入结构信息提供了新的思路。

参考文献

[1] 尹鹏,周林,郭强,等. 基于短语级注意力机制的关系抽取方法 [J]. 计算机技术与发展,2019,29(9):7.

[2] 宁尚明,滕飞,李天瑞. 基于多通道自注意力机制的电子病历实体关系抽取 [J]. 计算机学报,2020,43(5):14.

[3] 张志昌,周侗,张瑞芳,等. 融合双向 GRU 与注意力机制的医疗实体关系识别 [J]. 计算机工程,2020,46(6):7.

[4] 张勇,高大林,巩敦卫,等. 用于关系抽取的注意力图长短时记忆神经网络 [J]. 智能系统学报,2021,16(3):10.

[5] 丰小丽,张英俊,谢斌红,等. 基于集成学习方法的实体关系抽取 [J]. 计算机系统应用,2021,30(6):255-261.

[6] 董丽丽,高山,张翔. 集成学习算法在实体关系抽取中的应用 [J]. 西安建筑科技大学学报:自然科学版,2011,43(3): 446-450.

[7] 谢腾,杨俊安,刘辉. 融合多特征 BERT 模型的中文实体关系抽取 [J]. 计算机系统应用,2021,30(5):9.

[8] 陈晓玲，唐丽玉，胡颖，等. 基于 ALBERT 模型的园林植物知识实体与关系抽取方法 [J]. 地球信息科学学报，2021，23(7):13.

[9] 姚博文，曾碧卿，蔡剑，等. 基于预训练和多层次信息的中文人物关系抽取模型 [J]. 计算机应用，2021，41(12):8.

[10] 段希. 基于双向 Transformer 编码器及分段卷积的关系抽取研究 [D]. 北京邮电大学，2020.

[11] 宁尚明，滕飞，李天瑞. 基于多通道自注意力机制的电子病历实体关系抽取 [J]. 计算机学报，2020，43(5): 916-929.

[12] 赵静菲. 注意力增强包表示的远程监督关系抽取方法研究 [D]. 北京交通大学，2020.

[13] 周博学. 改进的 Transformer 模型在关系抽取任务中的研究与应用 [D]. 江南大学，2021.

[14] 马郅斌. 面向中医文本的关系抽取模型优化研究 [D]. 华北理工大学，2021.

第 6 章 领域自适应

6.1 DAN 模型

由于带标签的训练样本有限，很多电子病历都很难得到有标签的数据，但是人工标注电子病历需要专业人士才能完成，成本过于高昂。在这种情况下，通过领域自适应就可以有效利用未标注的电子病历文本。直接训练电子病历中带标签的文本会因为训练样本有限而出现泛化误差较大的问题，但是人工标注的成本过高，难以实现，此时可以通过领域自适应技术，利用有大量标签的源域进行训练，并迁移到少标签的目标域（医疗领域），这样可以降低标注的人力成本和经济成本。领域之间是存在差异的，最大的难题在于如何用维基数据抽取医疗领域的关系，领域自适应通过研究维基领域关系抽取数据集和医疗领域关系抽取数据集的不变域拉近了这两个领域之间的关系。

DAN（Domain Adaptation Network）模型基于差异自适应，解决了迁移学习和机器学习中经典的领域自适应问题。以深度网络为载体进行多层适配迁移并运用多核 MMD（Maximum Mean Discrepancy，最大均值差异）是 DAN 模型的主要特点，DAN 模型是基于 DDC 模型改进而来的。

经典的用于无监督领域自适应的 DDC（Deep Domain Confusion）方法会首先利用 MMD 找到一个核函数，把源域和目标域的特征值映射到同一空间，并在这个空间中对特征值进行操作。接下来，在对源域和目标域求平均值后，求这两个平均值的差，由于在同一空间，因此可以直接求距离（将这两个平均值的差作为这两个域之间的距离）。使用 DDC 方法训练网络的损失为

$$L = L_C(x_s, y) + \alpha \sum_{l \in L} L_M(D_s^l, D_t^l) \tag{6.1}$$

其中，L_C 表示损失。式（6.1）右边的第 2 项是指在某一层，由指定的某层求两个领域 MMD 的距离之和，之后再乘以系数 α。在训练时，整个网络会被分成两个子网络，左边的子网络是源域的关系抽取网络，右边的子网络则是目标域的关系抽取网络，这两个子网络之间可以共享参数，然后等到指定的层数时，计算 MMD 并根据前面计算出的损失对模型进行调参。

什么是 MMD？把源域和目标域用映射函数映射到同一空间，求映射后的两个域之间数据平均值的差异，得出的结果就可以当成这两个域之间的差异。其中的一个关键点就是核，在普通的 MMD 中，核是固定的。但是在实现 MMD 时，选哪个固定的核会有更好的效果呢？为了解决这个问题，DAN 模型提出利用多核 MMD，用多个核构造一个总的核，背后的思想如下：本来 K 是一个固定函数，如果用 M 个不同的 K 进行加权，则结果一定比只有一个核的效果好。

对于两个概率分布 s 和 t，它们的多核 MMD 距离如下：

$$d_k^2(s,t) \triangleq \| E_s[f(x_s)] - E[f(x_t)] \|_H^2 \tag{6.2}$$

用多个核构造的总的核如下：

$$K \triangleq \left\{ k = \sum_{u=1}^m \beta_u k_u : \beta_u \geqslant 0, \forall u \right\} \tag{6.3}$$

其中，β_u 表示权重，k_u 表示其中的一个 K。

现在，多层适配应该很好理解了。原来的 DDC 方法只是微调 AlexNet 的最后一层，现在的 DAN 模型也基于 AlexNet 适配最后 3 层（第 6 到 8 层），而不是仅在第 7 层后加入 MMD 来缩小源域和目标域之间的距离。为什么要适配第 6 到 8 层呢？研究表明，不同层之间是可以迁移的，AlexNet 的迁移能力在第 6 到 8 层特别适合微调适应任务的细节，因而需要着重适配第 6 到 8 层。

图 6.1 给出了 DAN 模型的结构示意图。

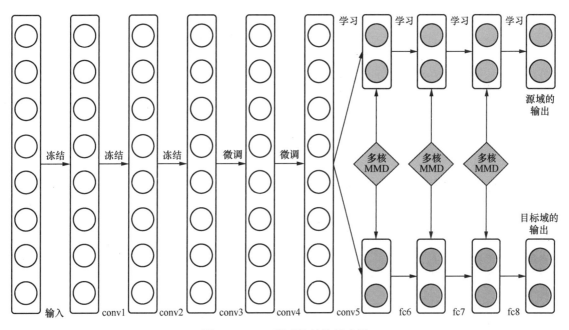

图 6.1　DAN 模型的结构示意图

具体流程如下：首先，将源域和目标域的数据串联在一起当成输入，通过 AlexNet 进行训练，前 3 层被冻结起来，第 4 层和第 5 层用于微调，第 5 层则将源域和目标域的数据分开；然后，通过多核 MMD 求目标域和源域之间的距离，并通过损失函数对模型参数进行优化；最后，当损失函数的优化结果不断变好且损失越来越小时，经过 3 个全连接层，就可以对目标域进行分类并输出结果了。

6.2　DANN 模型

DANN（Domain-Adversarial training of Neural Network）是典型的基于对抗学习的领域自

适应（Adversarial-based Domain Adaptation）模型，其第一次把迁移学习和对抗学习结合了起来。传统的自适应模型（如基于差异的自适应模型）通过对源域和目标域的不变域特征进行学习并迁移，拉近了这两个域之间的距离并进行自适应以识别目标域。DANN 模型运用对抗迁移网络的目的不是使用不变域学习并拉近距离，而是学习这两个域之间可以迁移的特征，并把这些特征运用于识别目标域。也就是说，好的可迁移特征应满足如下两个条件。

1）难以分清是源域的特征还是目标域的特征，它们具有模糊性。

2）利用这些可迁移特征可以有效地实现我们的目标。

什么是生成对抗网络（Generative Adversarial Network，GAN）？如图 6.2 所示，生成对抗网络由一个判别器和一个生成器组成。

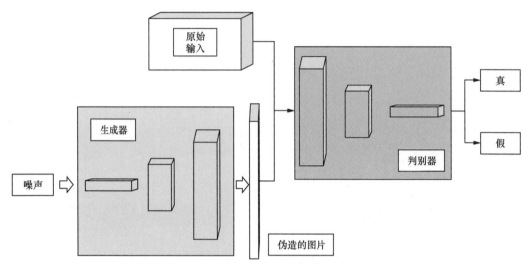

图 6.2　生成对抗网络的示意图

生成对抗网络的工作机制如下：以图像识别领域识别狗的图片为例，原始输入是狗的真实图片，生成器用于生成伪造的图片（方法是基于一张狗的真实图片添加噪声）。接下来，将真实图片和伪造的图片一起放入判别器，判别器的内部其实是一个二分类器，用于区分输入的内容是真实图片还是伪造的图片。生成器和判别器都有一个损失函数，经过学习后，它们可以不断提升各自的能力。生成器生成的伪造图片会越来越接近真实图片，判别器区分真假图片的能力也会越来越强。生成器不断变强输出的伪造图片给判别器，判别器也会不断变强以判断哪个是真、哪个是假，这是一个不断相互对抗的过程。最后，生成器和判别器会趋于一个稳定的状态，这时无论是需要用生成器生成伪造图片做数据增强，还是用判别器执行分类任务，都将比生成对抗网络刚开始时具有更好的效果。

生成对抗网络如何与领域自适应一起使用呢？领域自适应有两个输入——源域和目标域，这像不像生成对抗网络的原始输入和生成器伪造的输入呢？在 DANN 模型中，针对域适应问题，如果直接把目标域当成生成的样本，就没有了生成器，这时生成器的作用就不是生成伪造的图片，而是进行特征提取。生成器变成了特征提取器，特征提取器的作用是提取特征，而且提取出来的特征要让判别器无法区分哪个是源域的特征，哪个是目标域的特征，对抗就体现在这个过程中。特征提取器不断提取更难区分的特征，判别器不断辨别更难区分的特征，两者不断变强，最后趋于一种平衡。

在本节中，DANN 模型的应用背景如下：源域是维基百科领域的大量带标签数据，目标域是医学领域的无标签数据，这两个域的特征空间和标签空间有相同的地方，任务是对源域的带标签数据和目标域的无标签数据一起进行训练，最后训练出一个足够强大的针对目标域的抽取分类器。图 6.3 给出了 DANN 模型的示意图。

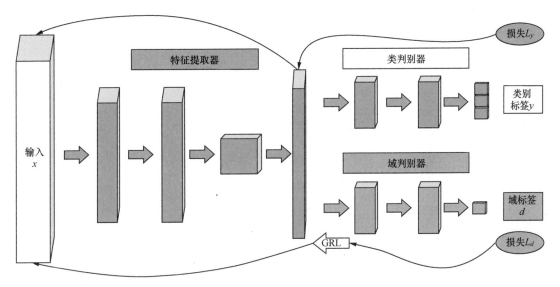

图 6.3　DANN 模型的示意图

DANN 模型由以下 3 部分构成。

1）特征提取器。特征提取器的作用是提取特征（包括目标域的特征和源域的特征）并把它们传给类判别器和域判别器，以及对源域样本和目标域样本进行混合和映射。

2）类判别器。类判别器的作用是对特征提取器提取出来的信息进行分类。

3）域判别器。域判别器的作用是分辨特征提取器提取出来的信息是来自目标域还是来自源域。

DANN 模型的对抗思想蕴含在特征提取器和域判别器中。特征提取器从源域和目标域提取出来的可迁移特征往往难以区分，我们通常并不知道什么特征是可迁移的，因此需要依靠域判别器区分特征提取器传递出来的这两个域都有的特征，这就是对抗训练，从而达到领域自适应的目的。

观察图 6.3，特征提取器提取源域和目标域的信息并把它们传递给域判别器，域判别器则对这些信息进行二分类，从而判断其中哪些是来自源域的信息，哪些是来自目标域的信息，然后由损失函数进行计算。刚才描述的是正向传播的过程，正向传播结束后，在进行反向传播并更新参数时，特征提取器和域判别器之间存在梯度反转层。域判别器的作用是努力辨别输入来自源域还是目标域，并且输出正确的类别。特征提取器的作用则是努力让提取出来的特征难以区分，最好将它们混杂在一起，使域判别器无法区分哪些特征来自源域，哪些特征来自目标域。当数据难以区分时，就可以直接用源域的分类器去分类目标域的数据，因为此时目标域和源域已经非常靠近，可以直接进行分类，对应的任务就是进行关系抽取分类。当特征提取器和域判别器达成损失稳定这一目的时，就可以认为它们已经完成对抗训练任务。此时，域判别器已经无法分辨出哪些数据来自源域，而哪些数据来自目标域，也就是无法区分哪些数据来自维基百科领域，而哪些数据来自医疗领域，对应的特征提取器的任务也就完成了。维基百科领域的数据已经和医疗领域的数据混在一起，无法区分开。

当特征提取器和域判别器完成各自的任务时，如何对目标域进行分类呢？如何实现刚开始的目标，对医疗领域的数据进行关系抽取呢？又如何保证在进行分类时，参数更新不会对前面对抗训练的结果造成坏的影响呢？比如在分类时再次将源域和目标域分开。类判别器起帮助区分关系的作用，在进行反向传播的同时，特征提取器把源域和目标域的数据映射到同一特征空间，使类判别器可以分辨源域数据类别的同时，使域判别器无法区分数据来自源域还是目标域。域判别器的作用是区分数据来源于哪个领域，类判别器的作用是区分源域数据的类别。通过不断最小化两个判别器的损失，保证既让数据瞒过判别器，又能执行分类任务。DANN 模型中的类判别器将根据源域的有标签数据进行分类训练，这和关系抽取中普通的抽取维基百科中不同的关系是一样的，就是普通的分类任务。将特征提取器、域判别器和类判别器合在一起，就是完整的 DANN 模型。

6.3　DSN 模型

机器学习算法如果要使用新领域的大规模数据，则收集和标注数据的成本往往大得难以估量。虽然现在有了一些方法，比如自动给非标注数据打上标签，但是这样的方法往往效果不尽如人意，通常会给标注数据引入新的噪声并且污染数据，导致训练出来的模型也不尽如人意，难以适应新数据、新领域的任务。尽管现在有些自动打标签的方法很诱人，可以节省很多人力和物力成本，但是这些方法通常无法直接从无标签数据中标注准确率高的标签并用于训练。此时，领域自适应算法出现了。领域自适应算法可以很好地解决跨域问题，就算目标域有很多数据但是未经标注，在执行领域自适应算法后，这些数据也可以得到充分地使用。在应用场景中，数据集由大量有标签的维基百科数据以及大量无标签的医疗文本数据组成，我们希望最后可以识别无标签的医疗文本数据之间的关系。

现在的领域自适应可以分为 3 类：基于差异的领域自适应（Discrepancy-based Domain Adaptation）、基于对抗学习的领域自适应（Adversarial-based Domain Adaptation）和基于数据重构的领域自适应（Reconstruction based Domain Adaptation）。基于差异的领域自适应重点关注的是提取领域的不变性特征，比如在图像识别任务中，为了区分拉布拉多犬和阿拉斯加犬，就需要关注这两种犬共同的特征，如同样四肢着地、都有尾巴、同样有毛等等。基于对抗学习的领域自适应重点关注的是把目标域的特征映射到源域的特征上，然后通过对源域的特征进行分类来实现对目标域特征的分类。基于数据重构的领域自适应重点关注的是数据处理，旨在通过对数据进行处理来拉近源域和目标域之间的距离并对目标域进行分类。基于差异和基于对抗学习的领域自适应都有各自的优缺点，DSN（Domain Separation Network）模型不仅学习目标域和源域的公有特征，也学习源域和目标域各自的私有特征。假设针对源域和目标域的特征提取建模可以不断提升模型提取源域和目标域之间不变性特征的能力，但是剩下的私有特征会被浪费掉，为了充分利用私有特征，DSN 模型的特征提取器就需要划分为两个模块：一个模块用于识别源域和目标域的公有特征，另一个模块用于识别源域和目标域各自的私有特征。

有监督学习不断取得良好的成果确实和它们使用大量有标签的数据密不可分，通过大量有标签的数据来拟合一个准确率高的模型，比使用大量的无标签数据去做模型预测要简单得多。但是众所周知，收集一个领域的数据本来就已经很困难了，再加上还要给收集的数据打上标签，更是难上加难，损耗十分惊人。在关系抽取领域，虽然有些方法（如远程监督）可以创造一些有标签的数据，原理是假设同一实体对拥有同一关系，以后只要遇到训练时见过的实体对，就给包含该实体对的句子打上同一关系；但是这样做很不可靠，远程监督一开始是根据同一知识图谱中的数据，运用远程监督的方法给实体对打标签，但是经过测试，我们发现这样的标签有很大的噪声，虽然后面对远程监督方法进行了改进，但是结果仍不尽如人意。经过研究，当遇到这样的问题（比如训练和测试分布在不同场景或领域的问题），可以学习域不变特征，使得从源域中学到的知识也可以用到目标域，这样就可以对目标域的数据进行分类，即使目标域的数据是无标签的。

DSN 模型的主要应用场景是关系抽取，我们期望的结果是，在经过训练后，无论给出的是源域的数据还是目标域的数据，都可以通过模型抽取出句子中的关系。源域的数据来自维基百科，目标域的数据来自医疗领域，它们之间存在领域方面的差异，两者的主要实体、语法、常用语句、专业名词往往都不同，因此在映射到特征空间时，也会有很大的差异，这给了领域自适应技术大展宏图的机会。

DSN 模型通过学习域不变特征和域私有特征进行领域自适应，是一种基于数据重构的自适应模型。DSN 和普通的用于拉近源域和目标域之间距离的映射不同——并非单纯地只找域不变特征用于识别或分类。DSN 不仅提取域公有特征，也提取域私有特征。由于只提取域公有特征容易受底层噪声的影响，因此在提取域公有特征之余，还需要引入每个域各自的高级私有特征。公有特征可通过共用同一公有编码器来实现，通过公有编码器和损失函数可以有效地提取公有特征，私有特征则需要用每个域自己的编码器进行提取，因此 DSN 模型一共有 3 个编码器用于提取特征。

以医疗信息文本关系抽取为例，在根据 DSN 模型进行分类时，我们期望得到根据源域（维基百科）的有标签数据和目标域（医疗领域）的无标签医疗信息文本得到一个有泛化性能可以进行目标域关系抽取的分类模型。改进后的模型和前面的模型一样，也需要目标域的特征以拟合源域的特征，然后在进行分类时，就可以基于源域的分类器对目标域进行分类，而且私有特征的引入也可以减少低维特征的噪声损失。图 6.4 给出了 DSN 模型的结构示意图。

图 6.4 的左上角部分是目标域的编码器，用于提取目标域的私有特征，其输入是目标域的医疗信息文本数据。图 6.4 的左下角部分是源域的编码器，用于提取源域的私有特征，其输入是源域（维基百科）的有标签数据。图 6.4 左侧的中间部分是公有特征的编码器，用于提取公有特征，其输入是源域和目标域的数据。在图 6.4 中，编码器的后面是 3 个损失的计算结果，从上往下分别是目标域的公有特征和私有特征之间的 loss-difference，目标域的公有特征和源域的公有特征之间的 loss-similarity，源域的私有特征和源域的公有特征之间的 loss-difference。loss-difference 用于计算公有特征和私有特征之间的相似度大小，相似度越大，loss-difference 就越大，反之 loss-difference 越小。通过最小化 loss-difference，我们可以实现公有特征和私有特征的完全分开。为了区分源域与目标域的公有特征和私有特征，此处有两个 loss-difference。loss-similarity 是希望通过最小化损失，使源域和目标域在公有特征上越来越接近，这也是领域自适应最大的目的。图 6.4 的右上角部分是解码器，其输入是编码后的公有特征和私有特征的

串联结果，又因为有源域的目标域，所以有两个输入，它们分别代表源域的公有特征和私有特征的组合以及目标域的公有特征和私有特征的组合。输出是 L-recon，这个损失函数旨在得到最小化的重构损失，解码器要求将公有特征和私有特征组合在一起，从而构成完整的源和目标域的特征，在减少损失的同时也减少造影。图 6.4 的右下角部分是分类器，其输入是源域的带标签的公有特征，目的是训练出一个能够分类源域的分类器，用于直接给目标域的拟合特征使用。我们希望通过这个分类器可以分类出目标域的关系。

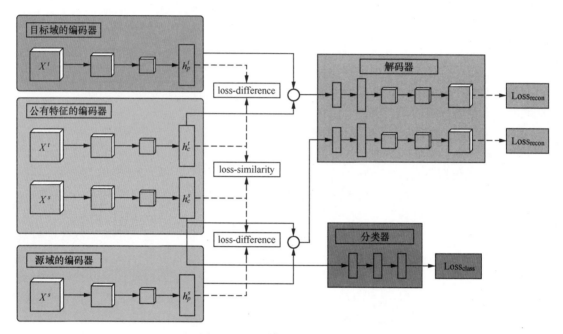

图 6.4　DSN 模型的结构示意图

参考文献

[1] LONG M, CAO Y, WANG J, et al. Learning Transferable Features with Deep Adaptation Networks[C]// International Conference on Machine Learning. 2015: 97-105.

[2] GRETTON A, BORGWARDT K M, RASCH M J, et al. A Kernel Two-Sample Test[J]. Journal of Machine Learning Research, 2012, 13(Mar): 723-773.

第 7 章 多模态任务

7.1 多模态数据

随着信息技术的快速发展，国内外越来越多的医院正在加速实施基于信息化平台和电子病历系统的整体建设，以提高医院的服务水平与核心竞争力。为了反映真实世界里医疗信息的复杂性，医生通常需要使用电子病历系统，综合多种形式的互补信息以做出更高质量的决定。比如，在试图预测降压药对患者的影响时，医生会考虑患者的实验结果和诊断以及患者以前的就诊记录。随着医疗信息化的快速发展以及医疗设备的更新迭代，海量且多样的医学数据的产生为深度学习提供了前所未有的机会。然而，电子病历（Electronic Medical Record，EMR）中包含大量异构数据，多模态数据结构的复杂性以及如何整合不同模态的数据，是将深度学习应用于医疗领域所要面对的重要挑战。

在介绍电子病历中的多模态数据之前，我们先来了解下多模态数据的定义。通过查阅各种文献，我们发现多模态的定义非常广泛，新加坡国立大学的 Kay L. O'Halloran 教授在对"模态"的相关描述中指出，相较于传统的多媒体数据划分形式（如图像、语音、文本等），"模态"是一个粒度更细的概念。"多模态"可能存在以下 3 种形式。

1）针对某一特定对象的多媒体数据（如视频、图片、语音、文本等）可以是多模态数据。例如，对于"北京"这一对象，我们既可以用图片展示北京的风貌，也可以用文本描述北京的建筑特色和气候变化等详细信息，如图 7.1 所示。

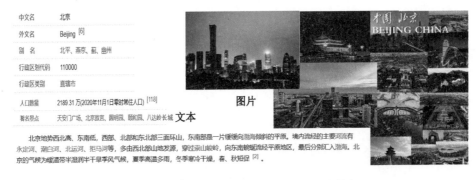

图 7.1　针对"北京"这一对象的多模态数据

2）来自不同传感器的同一类媒体数据也是多模态数据，例如医学影像数据（超声图像、CT 图像、核磁共振图像等由不同成像原理的检查设备产生的不同医学影像数据），如图 7.2 所示。

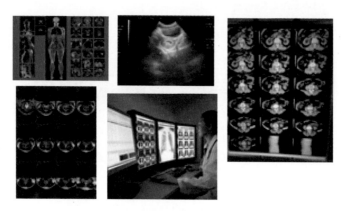

图 7.2　医学影像数据也是多模态数据

3）具有不同数据结构、表示形式的符号与信息。例如，结构化和非结构化数据，针对某一概念的公式、符号、图像及说明性文本，用于描述同一语义的词向量、知识图谱及其他语义符号单元等。

在医学领域，电子病历中包含大量异构数据。EMR 数据通常具有稀疏性和不规则的纵向特征，并且包含结构化（代码）和非结构化（文本）的多模态数据。概括来说，EMR 数据具有以下模态特征。

- 上下文特征，如患者的年龄、性别。
- 分类特征，如 X-Ray 程序、药物和状态代码等。
- 用于描述患者生理状况的连续特征，如血压、体温、心率等。
- 包含医学术语且需要跨越时间的临床记录。

如表 7.1 所示，不同的颜色代表不同的特征，包括上下文特征、分类特征、连续特征和临床记录。这些数据不仅在特征空间和维度上不同，而且在数据生成过程、测量频率上也不同。例如，实验测试和程序需要由医生决定，但是血压和体温则须根据患者实际的病情设置监测时间和次数。

表 7.1　EMR 样例

基本信息	● （年龄、姓名等）		
程序	○ 胸部 X-Ray ○	○　　○	○
药物		○ （青霉素）	○
实验结果	●●●●●●● （心率：71）	●●●●●●	
临床记录	○	○ （吞咽和呼吸困难等）	○
时间	第一天	第二天	第三天

特别地，相较于图像、语音、文本等利用多媒体形式划分的多模态数据，虽然超声图像、CT 图像、核磁共振图像等都是图像数据（即属于同一类媒体数据），但是它们的成像原理不同。因此在医学领域，基于不同成像原理生成的各种图像也属于不同模态的数据。

根据目前医学数据所展示的具体信息和 EMR 数据的特点，多模态医学数据主要分为以下 3 类。

1）临床文本数据，主要包括血红蛋白、尿常规等结构化的检验数据以及医生记录的患者主诉、病理文本等非结构化的文本数据。

2）医学影像和信号数据，主要包括超声图像、CT 图像、核磁共振图像等影像数据和心电图、脑电图等信号数据。

3）生物组学数据，按照不同的分子层面可以分为基因组、转录组、蛋白组等。

7.2 多模态融合技术

随着对多模态学习研究的不断深入，研究人员开始关注如何利用多模态融合技术实现异质互补，从而应用于具体的任务。面向深度学习的多模态融合技术（Multi-modality Fusion Technology，MFT）的目标是建立能够处理和关联来自多种模态信息的模型，以处理不同任务下不同形式的数据。利用多模态融合特征，我们可以提高分类、检测、模态翻译等任务的性能。MFT 主要包括多模态表示学习、多模态融合、多模态对齐、多模态映射和多模态协同学习 5 种类型。

1. 多模态表示学习

单模态表示学习能够将信息表示为计算机可以处理的数值向量，而后进一步抽象为更高层的特征向量，不同模态的特征向量具有异质性，它们最初位于不同的子空间中，如何融合这些异构特征以获取多模态数据是一个难点。多模态表示学习能够将多个模态蕴含的语义信息映射为实值向量，降低模态间的冗余性，发挥多模态数据的优势，从而学习到更好的特征表示。概括来说，多模态表示学习主要包括联合表示和协同表示两种架构，如图 7.3 所示。

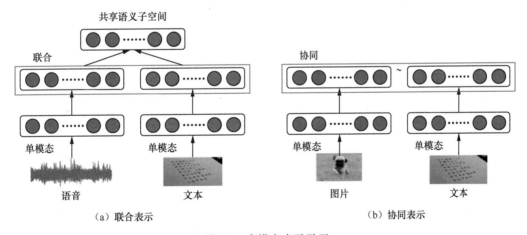

图 7.3　多模态表示学习

联合表示旨在将多模态的数据信息映射到统一的多模态向量空间，这种架构在视频分类、事件检测、情感分析、问答系统和语音识别等多模态分类或回归任务中表现出了较优的性能。联合表示的最简单融合方式是"加法"，也就是将各个单模态的特征向量简单拼接在一起，这种方式非常容易实现，但是容易造成后期语义的丢失。Zadeh A 等人于 2017 年提出将各个模态融合在统一的张量 z 中，张量 z 是所有单模态特征向量（v 代表不同的模态）的乘积，这种融合方式被称为"乘法"。

$$z = \begin{bmatrix} v^1 \\ 1 \end{bmatrix} \otimes \begin{bmatrix} v^2 \\ 1 \end{bmatrix} \otimes \cdots \otimes \begin{bmatrix} v^n \\ 1 \end{bmatrix}$$

协同表示旨在将每个模态分别映射到它们各自的表示空间，从而保持各个单模态独有的特征，而且映射后的向量之间满足一定的相关性约束，适用于零次学习、模态间映射、跨模态检索等任务。

2. 多模态融合

多模态融合是 MMML 早期的研究方向之一，主要用于学习任务，旨在缩小模态间的异质性差异，保持各模态特定语义的完整性，以及利用各模态信息辅助进行目标预测等。融合方法是完成任何多模态相关任务的关键。Zhang 等人按照具体的融合操作，将多模态融合划分为注意力机制、双线性汇总等方法；何俊等人按照融合技术是否与模型有关，将多模态融合划分为早期融合方法（即基于特征 / 数据的融合方法）、晚期融合方法（即基于决策的融合方法）和混合融合方法，如图 7.4 所示。

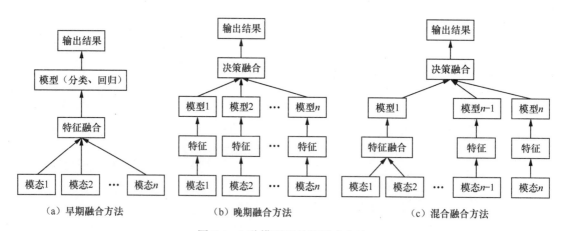

图 7.4 3 种模型无关的融合方法

需要特别说明的是，早期融合方法能够解决原始数据间的不一致性，主要做法是对不同的模态数据和特征层面进行融合。但是，多模态数据的早期融合方法忽略了模态之间的相关性以及不同数据源之间的时间同步问题，无法充分展示模态之间的互补性，并且可能导致冗余向量的输入。目前，研究人员通常采用降维技术来消除输入空间中的冗余问题，并利用卷积、训练和池融合等操作对离散事件序列与连续信号进行整合，从而实现模态间的时间同步。

另外，融合方法的选择与具体的问题存在很大的关系。例如，当模态之间的相关性比较大时，早期融合方法优于晚期融合方法；而当各个模态在很大程度上不相关时，比如维数和采样率就极不相关，采用晚期融合方法更适合。目前主流的做法是在时间序列上进行融合。

3. 多模态对齐

多模态对齐旨在对来自同一实例的不同模态信息的子分支 / 元素寻找对应关系，主要包括显式对齐和隐式对齐两种。显式对齐旨在寻找数据模态间的关系，主要被应用于语音信号和翻译文本的对齐、多通道序列的同步和图片/视频的定位等。隐式对齐旨在利用模态内在的对齐来提高算法的性能，主要被应用于跨模态检索、视觉自动描述生成和视觉问答等。

当前，不同模态数据之间通常具有长度差异和语义（信息量）差异。针对上述挑战，最近的研究提出了一些较为有效的解决思路。比如，利用基于时长预测模型和脉冲神经网络的非自回归架构较好地预测和填补缺失信息，并解决长度不匹配问题。再比如，基于反事实对比学习技术表示语义之间细微的差异化信息，并解决鲁棒性多模态对齐问题。

4. 多模态映射

多模态映射旨在将一个模态的信息转换为另一个模态的信息，常见的应用包括机器翻译、图文匹配、图片视频描述、语音合成等。模态间的转换主要有两个难点：一是结束位未知，在实时翻译中，在尚未到达句尾的情况下，必须实时地对句子进行翻译；二是主观评判性，很多模态转换问题的效果并没有较为客观的评判标准，目标函数的确定非常主观（一千个人的心中有一千个哈姆雷特）。

5. 多模态协同学习

协同学习是指利用一个资源丰富的模态辅助另一个资源相对贫瘠的模态进行学习，与需要解决的任务无关。因此，协同学习可以用于辅助多模态映射、多模态融合、多模态对齐等问题的研究。目前，典型的协同学习方法包括多模态的零样本学习、领域自适应等。

多模态融合技术是一个具有极大发展潜力的研究方向，国内外已有大量研究人员致力于对现有模型进行不断的创新和改进，以提升多模态深度学习模型的性能，并将多模态融合技术应用于下游任务，从而提高任务准确率。2015 年，中国科学院的徐常胜团队提出将多模态应用于社交事件检测任务，他们通过利用文本和视觉特征间的相关性，建模社交媒体文档，以区分不同模态间的代表性主题。2017 年，中国科学院计算技术研究所的张勇东教授等人提出利用带注意力机制的递归神经网络将文本与图像特征融合，用于虚假新闻检测。2020 年，卡内基·梅隆大学的 Yansen Wang 等人设计了一个基于多模态的 Web 开放域关键短语抽取模型，提出了一种利用多模态辅助 KPE（Key Phrase Extraction，关键词提取）任务（从给定的文档中自动提取关键词）的建模方法，将多模态应用于信息抽取任务（卡内基·梅隆大学语言技术学院的 Multi-Comp Lab 是目前多模态研究做得最好的实验室，该实验室整理了一个多模态的阅读清单，涵盖表示学习、多模态融合、多模态对齐、半监督学习、监督学习等研究方向）。来自美国伊利诺伊大学厄巴纳-香槟分校和哥伦比亚大学的研究者提出了首个全面、开源的多模态事件提取系统 GAIA。GAIA 能够跨模态和语言提取和集成知识，并将知识分为细粒度类型（实体、关系、事件提取），GAIA 团队目前正在探索将具有不同数据的模型应用于科学文献和药物发现。

算法工具和数据分析技术的不断创新，使得多模态融合的优势凸显，极大促进了多模态数据融合分析的发展。在医学研究等新兴领域，多模态融合技术也获得持续的关注。过去几年，许多专家学者利用多模态信息手动设计模型架构来解决医学领域的相关任务。2018 年，Xu 等人使用心电图和离散的临床事件等连续的患者监测数据来预测患者在 ICU（Intensive Care Unit，重症监护病房）停留的时间。2019 年，Shin 等人开始利用 EMR 的多模态特性来提高预测性能。Qiao 等人则提出利用多模态注意力神经网络，将来自医疗代码和临床记录的信息结合起来，从而提高诊断预测。可以看出，过去大多数研究停留在利用多模态数据改进模型以完成具体的任务上，而关于将电子病历中的多模态数据整合在一起的研究很少。例如，如何融合连续和离散的 EMR 数据，如何融合临床文本和离散的

EMR 数据等。

　　然而，最近的研究表明，自动设计的深度学习模型可以在学术基准上实现最先进的表现，并能够提供实际的使用价值。2016 年，谷歌提出的经典 NAS 方法致力于寻找单一的单模态体系结构，其主要做法是：先通过将 RNN 作为控制器产生子网络；再对子网络进行训练和评估，得到网络性能（如准确率）；最后更新控制器参数。2021 年，Zhen Xu 等人提出创建一个基于 Transformer 的通用框架，旨在自动寻找不同的模态和最佳融合策略，从而对多模态数据进行建模，正确表示并融合电子病历中不同的模态体系结构。

7.3　多模态融合技术面临的挑战

　　数据是信息化时代的"石油"，虽然数据量巨大，但在医学领域，可利用的数据资源却极少（尤其在真实的开放环境中，因为还会受到噪声、异常点等因素的干扰）。通过查阅大量的文献并在医学领域专家学者的参与下，我们总结了电子病历中的多模态融合技术在具体分析和应用中主要面临的一些挑战。

　　1）单模态信息不充分，缺乏完整的多模态医学数据。中国人民解放军总医院的赵敏医生曾谈到，目前对于医院来说，基因组学数据尚未整合到电子病历系统中，因此融合了生物组学信息的多模态数据的有效样本较少。另外，由于测序公司没有患者相应的临床资料，因此目前的大多数研究基于小样本来建立诊断预测模型。

　　2）缺乏预训练模型，数据标注、精细粒度标注等问题难以解决。由于不同模态数据的底层是异构的，因此无法简单地使用统一标准进行模态间融合。另外，在数据处理过程中，检验仪器的不同引起标准不同；医学影像数据又存在着设备品牌的不同，导致采集的医学影像间存在差异，医疗视觉数据难以收集。

　　3）在医学研究领域，虽然电子病历中的多模态技术已经取得诸多进展，但现阶段的多模态融合研究仍面临巨大挑战。电子病历中的多模态建模存在以下问题。

　　● 什么样的模型架构最适合用于医学领域？如何为给定的模态选择合适的结构？例如，可以将卷积神经网络用于图像领域，而将递归神经网络用于处理带时间序列的数据。

　　● 哪些模态数据应该"融合"在一起？换句话说，如何将多模态的特征嵌入结合起来，进行多模态的联合建模？

　　● 在进行模态融合时，应该选哪几种融合策略？不同模态的数据融合需不需要有先后顺序？或者说，数据融合应该发生在建模的哪个点上？

　　4）在电子病历中，多模态医学数据的融合需要不同行业人员的参与，不仅需要计算机技术人员、算法工程师参与，也需要医学界的科研专家学者、临床医生、生物信息工程师等人员参与。

　　多模态学习近些年受到广泛关注并拥有诸多实际应用。本章主要介绍医疗领域多模态的定义和融合技术，并且指出电子病历中多模态融合的研究进展和面临的挑战。对于医疗领域多模态融合技术的研究，我们认为可以在以下 6 个方向上进一步展开。

　　● 解决数据不完整问题，例如构建多模态医学知识图谱。

- 克服学习样本在数量上的限制，研究弱监督和无监督的多模态学习方法。
- 对不同模态的样本进行更精细化的特征表示，实现有效的跨模态匹配。
- 研究方便多模态模型提取信息的表示方式。
- 研究有效的模型融合框架，利用深度学习的方法将不同模态的数据融合，从而更好地表示模态的强弱。一方面，组合不同的算法以取得高质量的数据分析结果；另一方面，用模型融合指导对多模态数据的融合。
- 研究效果更真实、性能更稳定的跨模态生成方法，将应用背景从通用领域向垂直领域拓展，针对医学领域的特定应用场景实现可行的解决方案。

参考文献

[1] 陈鹏，李擎，张德政，等. 多模态学习方法综述 [J]. 工程科学学报，2020，42(5): 557-569.

[2] 何俊，张彩庆，李小珍，等. 面向深度学习的多模态融合技术研究综述 [J]. 计算机工程，2020，46(5):11.

[3] 杨杨，詹德川，姜远，等. 可靠多模态学习综述 [J]. Journal of Software，2021，32(4).

第 8 章 小样本学习

目前，深度神经网络在有监督的各项任务中都取得了非凡的表现。在实体识别和关系抽取等任务中，靠着大量标注数据的驱动，深度神经网络甚至可以达到与人类相近的水平。然而，深度学习在展现其强大性能的同时，也存在一个不容忽视的问题，就是标注数据的数量和质量直接决定模型的表现。在特定的领域，如医疗、金融等领域，不仅需要专业人士来保证标注数据的质量，领域特性也造成数据本身的稀缺。因此，有监督的神经网络模型在这些特殊领域的任务上的表现往往难以达到预期效果。

当训练使用神经网络构建的模型时，我们所要做的就是通过训练集调整参数，获得一个可以将输入样本映射到正确标签上的模型。然而，神经网络通常具有数以万计的参数，越是复杂的任务，模型越需要庞大的参数来表示任务输入到任务输出的映射关系。相应地，如果没有足够的数据，则很难通过训练来调整模型庞大的参数，于是也就很难通过少量的数据让模型学会复杂的映射。任务复杂度、模型参数和训练数据量之间是正比关系，任务越复杂，所需的模型越庞大，用于训练的数据量也需要越大。

随着深度学习的发展，人们对人工智能技术的要求也逐步提高，相应地需要处理的任务也更加多样化和复杂化。因此，为了让模型和数据量能适应复杂的任务，我们可以利用小样本学习技术提供的一些解决方案：从数据方面出发，有数据增强、正则化以及特定于关系抽取的远程监督等方法；从模型方面出发，则有基于模型学习、基于度量学习和基于优化学习 3 种元学习方法。

8.1　数据增强

数据增强是一种扩展训练样本的技术。数据是保证模型精度的关键因素，当数据不足以支持模型训练时，就很容易产生过拟合，模型的鲁棒性难以得到保证。既然训练样本不足，我们可以考虑使用一系列的数据增强方法来增加训练样本，以缓解过拟合问题。数据增强最早被应用于计算机视觉领域，通过对图像进行旋转、裁剪、平移、颜色反转等，在不改变图像本身含义的情况下扩充训练样本。保持样本语义不变是进行数据增强的前提，相较于图像数据，文本数据更加复杂和多样化，不能随意调换词语顺序，因为这会改变语义。在文本数据上进行数据增强不像在图像数据上那么方便，我们需要在不改变句子主旨的情况下扩充样本。常用的数据增强方法有以下 5 种。

1. 基于词典的数据增强

这是一种虽然简单但自动化程度较弱的数据增强方法：使用词语的同义词进行替换，从而达到数据增强的目的。以图 8.1 所示句子中的"便宜"一词为例，我们可以用"廉价""省钱"

"低廉"等同义词进行替换。2015 年,Zhang 等人在论文 Character-Level Convolutional Networks for Text Classification 中提出了这种技术(即同义词替换)。

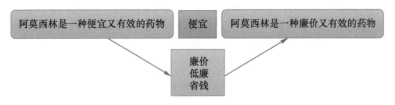

图 8.1 基于词典的数据增强

2. 基于词向量的数据增强

这种方法与同义词替换类似,但关注的是词语在向量空间中的语义关系。采用训练好的词嵌入,用向量空间中最接近的相邻词语(见图 8.2)替换文本中的某些词语,结果如图 8.3 所示。

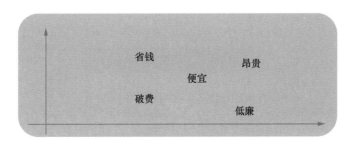

图 8.2 向量空间中最接近的相邻词语

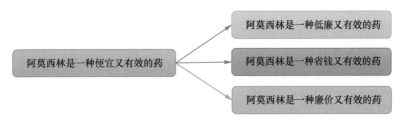

图 8.3 基于词向量的数据增强示例

Jiao 等人在论文 TinyBERT: Distilling BERT for Natural Language Understanding 中提出了这种方法,旨在提高模型的泛化能力。

3. 基于语言模型的数据增强

这也是一种词替换法,但是相较于前两种替换词语的方法,这种方法在替换时考虑了词语的上下文关系。在 BERT、ALBERT 等基于 Transformer 的语言模型上,遮盖文本中一定比例的词语,然后根据上下文信息预测这些被遮盖的词语,从而实现数据增强。例如,对文本中需要替换的词语进行遮盖,然后使用训练好的 BERT 模型预测被遮盖的词语,如图 8.4 所示。

4. 基于翻译的数据增强

顾名思义,这种方法利用翻译技术来扩充文本,进而实现句子层面的数据增强。Xie 等人在论文 Unsupervised Data Augmentation for Consistency Training 中使用反向翻译实现了数据增强,过程如下。

（1）把一些文本（如中文）翻译成另一种语言，如英文。

（2）将英文翻译回中文。

（3）检查翻译回的文本与原来的文本是否相同。如果不同，就用新获得的句子扩充样本。

除此之外，也可以使用更多的语言进行反向翻译以获得文本的更多变体。

5. 基于随机噪声注入的数据增强

这种方法的主要目的是通过在文本中随机注入噪声，使训练出来的模型能更好地对抗数据扰动，提高模型的鲁棒性。在实践中，对于句子中的某些词，可以使用它们的错误拼写进行替换，如图 8.5 所示。

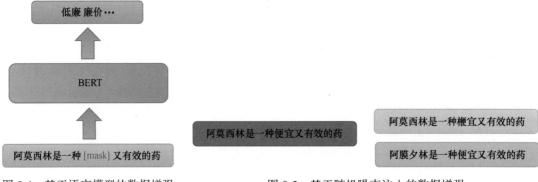

图 8.4   基于语言模型的数据增强   图 8.5   基于随机噪声注入的数据增强

8.2   远程监督

当遇到标注数据不足的情况时，除了使用数据增强技术扩充样本之外，针对关系抽取任务，既然标注数据不足，我们还可以使用一种数据标注方法——远程监督，以自动生成带标签的训练数据，降低人工标注数据的成本。Mintz 等人首次将远程监督这种数据标注方法用在了关系抽取中。

远程监督以一个重要的假设为前提，对于知识库中的三元组（实体对以及关系），所有包含这一实体对的外部句子，在一定程度上都在表达这种关系，因而可以启发式地将句子中的目标实体与知识库中的实体对齐，从而达到自动标注语句的目的。

举个例子，如图 8.6 所示，对于知识库中的三元组（乔布斯，苹果，创建）以及待标注的外部文本"史蒂夫·乔布斯是苹果公司的联合创始人兼首席执行官"，我们可以用命名实体识别工具将句子中的实体识别出来，因为句子里包含知识库中被标注为创建关系的实体对（乔布斯，苹果）。基于远程监督的假设，为包含这个实体对的句子赋予创建关系的标签，并将其作为关系的样本进行训练。可以看出，基于远程监督的假设，我们可以根据已经标注好的小型知识图谱，自动为外部数据标注关系。

远程监督在提供便利的同时也存在以下两个问题。

● 同一实体对根据上下文语境的不同，蕴含的关系可能也不同，利用远程监督难以进行区分。

- 在很多领域，不仅数据本身稀缺，而且大部分实体对和关系呈长尾分布，使用远程监督难以解决数据不足的问题。

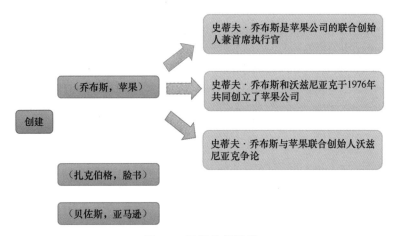

图 8.6 远程监督示例

虽然远程监督可以自动标注数据，极大降低人工标注数据的成本，但仍然无法彻底解决医疗、金融等领域的数据不足问题。此外，过强的设定还容易引入大量的噪声。

8.3 元学习

近年来，随着深度学习的发展，各种基于神经网络的模型在不同的任务上表现出十分优越的性能。特别是，以监督学习为代表的一些模型在实体关系抽取上已经取得显著的成果，但也存在如下问题。

- 监督学习模型虽然性能强大，但是依赖海量标注样本。
- 实体对和实体的关系出现长尾分布，不同的实体关系拥有的样本数量相差较大。
- 关系抽取任务被转换成分类任务，无法从文本中有效地抽取新型关系。
- 标注样本局限于某个领域，模型的适用范围小。

虽然问题较多，但归根结底在于数据缺乏，人工标注大规模训练语料不仅是一项巨大的挑战，而且无法适应场景和领域的变化。那么，如何解决这个问题呢？一种有效的解决方案就是使用小样本学习技术，这是研究人员专门为了解决数据稀疏问题而探索出的一个方向，其核心思想是仅通过少量的样本就可以学会如何区分和辨别新的类别。元学习（meta-learning）是小样本学习的一种，也是目前研究的热点。

如图 8.7 所示，在小样本关系抽取任务中，模型从特定关系的有限样本中学习到不同关系的特征，于是在面对未知关系的样本时，模型可以快速识别出样本的关系类型。小样本最初开始于图像领域的分类问题，经过多年的发展，逐渐被用在文本领域的关系抽取任务中。2018年，清华大学的 NLP 团队首次提出小样本关系抽取数据集 FewRel，并将关系抽取形式化为小样本分类问题。目前比较流行的小样本关系抽取模型大致有以下几种。

原型网络（Prototype Network）是一种经典且简单、高效的小样本学习模型，在关系抽取任务上具有优越的表现。原型网络通过学习实例和关系的表示，利用最近邻思想对新的实例进行分类。

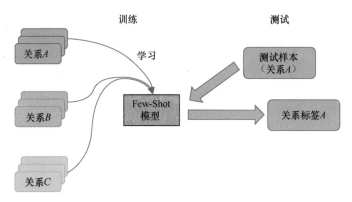

图 8.7　小样本关系抽取任务样例

如图 8.8 所示，原型网络首先把所有样本映射到同一特征空间中，然后分别将关系 C_1、C_2、C_3 的若干样本的中心点作为它们各自的原型表示。对于测试样本 x，计算其与每个关系原型的距离，距离最近的原型所代表的类别即为 x 的关系类别。

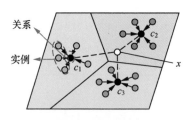

图 8.8　原型网络

孪生网络（Siamese Network）和原型网络一样，也是一种基于度量的小样本学习模型。如图 8.9 所示，孪生网络通过一个权重共享的 CNN 来学习查询样本（参考样本）和支持样本（测试样本）的表示。与原型网络不同的是，孪生网络通过计算查询样本与每一个支持样本的距离来判断样本所属的关系类别。通过实验我们发现，对于仅提供一个样本作为查询样本的单样本分类场景，孪生网络的精度通常比原型网络高一些。

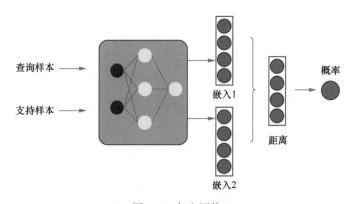

图 8.9　孪生网络

关系网络（Relation Network）是另一种典型的基于度量的小样本学习模型。原型网络利用最近邻思想实现了小样本分类任务，关系网络则通过构建神经网络来计算两个样本之间的相似度，从而分析它们的匹配程度。如图 8.10 所示，关系网络由嵌入模块和关系模块组成。在嵌入模块中，f 表示嵌入网络，旨在将样本映射到特征空间中并提取用于区分样本之间差异的特征。而在关系模块中，则首先对需要预测标签的查询样本和用于参照的支持样本的特征向量进行拼接，然后通过关系网络分析查询样本与每一个支持样本之间的匹配程度，最后根据匹配结果将查询样本归到与其最相似的查询样本所属的类别。

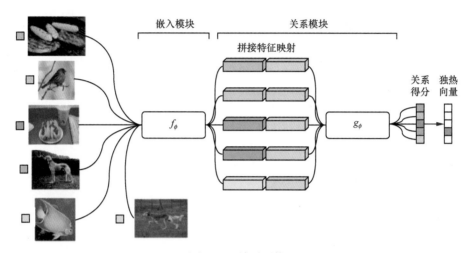

图 8.10 关系网络

模型无关元学习（Model-Agnostic Meta-Learning，MAML）是一种基于优化的小样本学习模型，目的是在小样本学习方向上优化在假设空间中寻找最优参数的策略。MAML 的核心思想在于为模型寻找合适的初始化参数，使模型能够在新任务的少量样本上进行快速学习并获得较好的结果。具体来说，MAML 通过两层循环结构来训练一个学习器，旨在找到一个比较通用的模型初始值，这个初始值距离每个任务的最优化参数最近并且对于任务分布敏感。在测试任务上，仅通过对少量的几个样本轻微地更新模型参数，就可以引起损失函数较大的改变，使损失快速下降，从而达到快速学习的效果。

如图 8.11 所示，当面对 3 个不同的任务时，模型参数在 3 个方向上均有梯度更新。如果让模型沿某个方向进行参数更新，虽然能使模型在相应任务上表现很好，但也会导致模型在其他任务上表现越来越差。MAML 旨在让模型按梯度的平均方向进行更新，从而找到一个对所有任务来说都比较好的位置，然后利用少量样本就可以使模型快速适应对应的任务。

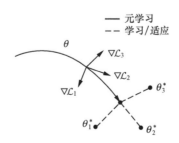

图 8.11 模型无关元学习

虽然小样本关系抽取解决了模型无法抽取训练集以外的新型关系的问题，并且在一定程度上缓解了数据稀疏问题，但应对跨领域（训练集和实际测试样本处于不同的领域）场景仍是一项巨大的挑战。由于小样本主要是针对领域数据不足而探索出的一种手段，因此在现实应用中不可避免地会遭遇跨领域场景，如何提高模型的领域适应能力已经引起人们广泛的关注。目前比较好的解决方法是采用预训练模型或微调策略，要么引入更多的外部知识，要么在领域数据上进行微调，以提高模型的领域适应能力。总的来说，针对不同场景的关系抽取技术已经取得一些成效，但是如何更好地与深度学习结合，进而有力提升神经网络的泛化能力，仍需要我们进行更深入的探索。

参考文献

邱锡鹏. 神经网络与深度学习 [M]. 北京：机械工业出版社，2020.

第 9 章　实体与关系联合抽取

实体抽取和关系抽取是信息抽取的两个重要子任务，旨在从非结构化文本中提取实体对之间的语义关系。通常情况下，实体对之间的关系可以直观地描述为三元关系，如（新冠疫苗，预防，新冠病毒）。目前，实体抽取和关系提取的方法主要分为流水线方法和联合抽取方法两类。

流水线方法在实体识别的基础上提取关系。在此类方法中，关系抽取完全依赖于实体识别的准确性，这有可能导致误差传播。Miwa、Li 和 Giannis 提出的基于深度学习的旨在同步实体识别和关系提取的联合抽取方法充分利用了互动性。图 9.1 和图 9.2 分别展示了流水线方法和联合抽取方法的实现流程。

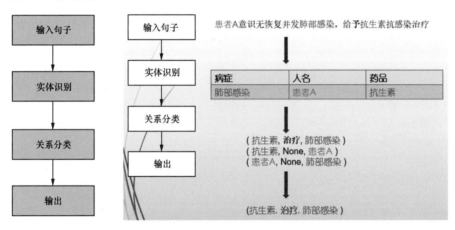

图 9.1　流水线方法的实现流程

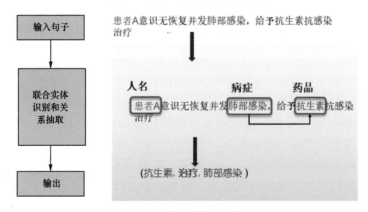

图 9.2　联合抽取方法的实现流程

从图 9.1 中可以看出，流水线方法先获得文本中实体类别的结果，再寻找实体对之间的关系。在样例文本中，也就是先识别出实体肺部感染（类别：病症）、患者 A（类别：人名）和抗生素（类别：药品），再根据语义关系判别实体对之间是否存在依存关系。

从图 9.2 中可以看出，联合抽取是同步进行的，即实体类别和关系分类是同时被识别并以三元组形式进行抽取的。那么，为什么要使用联合抽取方法呢？因为流水线方法中的关系是基于实体抽取的，错误的实体识别会影响关系抽取的效果。此外，命名实体识别和关系抽取之间缺乏一定的关联性。当下，联合抽取的模式主要分为参数共享模式和新标注策略模式两种。

9.1　参数共享模式

在基于神经网络的联合模型中，参数的交互问题是模型的关键。为此，我们需要研究何种参数交互机制更有利于多任务联合模型。一般而言，参数的交互分为硬共享和软共享，如图 9.3 所示。硬共享是指先把多个任务的数据表示嵌入同一语义空间中，再为每个任务使用任务特定层提取其特定表示。硬共享实现起来非常简单，适合处理有较强相关性的任务，但是在遇到弱相关的任务时，常常表现很差。软共享是指为每个任务都学习一个网络，但是每个任务的网络都可以访问其他任务所对应网络中的信息，如表示、梯度等。软共享非常灵活，不需要对任务的相关性做出任何假设。但是，由于要为每个任务都分配一个网络，因此常常需要增加很多参数。

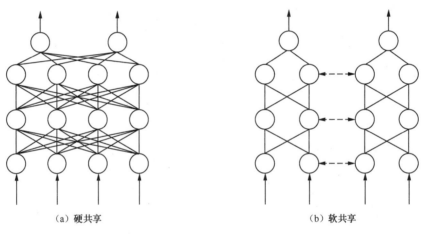

（a）硬共享　　　　　　　　　　　　（b）软共享

图 9.3　参数的交互：硬共享和软共享

在软共享机制下，每个任务都有自己的模型参数，可通过正则化参数进行信息的传递，任务结果在很大程度上受限于正则化技术的影响，容易产生过拟合。而在硬共享机制下，所有任务共享参数隐藏层，并保留相关任务的输出层，从而有效提高了信息传递效率。对于任务之间相关性比较紧密的情况，更适合采用硬共享。在使用参数硬共享机制的多任务联合学习模型中，在参数隐藏层输出隐含状态的向量后，将由与每个任务相关的输出层进行分析。输出层也是多任务联合学习模型中的重要模块，以适应实体抽取和关系发现任务。图 9.4 给出了使用参数硬共享机制的实体抽取和关系发现联合学习模型的示意图。

在图 9.4 所示的联合学习模型中，实体抽取和关系发现任务共享同一个 Transformer 层 [其中的 WTrm（Weighted Transformer）是双向编码器] 作为隐含状态层，隐含状态层的上方是将条件随机场（CRF）模块和卷积神经网络（CNN）模块作为特定任务的输出层。Transformer 层采用与 BERT 模型相同的架构，不同之处在于将 BERT 模块中的 Transformer 换成了加权的 Transformer，输入是词嵌入、词性（POS）嵌入和位置嵌入。

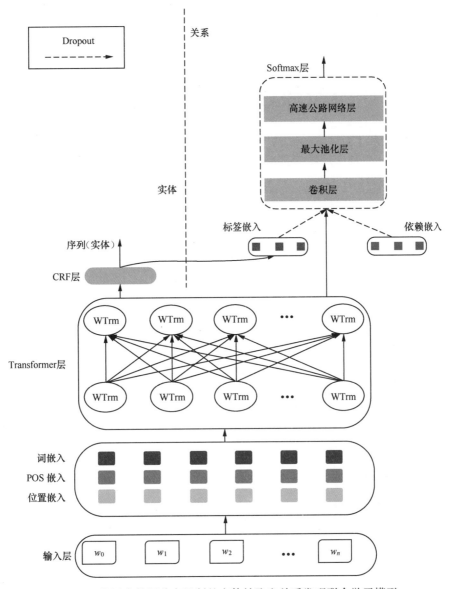

图 9.4　使用参数硬共享机制的实体抽取和关系发现联合学习模型

　　Transformer 层的后面是两个特定的输出模块：其一是条件随机场（CRF）模型，作为实体抽取任务的输出层，用于进行实体标注（CRF 模型非常适合做序列化标注）；其二是 CNN 模型，作为关系发现任务的输出层（CNN 模型在结构化信息方面更有优势）。CNN 模型的输入信息中融入了依存分析的信息（依赖嵌入）和实体抽取模块的序列标注信息（标签嵌入），这样可以更好地提升这两个任务的互动效果。图 9.4 中所示的联合学习模型通过共享参数实现了任务之间的依赖和互动。

　　作为关系发现任务的输出层的 CNN 模型由 CNN 层和高速公路网络层组成，如图 9.5 所示。

　　针对 CNN 模型中的各种嵌入，设定向量维度为 n 并选择当前词或当前短语在依存树上的前后 l 个关系，这样就构建出一个 $l \times n$ 的矩阵 $\boldsymbol{E}$。可通过滤波器矩阵 $\boldsymbol{w} \in \mathbb{R}^{n \times h} (h < l)$ 生成如下新的特征 $\boldsymbol{c}_i$：

$$\boldsymbol{c}_i = f\left(\boldsymbol{E}_{i:i+h} \cdot \boldsymbol{w} + \boldsymbol{b}\right) \tag{9.1}$$

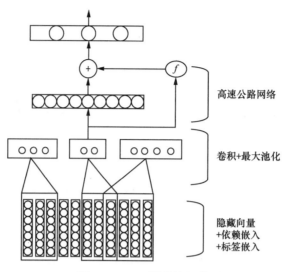

图 9.5　CNN 模型的组成

其中，$\boldsymbol{b}$ 是偏置向量，f 是 ReLU 函数，这样就得到了特征映射图 $\boldsymbol{c}=[c_1,c_2,\cdots,c_i]$。然后对 $\boldsymbol{c}$ 进行最大池化，得到邻域内的特征点的最大值。最后得到矩阵 $\boldsymbol{E}$ 的特征映射图的列表 $\boldsymbol{C}$。可通过高速公路网络层对 $\boldsymbol{C}$ 执行操作。

$$C_{\text{high}}=(1-t)\cdot\boldsymbol{C}+t\cdot f\left(\boldsymbol{W}_H+\boldsymbol{b}_H\right) \tag{9.2}$$

其中，t 为转换门，$t=\sigma\left(\boldsymbol{W}_T\boldsymbol{C}+\boldsymbol{b}_T\right)$，$\sigma$ 为 sigmoid 函数，$(1-t)$ 为携带门。高速公路网络层的作用是提高执行精度，研究显示，在浅层网络中，高速公路网络层同样有效。C_{high} 为高速公路网络层的输出在经过 Softmax 层后得到的最终结果。

9.2　新标注策略模式

通过对文本数据进行标注，可以帮助机器理解自然语言，并教会机器识别文本或单词中隐含的意义。

序列标注是自然语言处理中十分常见的问题之一。序列标注是指为句子中的每个字符标注一个标签。由于单个实体由一个或多个字符组成，因此句子中的某个位置可能有一个或多个字符。在深度学习出现之前，常见的序列标注问题包括自然语言处理中的分词、词性标注、命名实体识别、词义角色标注等。简单地说，只需要给定特定的标签集合，就可以进行序列标注。

同样，实体和关系的联合抽取任务可以用新标注策略来解决，做法是将联合抽取任务看作序列标注任务来处理，这种方法已经取得非常好的效果。

通过结合 BIO（Begin，Inside，Outside）和 SPO（Subject，Prediction，Object）两种标注方法，就可以实现全新的实体和关系标注方案 BISPO，具体标注情况如图 9.6 所示。

"Sub:B_X" 中的 Sub 代表三元组中的 Subject，B 表示元素是实体片段中的第一个元素，X 表示元素所在的片段属于 X 类型。

"Sub:I_X" 表示元素所在的片段属于 X 类型且元素在片段的中间位置。

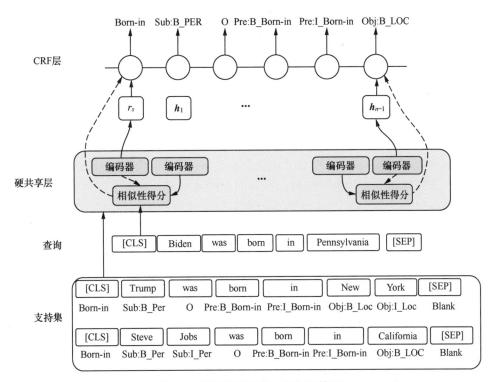

图 9.6　实体和关系统一的标注模型

"Obj:B_X" 和 "Obj:I_X" 中的 Obj 代表三元组中的 Object。

"Pre:B_Y" 和 "Pre:I_Y" 中的 Pre 代表三元组中的 Prediction，Y 代表关系的类型（O 代表不属于任何类型）。

在有了新的标签集合后，接下来我们看看参数共享层和分类层。在图 9.6 中的硬共享层可以使用 RNN、CNN、LSTM 网络、Transformer 或 GCN 模型进行特征表示和学习，基于深度学习的表示对于上下文特征具有十分显著的效果。

分类层可以采用传统的序列标注方法，如隐马尔可夫模型（HMM）、条件随机场（CRF）模型等。其中，CRF 模型优势明显，CRF 模型计算的是联合概率分布：假设 $X=(X_1, X_2, X_3, \cdots, X_n)$ 和 $Y=(Y_1, Y_2, Y_3, \cdots, Y_n)$ 是随机序列，在给定随机序列 X 的条件下，得到概率值最高的序列 Y，要求满足 $P(Y_1, Y_2, Y_3, \cdots, Y_n|X)$ 最高。

在对分类层采用 CRF 模型进行归一化时，考虑到全局数据的分布，我们需要解决标记偏置的问题并达到全局最优。与 HMM 是有向图不同，CRF 模型是无向图。HMM 在处理问题时依赖上一个隐含状态。HMM 描述的是由一条隐马尔可夫链随机生成的不可预测的状态随机序列，可通过每个状态生成一个观测，从而产生观测随机序列。

9.3　关系重叠问题

联合抽取任务面临的一大挑战就是关系之间的交互，如实体关系重叠问题。实体关系重叠的类型分为 3 种：Normal、EPO 和 SEO。Normal 代表实体 A 与实体 B 仅存在一对一关系；

EPO 代表实体 A 和实体 B 存在多种关系；SEO 代表实体 A 与实体 B 存在某种关系的同时，与实体 C 或实体 D 也存在某种关系，关系类别不一定相同。

表 9.1 使用电子病历中的文本信息举例说明了实体关系的类别。电子病历文本"患者李于××日到医院检查，诊断出急性肺栓塞"中的实体分别为"患者李"（实体类别：人名）和"医院"（实体类别：场所）。如果是 Normal 关系，则实体"患者李"与实体"急性肺栓塞"是一对一关系。电子病历文本"患者李于××日到医院检查，职业是医生"中的实体分别为"患者李"（实体类别：人名）和"医院"（实体类别：场所）。如果是 EPO 关系，则由于"患者李"既是病人也是医生，因此"患者李"与"医院"存在两种关系："就职"和"病患"。电子病历文本"患者李下肢肿胀，皮肤色素沉着，诊断出急性肺栓塞，经过临床评价后，给予抗凝治疗"中的实体分别为"患者李"（实体类别：人名）、"下肢肿胀"（实体类别：病症）、"皮肤色素沉着"（实体类别：病症）、"急性肺栓塞"（实体类别：疾病）和"抗凝治疗"（实体类别：治疗方法）。由于疾病有多种病症，因此"急性肺栓塞"与诸多症状是一对多（SEO）关系。

表 9.1 举例说明实体关系的类别

患者李于××日到医院检查，诊断出急性肺栓塞	Normal	（患者李，患病，急性肺栓塞）
患者李于××日到医院检查，职业是医生	EPO	（患者李，就职，医院） （患者李，病患，医院）
患者李下肢肿胀，皮肤色素沉着，诊断出急性肺栓塞，经过临床评价后，给予抗凝治疗	SEO	（急性肺栓塞，治疗，抗凝） （急性肺栓塞，症状，下肢肿胀） （急性肺栓塞，症状，皮肤色素沉着）

针对实体类别重叠问题，GCN 模型抽取邻接节点并将节点信息传递给最近邻节点的特征，从而恰到好处地解决了这一问题。Wang 等人将实体和关系以有向图的形式呈现，对实体关系间的依存关系建模，对不同关系间的依赖关系也建模。Thomas 等人通过对滤波器进行限制，控制了节点领域，然后生成局部的图结构和特征，这是对传统图卷积的一种简化。Zhang 等人于 2018 年将 Bi-LSTM 与 GCN 结合了起来，以提取句法依存知识和特征并处理依存图的信息冗余等问题。Fu 等人于 2019 年提出了基于关系图的实体关系联合抽取方法，旨在通过两阶段的预测来解决类别关系重叠问题：在第一阶段，通过 Bi-RNN 和 GCN 抽取顺序和区域依赖特征，以预测实体和实体对之间的关系；在第二阶段，根据第一阶段获得的关系图，利用 GCN 将每种关系融合，进一步预测实体关系的交互结果。

虽然抽取方法在临床医学等相关电子病历研究中的性能不断提升，但是多任务的级联错误被放大的问题亟待解决，未来希望多任务学习、图神经网络等方面的研究，能为医疗信息抽取任务做出贡献，推进智能化医疗服务。

参考文献

RABINER L R. A Tutorial on Hidden Markov Models and Selected Applications in Speech Recognition[J]. Proc IEEE, 1989, 77.

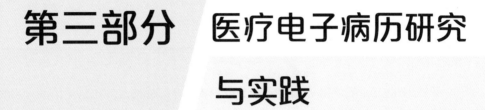

第三部分 医疗电子病历研究与实践

第10章 电子病历研究背景

10.1 电子病历概述

　　电子病历（Electronic Medical Record，EMR）是指医务人员在医疗活动中，使用信息系统生成的文字、符号、图表、图形、数字、影像等数字化信息并实现存储、管理、传输和重现的医疗记录。电子病历是病历的一种记录形式，包括门（急）诊病历和住院病历。相较于传统的纸质病历，电子病历能够有效地规避字迹潦草、医学术语口语化、检索难、易丢失、难保存等问题，有利于开展医疗领域的学术研究，对推动医疗智能化起至关重要的作用。

　　电子病历记录的内容主要包含患者信息、病程记录、检验结果、检查结果、处方记录、手术记录、护理记录、治疗记录等，如图 10.1 所示。它们既可以是患者信息等电子文本信息，也可以是检查结果等包含医疗图像的图像信息。信息抽取技术研究的主要对象是电子病历文本信息。其中，电子病历文本信息的研究语料一般以住院病历为主，相较于门（急）诊病历，住院病历的发展更加成熟，包含患者从入院至出院的全部医疗活动记录，有利于医疗人员对患者进行完整、全面的评估。因此，目前在电子病历领域，信息抽取技术的研究语料均以住院病历为主要研究对象。如何有效地利用大量的医疗文本数据，通过信息抽取技术从中提取出医疗知识，是信息化医疗的重要研究内容。

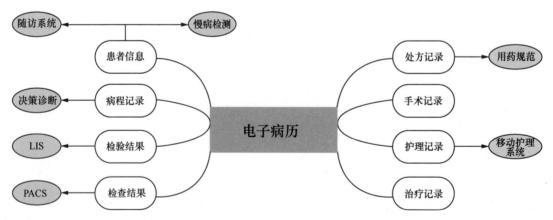

图 10.1 电子病历的主要内容

　　命名实体识别和关系抽取是自然语言处理中信息抽取技术的基本任务。随着互联网技术的发展和大数据时代的到来，电子文本数据呈井喷式增长，大量重要的领域实体存在于自然语言文本中，给科研人员利用数据带来巨大挑战。为了克服困难、迎接挑战，信息抽取技术应运而生。

现在的电子病历主要有 3 种形式：一种是半结构化的，另一种是结构化的，最后一种是非结构化的。在我国，医疗领域尚处于不发达阶段，因此电子病历仍以半结构化和非结构化形式为主。自然语言在电子病历中占主要部分，其中包含大量的实体。对医疗知识的提取离不开对实体类型进行正确的划分和理解。

在 i2b2[①] 2010 评测中，医学实体被划分为治疗、检查和医学问题三大类。其中，医学问题中的疾病和症状在统一医学语言系统（Unified Medical Language System，UMLS）的语义类型中有不同的映射，因此 Uzuner 等人将医疗实体划分为 4 类。在 2018 年的中国知识图谱与语义计算大会（China Conference on Knowledge graph and Semantic computing，CCKS）上，医疗实体被划分为症状和体征、检查和检验、疾病和诊断、治疗、身体部位 5 类。根据需求对医疗实体进行有效的分类是在临床医疗领域进行信息抽取的基础，通过探索高效的方法并对临床电子病历这一医疗实体进行提取，发现医疗实体间的关系，是发展智慧医疗的关键。

10.2 电子病历文本类型

如今，随着电子病历的不断发展，为电子病历模板制定规范的需求日益增加，各大医院通过制定规范的电子病历模板，规范医疗人员书写电子病历的习惯等方式，提高了电子病历的质量。不同的医疗机构会根据自身的实际情况制定不同种类的电子病历文本。一般情况下，医疗机构的电子病历文本多达十余种，比如门（急）诊病历、门（急）诊处方、住院志、病程记录、出院记录、随访记录等。

门（急）诊病历中记录的是患者在医院门（急）诊就医时的信息，主要包括主诉、既往史、检查结果、检验结果、诊断结果、医生意见等信息；病程记录主要包括患者的病情变化情况、重要的辅助检查结果及临床意义、上级医师查房意见、会诊意见、医师分析讨论意见、所采取的诊疗措施及效果、医嘱更改及理由、向患者及其近亲属告知的重要事项等；出院记录（有些机构称之为出院小结）主要包括患者住院期间的医疗活动信息、医生对患者出院时情况的描述以及提出的后续注意事项，另外，部分患者进行转院治疗的信息也会被计入出院记录；随访记录主要包括患者就医时留下的联系方式以及出院后的身体状况。

在电子病历的所有类别中，出院记录和病程记录是其中非常重要的两个模块，这两个模块是对多个模块信息的汇总、整理，因而蕴含大量的医疗实体，一般被作为评测数据，它们是医疗电子病历领域实体识别和关系抽取研究的重点。

10.3 电子病历实体分类体系

电子病历实体的分类是医疗电子病历领域命名实体识别与关系抽取的基础，不同的分类体

---

① i2b2 是美国的一个医疗集成数据平台。

系会产生不同的实体识别结果，在 i2b2 2010 评测中，医疗实体关系被分为医疗问题、检查和治疗三大类。随着医疗技术的发展以及疾病药物类目的增加，需要更加合理的分类体系才能满足科研人员的需求。为此，目前国内医疗电子病历领域的实体识别研究一般将医疗实体分为如下 5 类。

（1）症状和体征：症状因患者机体内一系列机能、形态结构发生异常变化而产生，一般为患者的主观感受。体征是由医生通过临床经验或医疗设备进行检验、检查后得出的结果，具有客观性。一般情况下，症状和体征之间存在交集，这里将症状和体征划为一类。

（2）检查和检验：检查和检验并没有特别清晰的划分，不同的医疗机构对它们的划分也不同。检查一般指 B 超、CT 等，检验一般指化验。与治疗不同，检验和检查只是医生进行诊断的参考依据和标准，它们对疾病起不到治疗效果。

（3）疾病：疾病是机体在一定的条件下，受病因损害作用后，因自稳调节紊乱而发生的异常生命活动过程，如冠状动脉粥样硬化性心脏病、急性胰腺炎、胆囊息肉等。

（4）治疗：治疗是指由医疗机构或医生调整患者至健康状态的医疗行为，方式包括药物治疗、手术治疗等。

（5）身体部位：指症状、体征或疾病产生的人体解剖学部位，如双侧胸腔、左腕等。

医疗电子病历的实体分类能够有效地对后续命名实体识别技术识别出的医疗实体进行整理、分类，并且能够按照实体关系组合起来，系统地表达症状和体征、检查和检验、疾病和诊断、治疗以及身体部位之间的关系，有效地帮助医疗人员对某种疾病或某种临床表现进行系统性的总结和归纳，为疾病监控、智能医疗提供数据保障。

10.4　电子病历实体关系分类体系

电子病历实体关系抽取任务是命名实体识别的延续，对医疗实体关系的类型进行分类是开展电子病历信息抽取研究的基础。对医疗实体关系系统地首次分类源于 i2b2 2010 评测。在 i2b2 2010 评测中，医疗实体关系被分为三大类：医疗问题、检查和治疗（见表 10.1）。

表 10.1　传统医疗实体关系的分类（i2b2/VA 标准）

大类	细分类别	补充说明
医疗问题 - 医疗问题	NPP：医疗问题与医疗问题无关	
	PIP：医疗问题表明医疗问题	一个医疗问题导致另一个医疗问题
医疗问题 - 检查	TeCP：判断医疗问题时采取检查方式	检查为目的
	TeRP：医疗问题被检查证实	检查为手段
	NTep：医疗问题与检查无关	
医疗问题 - 治疗	TrAP：治疗管理医疗问题	
	TrCP：治疗产生医疗问题	
	TrIP：治疗改善医疗问题	
	TrNAP：因医疗问题未治疗	
	TrWP：治疗恶化医疗问题	
	NTrp：医疗问题与治疗无关	

在表 10.1 中，医疗实体关系被分为三大类，具体则被细分为 11 个类别。结合之前对医疗实体的 5 种类型划分以及 i2b2 2010 评测中电子病历实体关系的分类，并通过对 ICD-11 中文版编码下的电子病历文本特点进行分析，我们可以对中文电子病历中的医疗实体关系进行新的分类，如表 10.2 所示。

表 10.2　ICD-11 中文版编码下的中文电子病历实体关系分类

大类	细分类别	缩写说明
症状和体征 - 症状和体征	症状（体征）伴随症状（体征）（SACS） 症状（体征）导致症状（体征）（SCS）	S：Symptom C：Cause Ac：Accompany
症状和体征 - 检查和检验	症状造成检查（检验）（SCT） 检查（检验）表明体征（TIS）	T：Test I：Indicate
症状和体征 - 治疗	治疗改善症状（体征）（TrImS） 治疗恶化症状（体征）（TrWS） 治疗造成症状（体征）（TrCS） 治疗管理症状（体征）（TrAS） 治疗与症状（体征）无关（NTrS）	Tr：Treatment W：Worsen A：Administrate N：No
症状和体征 - 身体部位	身体部位表现症状（BIS）	B：Body
症状和体征 - 疾病	疾病导致症状（体征）（DCS） 症状（体征）表明疾病（SID）	D：Disease
检查和检验 - 检查和检验	检查（检验）伴随检查（检验）（TAcT）	
检查和检验 - 身体部位	检查（检验）身体部位（TB）	
检查和检验 - 疾病	检查（检验）表明疾病（TID） 疾病造成检查（DCT） 检查与疾病无关（NTD）	
治疗 - 治疗	治疗伴随治疗（TrAcTr）	
治疗 - 疾病	治疗改善疾病（TrID） 治疗恶化疾病（TrWD） 治疗管理疾病（TrAD） 治疗与疾病无关（NTrD）	
疾病 - 疾病	疾病造成疾病（DCD） 疾病伴随疾病（DAcD）	

在表 10.2 中，中文电子病历的医疗实体关系被分为 11 个大类和 24 个细分类别，已基本涵盖电子病历的全部实体关系分类。通过对比表 10.1 和表 10.2 可以发现，由于中文语言结构的特点，中文电子病历医疗实体关系的类别更多，医疗实体关系更为复杂。

10.5　电子病历隐私实体分类体系

随着对电子病历研究的深入以及我国大力推进医疗健康大数据平台的建设取得初步成效，越来越规范的标准得以制定，各大医院对电子病历分类以及医疗文本实体分类的要求逐渐统一，这有利于医院互联互通以及数据共享。但是，在共享数据的过程中，也会出现泄露病患隐私的风险。因此，通过分析电子病历的基本结构以探讨出一种行之有效的脱敏方法，对医疗数据安全来说至关重要。

美国的健康保险携带和责任法案（Health Insurance Portability and Accountability Act，HIPAA）将患者隐私分为 18 种受保护信息（Protected Healthy Information，PHI）。通过对某大学附属第一医院出院记录的结构特点以及文本进行分析，本书将患者隐私分为三大类。

- 患者的姓名、家庭住址以及医疗机构的名称、城市名等命名实体类型。
- 住院 ID 号、联系方式、邮政编码等数字类型。
- 出生日期、死亡时间等时间类型。

电子病历中的实体主要分为隐私实体和医疗实体两大类。其中，隐私实体需要进行去隐私处理。在这里，我们选取某大学附属第一医院的 200 份电子病历，并根据电子病历实体标注规范，对这 200 份随机抽取的电子病历进行隐私信息人工标注。标注结束后，对隐私信息进行统计，表 10.3 给出了隐私信息的分布结果。

表 10.3　隐私信息的分布结果

类别	隐私信息	出现频次
命名实体类型	患者姓名	200
命名实体类型	医生姓名	125
命名实体类型	医院名	18
命名实体类型	城市	10
命名实体类型	家庭住址	3
数字类型	年龄	198
数字类型	电话	56
数字类型	住院号	200
时间类型	入（出）院日期	397
时间类型	医生签名日期	17
时间类型	检查日期	153

通过分析可以发现，在这 200 份电子病历中，隐私实体共 1377 个，隐私实体分布于命名实体类型、数字类型、时间类型的数量分别为 356、454 和 567。这 3 类隐私信息的分布较为平均，实体总数相差不大，时间类型的隐私实体较多，命名实体类型的隐私实体较少。

10.6　ICD 编码

ICD（International Classification of Diseases）是国际卫生组织制定的疾病分类体系，现存的国内电子病历系统大多采取 ICD-10 中文版对电子病历中出现的医疗实体进行编码。ICD 编码体系能够高效地对疾病、死亡原因等信息进行有效的收集和分析，如流行病人群的病情跟踪等。

2018 年 12 月，国家卫生健康委员会发布了国际疾病分类第十一次修订本（ICD-11）中文版。相较于 ICD-10，ICD-11 在保证对 ICD-10 编码内容进行继承和兼容的基础上，对类目容量空间进行了扩增，以满足如今医疗机构及科研人员对疾病分类更加精细的需求。对于医疗电子病历领域命名实体识别与关系抽取的研究而言，ICD-11 通过使用干编码与拓展码或干编码与干编码组合成拓展编码的形式对临床概念进行更加精确的表达。干编码为高度相关的实体或分组，是具有医疗临床意义的最小单位，可以独自表达；但是，拓展码必须与干编码结合起来才能使用。

在表 10.4 中，XK8G 表示左侧，NC72 表示股骨骨折，结合在一起则表示左侧股骨骨折；

DA63/ME24.90&XA9780 表示十二指肠溃疡伴急性出血，其中各个编码的具体含义如表 10.5 所示。

表 10.4　ICD-11 中文版组合编码

组合编码	临床概念
NC72&XK8G	左侧股骨骨折
DA63/ME24.90&XA9780	十二指肠溃疡伴急性出血

表 10.5　ICD-11 编码与实体分类

ICD-11 编码	中文含义	实体分类
DA63	十二指肠溃疡	疾病
ME24.90	急性肠胃出血	症状和体征
XA9780	十二指肠	身体部位

在表 10.5 中，"/"表示逻辑关系"或"，"&"表示逻辑关系"与"。通过对"十二指肠溃疡伴急性出血"的 ICD-11 编码进行拆解和分析，我们可以得到 3 种医疗实体类型，在经过人工处理后，与实体关系组进行链接和组合，或是作为字典等方法加入模型中，就能够有效提高现有电子病历领域命名实体关系抽取模型的表现。

10.7　电子病历 ICD 自动编码实践

自从电子病历普及以来，ICD 编码一直是临床医护人员的工作之一，难点主要体现在 ICD 编码种类较多，同时版本变化也会使编码种类越来越细化。因此，自动标注电子病历的 ICD 编码成为人工智能研究的热点之一。

在传统的电子病历 ICD 编码标注方式下，专业人员需要将整个电子病历审视一遍，判断患者所患的疾病，并在 ICD 编码表中找到对应的疾病及 ICD 编码，判断标准不仅取决于电子病历中显性的医疗诊断，也取决于诊疗过程中隐含的疾病。另外，由于显性的医疗诊断名称存在很多不规范问题，因此为了进行电子病历 ICD 编码的自动标注，就需要在理解整个电子病历后，选择最可能的 ICD 编码作为标注结果。

根据传统的 ICD 编码过程，设计电子病历 ICD 自动编码的模型，算法流程如图 10.2 所示：首先使用 Dilated CNN 孪生网络对文本进行编码，然后选择前 5 个答案作为最终的标注结果。

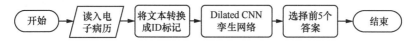

图 10.2　电子病历 ICD 自动编码的算法流程

1. 模型结构

自动标注电子病历 ICD 编码的基本思路是将其转换成 Question & Answer（简称 QA）问题。其中，Question 是电子病历，电子病历文本的长度很长，比如在训练集中，电子病历文本的最大长度可以达到 1500 个字；Answer 是答案集，其中包含多个答案。电子病历 ICD 编码的自动标注旨在从答案集中找出前 5 个相似的答案。

电子病历 ICD 编码的自动标注使用 CNN 对文本进行编码，支持并行计算，处理效率高，但是并行处理文本数据会使数据之间失去对上下文的依赖。为了解决这个问题，本书使用位置嵌入来加强文本之间的上下文关系。文本嵌入是 Vaswani A 等人在 Transformer 模型中首次提出的结构。另外，通过参考 Cao P 等人的电子病历 ICD 自动编码处理方式，我们在 Dilated CNN 的后面使用了注意力机制，这使得模型对文本的关注有所侧重。模型的整体结构如图 10.3 所示。

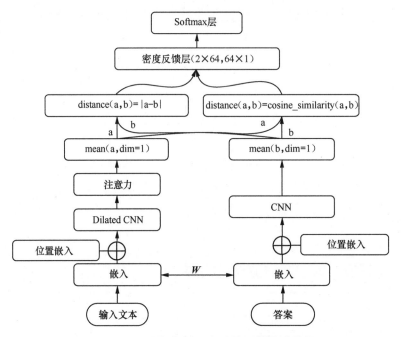

图 10.3　电子病历 ICD 自动编码模型的结构

2. 数据准备

实验数据来源于医疗专家标注的 100 条数据以及 Yidu-S4K 数据集（即医渡云结构化 4K 数据集）中的 400 条数据。在去除电子病历中的敏感信息后，我们的实验数据包括入院诊断、诊疗经过、出院情况和出院诊断 4 部分。

3. 位置嵌入

Vaswani A 等人提出了在文本嵌入中使用位置嵌入来表示文本顺序逻辑，具体做法是在每个位置进行三角变换。

$$PE_{(pos,2i)} = \sin\left(\frac{pos}{10000^{\frac{2i}{d_{model}}}}\right)$$

$$PE_{(pos,2i+1)} = \cos\left(\frac{pos}{10000^{\frac{2i}{d_{model}}}}\right) \tag{10.1}$$

在式（10.1）中，pos 表示文本的位置，i 表示嵌入中的第 i 个维度，d_{model} 表示嵌入中的维度大小。Vaswani A 等人对比了使用计数方式和三角变换方式进行位置编码的效果，他们发现三角变换方式的效果较好。

4. Dilated CNN

2012 年，Krizhevsky A 等人使用 CNN 对图片进行分类并取得惊人的成绩，自此 CNN 流行开来。2015 年，Zhang Y 等人首次将 CNN 应用于文本分类，他们使用文本位置进行卷积，去除了池化操作，为自然语言处理提供了新的思路。2015 年，Yu F 等人为了增大卷积层的感受野，提出了 Dilated CNN。Dilated CNN 背后的基本思想是在卷积层中插入一些"空洞"，这些"空洞"使语义分割取得突破性的成果。

文本处理任务不仅涉及连续的语义特征，也涉及非连续的语义特征。Guo J 等人在处理 QA 问题时，使用 Dilated CNN 抓取了 Question 和 Answer 之间的连续和非连续特征。

当"空洞"数为 1 时，Dilated CNN 退化为传统的 CNN，因而能够很好地抓取连续特征；而当"空洞"数大于 1 时，Dilated CNN 则能够很好地抓取非连续特征。为了充分抓取电子病历中的连续和非连续特征，可分别设置"空洞"数为 1、2、3 的 Dilated CNN 来对电子病历进行编码。另外，为了充分抓取 ICD 编码的连续特征，我们可以使用传统的 CNN 对 ICD 疾病名称进行编码。

5. 系统实现

这里遵循 MVC（Model-View-Controller，模型-视图-控制器）设计思想，将 ICD 自动编码的算法封装在 ICDAutoModel 类（即模型）中。ICDAutoView 类（即视图）不仅展示了模块的输入部分，如"入院诊断""诊疗经过""出院情况""出院诊断"；而且展示了模块的输出部分，如"预测疾病""ICD 编码"。ICDAutoController 类（即控制器）接收视图的输入文本，并将它们传入 ICDAutoModel 类进行运算，最后把输出结果传至视图的输出部分。

如图 10.4 所示，电子病历 ICD 自动编码界面包括两部分：电子病历文本输入部分和 ICD 编码结果显示部分。医护人员在左侧的文本区域输入"入院诊断""诊疗经过""出院情况""出院诊断" 4 部分信息，单击"ICD 编码识别"按钮即可识别排在前 5 位的电子病历 ICD 编码，同时显示在右边的文本框中。

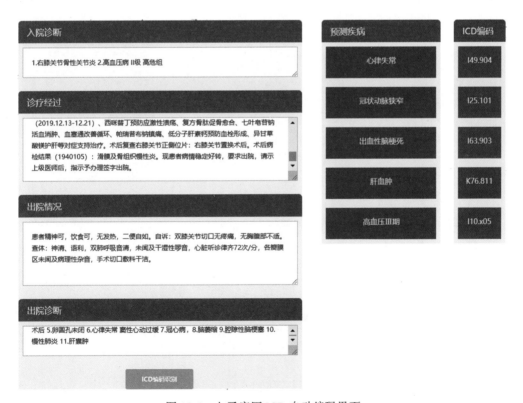

图 10.4　电子病历 ICD 自动编码界面

从图 10.4 中可以看出，电子病历中包含一些重要的主导词，如"入院诊断"中包含"高血压"，"诊疗经过"中包含"血栓""血塞"等，"出院诊断"包含"心律失常""冠心病""肝血肿"等。这些主导词是 ICD 编码的重要依据，从 ICD 自动编码结果可以分析得出，排在前 5 位的 ICD 自动编码结果比较符合电子病历的 ICD 编码，能够较好地辅助医护人员进行 ICD 编码。

10.8　电子病历实体识别实践

在过去的几年里，医学领域的实体识别系统通常使用的机器学习算法有 SVM、HMM、CRF、SSVM（结构化支持向量机）等。由于深度学习在自然语言处理中显示出巨大的潜力，一些研究人员开始利用深度学习来解决医学 NER（Named Entity Recognition，命名实体识别）的一些问题。Pyysalo 等人使用 Word2Vec 模型训练医疗资源列表，在疾病 NER 方面取得不错的效果。Xu 等人提出了一种针对疾病 NER 的语义双向 LSTM 和 CRF 混合模型，得到了较好的 F1 值。基于 LSTM 网络和嵌入模型的有效性，本书提出一种结合 LSTM 网络、CRF 模型和词嵌入的混合模型，旨在整合字符特征、单词特征和字典特征，提高数据输入质量。图 10.5 展示了这种混合模型的架构：由向量表示、实体识别模型和特定任务规则 3 部分组成。

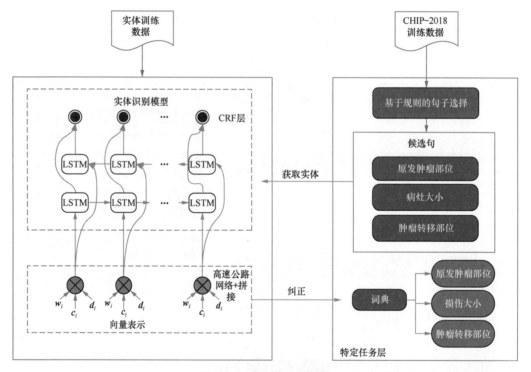

图 10.5　混合模型的架构

- 向量表示为实体识别模型提供输入数据，由词向量（由字嵌入和词嵌入联合构建而来）和词典特征向量组成。
- 实体识别模型首先以向量表示作为双向 LSTM 网络的输入以获取上下文特征，然后通过 CRF 层对标签序列进行全局解码。

- 特定任务规则包括针对某些具体任务的一些从选择句子到外部词典的手动定义规则，可对它们进行更新以满足不同任务的需求。

1. 向量表示

电子病历的命名实体识别通常被看成序列标注任务。给定句子 $X = (x_1, \cdots, x_n)$，我们的目标是使用 BIEOS（Begin，Inside，End，Outside，Single）标记方案标记句子 X 中的每个单词 x_i，得到标记序列 $Y = (y_1, \cdots, y_n)$。句子"右乳淋巴结肿大，变化不显著。"的标签序列如表 10.6 所示。用于命名实体识别的训练数据的常用标记方案有 BIO、BIEO 和 BIESO。其中，B 表示实体的开始，I 表示实体的中间，E 表示实体的结束，S 表示单个实体，O 表示非实体。由于实体的类型是不同的，因此可以在每个标签的后面添加实体的缩写，以确定实体的类型。例如，身体部位用 b 表示，B-b 代表身体部位的开始。

表 10.6　标签序列样例

单词序列	"右"	"乳"	"淋巴结"	"肿大"	,	"变化"	"不"	"显著"	。
标记序列	B-b	I-b	E-b	O	O	O	O	O	O
实体类型	Body	Body	Body	Outside	Outside	Outside	Outside	Outside	Outside

针对中文词语的边界模糊问题以及难以很好地处理罕见实体和看不见实体的问题，我们结合字典特征向量构造了一种新的向量表示方法：每个词 x_i 的向量表示 e_i 由词向量 w_i 和字典特征向量 d_i 组成，$e_i = w_i \oplus d_i$，其中的 $\oplus$ 是连接操作符。

词嵌入。 如图 10.6 所示，使用双向 LSTM 网络提取字符特征，并利用提取的字符特征表示字嵌入。虽然 LSTM 网络的计算成本比 CNN 高很多，但是作为字符级编码器，LSTM 网络的性能略优于 CNN。可采用 Word2Vec 模型对词嵌入进行训练。这里使用高速公路网络将字嵌入 w_i^{char} 和词嵌入 w_i^{word} 拼接起来，在融合互动时可以保留一些字和词的独立性。

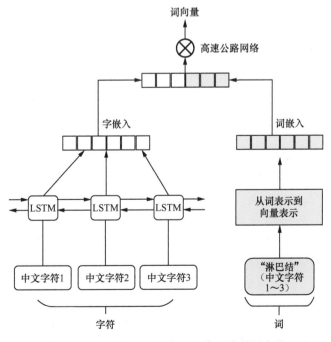

图 10.6　由字嵌入和词嵌入组合而成的词向量

$$t = \sigma\left(W_t\left(w_i^{\text{char}}, w_i^{\text{word}}\right) + b_t\right) \tag{10.2}$$

$$w_i = t \odot g\left(W_k\left(w_i^{\text{char}}, w_i^{\text{word}}\right) + b_k\right) + (1 - t) \odot \left(w_i^{\text{char}}, w_i^{\text{word}}\right) \tag{10.3}$$

其中，g 为非线性函数 tanh，为门控单元；W_t 和 W_k 为权值矩阵；b_t 和 b_k 为偏置向量。

字典嵌入。首先使用 N-Gram 模板，根据单词 x_i 的上下文，将原来的句子划分成文本段（见表 10.7）。然后结合领域字典 D，根据文本段在不在字典 D 中，生成一个二进制值。接下来，根据字典 D 中实体类别的数量，构造不同维度的字典特征向量。由于模板的数量有限，字典特征可用一个 7 维向量来表示。最终的字典特征向量 d_i 由字典特征经 BiLSTM 网络转换而来。

表 10.7 使用 N-Gram 模板获取文本段

语法	模板
1-gram	x_i
2-gram	$x_{i-1}x_i$ ，x_ix_{i+1}
3-gram	$x_{i-2}x_{i-1}x_i$ ，$x_ix_{i+1}x_{i+2}$
4-gram	$x_{i-3}x_{i-2}x_{i-1}x_i$ ，$x_ix_{i+1}x_{i+2}x_{i+3}$

2. 实体识别模型

我们的实体识别模型基于 Huang 等人的思想，采用了 BiLSTM + CRF 这一组合。然而，不同于 Huang 等人简单地将词嵌入作为输入，我们将字嵌入、词嵌入和字典特征向量结合在了一起，这有助于在实践中获取更多的特征信息。

实体识别模型的工作机制如下：首先，在输入中融合字符、词语和字典特征向量，这样做不但可以得到更多的特征信息，而且通过字典特征可以更好地解决实体边界问题；其次，将它们输入 BiLSTM 网络中。隐藏状态 h 由 3 个独立的 BiLSTM 网络组成，而不是将 3 个特征向量分别作为输入。实体识别模型的架构如图 10.7 所示。

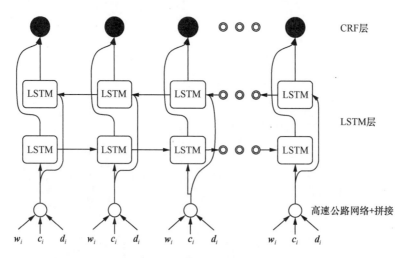

图 10.7 实体识别模型的架构

1）LSTM 层

递归神经网络（RNN）是一种人工神经网络，旨在捕获序列中前一个词的信息。LSTM 网络是 RNN 的变体，旨在通过结合门选记忆单元来学习长期依赖的序列，从而避免 RNN 造成的梯度消失和梯度爆炸问题。

在数学上，对于每个位置 t，LSTM 网络将使用当前输入向量 e_t 和上一个状态 h_{t-1} 计算 h_t：

$$f_t = \sigma\left(W_f e_t + U_f h_{t-1} + b_f\right) \tag{10.4}$$

$$i_t = \sigma\left(W_i e_t + U_i h_{t-1} + b_i\right) \tag{10.5}$$

$$\tilde{C}_t = \tanh\left(W_{\tilde{C}} e_t + U_{\tilde{C}} h_{t-1} + b_{\tilde{C}}\right) \tag{10.6}$$

$$C_t = f_t C_{t-1} + i_t \tilde{C}_t \tag{10.7}$$

$$o_t = \sigma\left(W_o e_t + U_o h_{t-1} + b_o\right) \tag{10.8}$$

$$h_t = o_t \tanh\left(C_t\right) \tag{10.9}$$

其中，f、i、$o \in R^{d_h}$ 分别为遗忘门、输入门、输出门（d_h 是隐藏状态维度的超参数），σ 是 sigmoid 函数，C 是记忆单元向量，W_f、W_i、$W_{\tilde{C}}$、W_o 是权值矩阵，b_f、b_i、$b_{\tilde{C}}$、b_o 是偏置向量，tanh 是双曲正切激活函数，d_h 是 t 时刻的输出。

隐藏状态 h_t 是在 LSTM 网络只考虑上一个状态的情况下得到的。我们可以利用双向 LSTM 网络解决这个问题，这样就可以同时考虑以前的信息和将来的信息。对于 BiLSTM 网络的任何给定输入 e_i，隐藏状态 h_t 最终可以表示为

$$h_t = \left(\vec{h}_t \oplus \bar{h}_t\right) \tag{10.10}$$

2）CRF 层

对于数据集中的句子，考虑相邻标记的相关性，并利用前面介绍的方法得到词表示的隐含状态 h_t。可使用条件随机场（CRF）从上下文表示的序列中预测标签序列，而不是独立地通过使用 h_t 来决定标签序列。

对于给定的输入序列 $X = [x_1, x_2, \cdots, x_n]$，BiLSTM 层在 t 时刻对输入 x_t 的输出为特征向量 h_t。使用 softmax 函数将隐藏层的输出映射到标签集的概率分布矩阵 $P = [p_1, p_2, \cdots, p_n]$，$P \in R^{n \times k}$。其中，$k$ 为标签集同标签的个数，$p_{i,j}$ 为第 i 个输入是第 j 个标签的概率。对于可能的预测结果序列 $y = (y_1, y_2, \cdots, y_n)$，$y_t$ 为 t 时刻的预测标签。可以定义序列 y 的得分为

$$s(X, y) = \sum_{i=0}^{n} A_{y_i, \, y_{i+1}} + \sum_{i=1}^{n} P_{i, \, y_i} \tag{10.11}$$

其中，A 为转移矩阵，$A_{i,j}$ 是从标签 i 到标签 j 的转移概率。转移矩阵 A 是 CRF 层需要训练的参数，该矩阵学习了一些出现在训练语料库中的重要语法约束。序列 y 实际上是在概率分布矩阵 P 中按时间顺序选择的路径，其出现概率可以用 softmax 函数来计算：

$$P(y|X) = e^{s(X, y)} \Big/ \sum_{\tilde{y} \in Y_x} e^{s(X, \tilde{y})} \tag{10.12}$$

其中，Y_x 是输入序列 X 的所有可能预测序列的一组观察结果。例如，如果序列 y 是正确的预测结果序列，那么在训练过程中就需要最大化序列 y 的对数概率。

$$\log\left(P(y|X)\right) = s(X, \, y) - \log\Big(\sum_{\tilde{y} \in Y_x} e^{s(X, \tilde{y})}\Big) \tag{10.13}$$

在预测过程中，计算预测结果 y^*，使序列得分最大化。

$$y^* = \mathrm{argmax}\, s(X, \tilde{y}),\ \tilde{y} \in Y_x \qquad (10.14)$$

3. 特定任务规则

我们针对特定任务提出了两种策略。根据任务的特殊性，我们需要从数据中找到一些实体（这里不是指所有的实体，这些实体可能是癌症的原发部位或转移部位）。例如，在文本"右肺癌和右肺下叶炎症"中，"右肺"是原发部位实体，而"右肺下叶"不是 CHIP-2018 Task 1 要求的实体，因此我们不能使用模型直接提取文本中的所有实体。可使用手写规则来解决这个问题。此外，数据中显示的一些实体是不完整的，可采用外部域字典完成实体或从提取的实体中去除多余的部分。

领域字典：可根据训练集（如 CCKS-2017 Task 2 和 CHIP-2018 Task 1）和一些开放网站（如百度百科、维基百科等），构建针对身体部位实体的中文电子病历字典。

规则：定义规则的目的是从文本中识别包含特定实体的一些句子，这些句子被称为候选句，分为原发肿瘤部位、病灶大小和肿瘤转移部位三大类。我们可以从如下两方面定义这些规则。

● 基于统计的方法从训练数据中抽取这 3 种类型的句子，并分别对这 3 种类型的句子进行计数，找出句子中出现频率最高的关键字。

● 通过对数据进行观察和分析，可以得到潜在的规则。例如，"淋巴结"和"中介体"不能单独作为实体使用。在文本"在纵膈看到一个明显增大的淋巴结"中，实体是"纵膈淋巴结"。

我们定义了 12 条规则，表 10.8 列出了其中的 6 条。

表 10.8 我们定义的 6 条规则

目标	规则
句子分割	用句点和分号分割句子；在特殊情况下，句子的末尾是无符号的，但句子的开头是有编号的
原发部位的候选句	包含关键字"癌症"、CA 和 MT
病灶大小的候选句	包含关键字"cm"或"MM"以及"密度"或"阴影"
可能是肿瘤转移部位	包含关键字"转移"。如果句子中还包含肿瘤原发部分的关键字，则候选句的开头在关键字之后
特殊情况处理	在实体部位（如"纵膈"）的后面加上"淋巴结"
原发部位病灶大小提取	如果肿瘤原发部位出现在病灶大小的候选句中，则提取候选句中的病灶大小实体

4. 数据集和实验设置

下面使用训练集 CCKS-2017 Task 2 和 CHIP-2018 Task 1 进行实验。全国知识图谱与语义计算大会由中国信息处理学会主办，是我国目前最著名的知识图与语义计算学术会议。中国健康信息处理大会（China Health Information Process Conference，CHIP）是由中国信息处理学会技术委员会主办的关于医疗、健康和生物信息处理的年度研讨会，总共有 1400 个电子病历。其中，CCKS-2017 有 800 个（尽管有 5 种医学命名实体，但这里只选择包含身体部位的句子作为训练集），CHIP-2018 有 600 个（包括身体部位和病灶大小两种实体）。每个实例都有一个或多个句子，这些句子又可以用句号或分号分成更多的句子。表 10.9 列出了实体和句子的统计信息。我们使用其中 80% 的句子作为训练数据，剩下的作为测试数据。

表 10.9 实体和句子的统计信息

类型	实体的数量	句子的数量
CCKS-2017 身体部位	8310	6523
CHIP-2018 身体部位	13 124	5117
CHIP-2018 病灶大小	1669	

参数主要包括 tag_indices 和 batch_size。其中，tag_indices 表示实际标签的数量，batch_size 表示批量处理的样本数量。此外，我们还在模型中使用了许多其他参数。参数的设置会影响实验的效果，参数设置如表 10.10 所示。

表 10.10 参数设置

参数	值
字向量嵌入大小	200
字典特征向量嵌入大小	100
每层隐藏神经元的数目	300
batch_size	64
tag_indices	4
学习率	0.005
epoch 数	10
Dropout	0.5
优化器	Adam

5. 评价

在这里，命名实体识别问题被建模为多分类问题。CCKS-2017 数据集有 5 个类别，CHIP-2018 数据集有 3 个类别。请将它们转换为二分类问题。

TP（真阳性）表示与标签中的实体匹配的实体数，FP（假阳性）表示与标注的语料数据集不匹配的可识别标签数，FN（假阴性）表示与预测的标签实体不匹配的实体数。

$$P = \frac{TP}{TP + FP} \tag{10.15}$$

$$R = \frac{TP}{TP + FN} \tag{10.16}$$

$$F = \frac{2*P*R}{P + R} \tag{10.17}$$

其中，P 表示准确率，用于定义模型仅代表相关实体的能力；R 表示召回率，用于计算引用所有相应实体的适用性。F 是 P 和 R 的调和平均，用于表示两者的综合效应。

6. 实验结果

为了验证实体识别模型的有效性，我们做了几组比较。首先，我们与基本的 BiLSTM-CRF 模型做了比较。Gridach、Habibi 等人和 Zeng 等人成功实现了将没有附加特征的 BiLSTM-CRF 模型用于英文电子病历。接下来，我们比较了 CWD-BiLSTM-CRF 模型和 Char-BiLSTM-CRF 模型，并实现了 5 个具有不同特征和组合的模型。最后，我们对这些模型在数据集 CCKS-2017 Task 2（身体部位）和 CHIP-2018 Task 1（解剖部位）上进行了测试。表 10.11 总结了上述所有比较的结果。

表 10.11　4 种不同特征组合模型的比较结果

方法	CHIP-2018 Task 1（解剖部位）			CCKS-2017 Task 2（身体部位）		
	P	R	F1 值	P	R	F1 值
Char+BiLSTM	93.26	89.63	91.41	89.13	87.01	88.05
Word+BiLSTM	91.76	86.92	89.27	85.47	83.68	84.57
Char+Word+BiLSTM	93.69	90.22	91.92	89.52	87.83	88.67
Char+Word+Dict+BiLSTM	93.31	93.89	93.60	90.68	89.59	90.13
Char+Word+Dict+BiLSTM（高速公路网络 + 连接）	93.58	94.20	93.89	91.38	89.93	90.65

从表 10.11 中可以看出，在采用高速公路网络后，"字嵌入 + 词嵌入 + 字典特征向量 + BiLSTM"（Char+Word+Dict+ BiLSTM）组合可以取得最佳性能：在 CHIP-2018 Task 1 数据集上，准确率达到 93.58%，召回率达到 94.20%，F1 值达到 93.89%；在 CCKS-2017 Task 2 数据集上，准确率达到 91.38%，召回率达到 89.93%，F1 值达到 90.65%。由于中文词语存在边界模糊性，"词嵌入 + BiLSTM"（Word+BiLSTM）组合的效果最差。结合了字嵌入和词嵌入的"字嵌入 + 词嵌入 + BiLSTM"（Char+Word+BiLSTM）组合在这两个数据集上的 F1 值相比"字嵌入 + BiLSTM"组合分别提高了 0.51% 和 0.62%。字典特征向量对这两个数据集同样有好处，F1 值分别提高了 2.68% 和 1.46%。

为了研究训练速度，我们将自己的模型与 BiLSTM-CRF 模型在 CHIP-2018 Task 1 数据集上的 F1 值做了比较。如图 10.8 所示，我们的模型收敛较快，速度是 BiLSTM-CRF 模型的两倍。这很合理，因为我们的模型包含字典向量特征，因而加快了收敛过程。

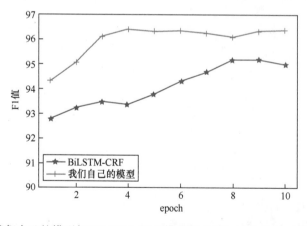

图 10.8　对比我们自己的模型与 BiLSTM-CRF 模型在 CHIP-2018 Task 1 数据集上的 F1 值

我们还将自己的模型与其他几个经典的模型做了对比，结果见表 10.12。有的模型由于利用了外部资源（这些外部资源尚未公开），我们无法复现它们，它们在数据集上的实验结果是用符号 * 表示的。表 10.12 中的 Overall 表示这两个数据集都被用作训练数据。评价结果表明，与 CRF 模型和基于规则的模型相比，我们自己的模型在识别医学实体术语方面具有更好的性能。

表 10.12 比较我们自己的模型与其他几个经典的模型

模型	数据集		
	CCKS-2017 Task 2（身体部位）	CHIP-2018 Task 1（解剖部位）	Overall
基于规则的模型	82.32	*	*
CRF 模型	86.89	88.62	87.34
BiLSTM-CRF 模型	88.05	91.41	89.73
BiLSTM-CRF-N-F 模型	85.77	*	*
Vote 模型	87.42	*	*
BiLSTM-Attention 模型	89.21	92.37	91.46
我们自己的模型	90.65	93.89	93.13

为了进一步验证模型在低频实体和未知实体上的实验效果，我们将结合数据集 CCKS-2017 Task 2 和 CHIP-2018 Task 1，随机选取其中 50% 的数据作为训练集，并将剩余 50% 的数据作为测试集。根据实体在训练集中出现的次数进行划分的准则如下。

- 未知实体测试集：样本中的实体从未在训练集中出现过。
- 低频实体测试集：样本中的实体在训练集中出现的次数少于 5 次。
- 高频实体测试集：样本中的实体在训练集中出现 5 次以上。

如表 10.13 所示，在高频实体测试集中，由于测试集中的实体在训练集中出现的次数较多，模型可以学习到更多的特征，因此所列的 3 种模型都取得了较好的效果，尤其是我们自己的模型，F1 值可以达到 98.08%。在低频实体测试集和未知实体测试集中，由于训练集中可供学习的样本太少，因此模型可以学习到的特征也较少。与所列的其他两种模型相比，我们自己的模型可以取得相对较好的结果：与 BiLSTM-CRF 模型相比，F1 值提高了大约 30%；与 BiLSTM-Attention 模型相比，F1 值提高了大约 20%。实验证明，我们自己的模型在低频实体数据集和未知实体数据集上拥有较大的优势。

表 10.13 对比不同模型的 F1 值

模型	数据集		
	未知实体测试集	低频实体测试集	高频实体测试集
BiLSTM-CRF 模型	39.65	56.83	91.13
BiLSTM-Attention 模型	46.32	64.71	94.52
我们自己的模型	74.33	86.89	98.08

在表 10.14 中，我们可以看到消融实验的结果，在更改实体识别模型和添加外部字典的情况下，F1 值得到了改进。我们采用 CWD-Bi-LSTM 模型时 F1 值增加了 5.26%，加入外部字典后 F1 值增加了 8.46%。最后，我们使用 12 条规则重新定义规则（规则 *），F1 值达到 84.36%。结果表明了在任务中添加规则和外部字典的必要性。

表 10.14 消融实验的结果

模型	P	R	F1 值
CWD-BiLSTM 模型	62.73	61.90	62.31
CWD-BiLSTM 模型 + 规则	67.84	67.32	67.57
CWD-BiLSTM 模型 + 规则 + 词典	76.38	75.69	76.03
CWD-BiLSTM 模型 + 规则* + 词典	85.26	83.49	84.36

7. 结果分析

下面我们从 3 个方面讨论自己的模型。首先验证模型的鲁棒性，然后分析模型在不同规模数据下的优势，最后分析特定任务下规则数量对实验结果的影响。

1）鲁棒性验证

文本数据经常含有噪声，比如包括错误的单词或缩略词等。因此，为了验证模型的鲁棒性，我们随机抽取验证集中的部分句子，对句子中的单词随机地进行添加、删除或修改。修改后的句子占验证集中所有句子的比例在 1% 和 10% 之间，以此作为噪声，在实体识别模型中使用验证集进行鲁棒性验证。从表 10.15 中可以看出，我们的模型具有较强的鲁棒性。与无噪声数据的实验相比，F1 值的波动不超过 1.17%。结果表明，数据中的噪声对模型的稳定性影响不大。

表 10.15　模型的鲁棒性验证结果

噪声比	0%	1%	2%	3%	4%	5%	6%	7%	8%	9%	10%
F1 值	93.13	92.89	92.67	92.86	92.25	91.96	92.61	92.39	92.01	92.49	92.28

2）分析模型在不同规模数据下的优势

从数据集 CCKS-2017 Task 2（身体部位）中随机选取 5%、10%、15%、20% 和 25% 的数据作为训练集。这里的实验是为了比较我们自己的模型和经典的 BiLSTM-CRF 模型在不同规模数据下的 F1 值。

从表 10.16 中可以看出，在 5% 数据集的训练下，我们自己的模型相比 Bi-LSTM-CRF 模型，F1 值高出 9.77%；在 10% 数据集的训练下，F1 值高出 7.28%，平均改善率为 4.91%。

表 10.16　我们自己的模型在不同规模数据下的优势

模型	数据集				
	5%	10%	15%	20%	25%
BiLSTM-CRF 模型	60.68	70.28	78.52	83.26	85.48
我们自己的模型	70.45	77.62	82.47	85.38	86.93

3）分析规则数量对实验结果的影响

在 CHIP-2018 评测任务中，一些方法依靠增加规则数量提升性能。然而在我们的实验中，我们并没有发现更多的规则会导致更好的表现。在图 10.9 中，横坐标表示规则数量，纵坐标表示通过实验方法得到的 F1 值。从中可以看出，结果的提升取决于规则的准确性而不是规则的数量。由于规则是相互影响的，添加更多的规则有可能导致性能降低。

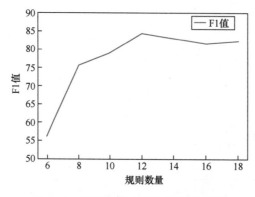

图 10.9　规则数量对实验结果的影响

8. 结论

我们结合字嵌入、词嵌入和字典特征向量构建了一个新的实体识别模型。与其他常用的实体识别模型相比，我们的这个模型在处理小频率实体和未知实体时能够取得更好的效果。通过实验我们发现，在任务中引入规则和领域字典可以大幅提高效果，这证明了"规则＋领域字典"组合在实体识别任务中的有效性。

参考文献

[1] UZUNER O, MAILOA J, RYAN R, et al. Semantic Relations for Problem-Oriented Medical Records[J]. Artificial Intelligence in Medicine, 2010, 50(2) : 63-73.

[2] NOSOWSKY R, GIORDANO T J. The Health Insurance Portability and Accountability Act of 1996 (HIPAA) Privacy Rule: Implications for Clinical Research[J]. Annual Review of Medicine, 2006, 57(1):575-590.

第11章 电子病历的事件抽取

11.1 电子病历中的事件

随着医院病历管理的现代化，电子病历作为如今医院中主要的记录患者信息的文档，完整保存了患者在医院诊断和治疗的全过程，其中包括检查/检验结果、病程记录、手术记录、护理记录等。临床信息记录中蕴含着众多有价值的信息，有效地提取并充分利用这些信息，对医院和医务工作者以及临床科研工作具有重要意义。电子病历中的事件通常是患者就诊过程中具有价值的事实，包括患者的疾病临床表现以及医生在诊断和治疗过程中采取的动作。

在事件抽取领域，目前主流的语料库有 ACE 2005、TAC KBP 2015 和 TAC KBP 2017 等。以上几个事件抽取语料库都属于通用领域，数据来源主要是广播对话、新闻、新闻评论和论坛。事件的定义较为广泛，涵盖生活、金融、体育、娱乐、科技等众多领域。目前，对事件抽取的研究主要集中于通用领域的语料（如 ACE 评测），与生物医疗领域相关的事件抽取模型较少，仅有 BioNLP 和 i2b2 等医疗领域相关会议的评测任务涉及生物医疗事件抽取。BioNLP Shared Task 是生物文本挖掘领域的国际权威评测任务，这项任务包括提取蛋白质、蛋白质类型和它们的参数、蛋白质指代消解、实体关系提取和事件抽取。蛋白质和化学物质发生的反应被定义为事件。与电子病历事件抽取较为相关的会议主要有生物临床信息会议（the Informatics for Integrating Biology and the Bedside，i2b2）。

i2b2 举办的电子病历领域的信息抽取评测以电子病历作为研究对象，进行事件和时序的研究。该评测定义了临床相关的事件抽取，其中的事件为医学相关的状态、过程、发生和改变。i2b2 语料库是在对 Partners Healthcare 和 Beth Israel Deaconess Medical 提供的 310 份出院摘要进行事件标注后形成的。其中的事件包括临床概念（如医疗问题、检测和治疗等）、医院科室（如外科或内科）、证据词（即表明信息来源的事件，如患者的抱怨）、发生（即发生在患者身上的事件，如住院、转院或随访）。事件的属性包括类型（问题、检查或治疗）、极性（正面或负面）、模态（表示事件是否已发生、是否有可能发生、是否有条件发生等）。

Buyko 等人将人工编辑的生物医学字典与机器学习方法相结合，在 BioNLP 评测任务语料库中识别事件触发词和事件论元，他们在全部的 3182 个事件中实现了 45.8% 的准确率、47.5% 的召回率和 0.467 的 F1 值。Zhou 等人采用半监督模型从美国国立医学图书馆构建的大型文本语料库中学习生物医学领域的知识，并使用特征表示模型将它们嵌入单词特征中，然后利用多核学习方法将嵌入的特征与句法和语义上下文特征结合起来，最后使用组合的特征集训练事件触发词探测器和分类器。Jindal 等人针对 i2b2 评测任务设计了一个临床病历信息提取模型，旨在使用从医学资源中获取的词特征和语法特征进行事件触发词探测，然后使用 SVM 进行事件类型识别。他们认为，相关事件的属性有可能也是相关的，因此利用表示相关事件之间关系的句子进行推理，而不再将确定事件的属性作为孤立的任务对待。

2020 全国知识图谱与语义计算大会（CCKS 2020）首次进行了关于医疗事件抽取的任务评测。该评测将肿瘤作为事件的主体，要求从电子病历文本中抽取肿瘤事件的 3 种属性：原发部位、原发部位大小、转移部位。该评测提供了 1000 份由专业人员标注的电子病历作为训练数据，以及 300 份无标注的电子病历作为测试数据。图 11.1 所示是 CCKS 2020 面向中文电子病历的医疗事件抽取样例，其中的"右肺门"为肿瘤事件的原发部位属性，"4.89CM×3.35CM"为原发部位大小属性，"纵隔淋巴结"为转移部位属性。

> **右肺门**区可见片状软组织密度影,范围约为4.89×3.35CM,CT值约为36HU,边界不清;右肺中叶、右肺下叶部分支气管狭窄,远端闭塞;两肺内可见大片状高密度影,边缘模糊,右肺为著;双侧胸腔内可见弧形液性密度影;纵隔内可见肿大淋巴结影,径约2.67CM;主动脉、双侧冠状动脉走行区内可见条状高密度钙化影。1.右肺门肿块,考虑中央型肺癌并阻塞性炎症;2.两肺间质性炎症;3.双侧胸腔积液;4.纵隔淋巴结肿大,转移不除外。

图 11.1　CCKS 2020 面向中文电子病历的医疗事件抽取样例

百度知识图谱团队在 CCKS 2020 面向中文电子病历的医疗事件评测中提出了基于预训练语言模型的小样本医疗事件抽取系统，他们在预训练过程中应用了领域适应和任务适应，以提高预训练语言模型的建模能力。为了解决训练数据不足的问题，他们应用反向翻译来扩展训练数据，同时使用实体词汇表作为模型输入。该系统在测试集上取得 0.7623 的 F1 值，在参与评测的所有系统中排名第一。

11.2　电子病历事件触发词识别

在通用领域的事件抽取中，触发词是最能表达事件的词和词组，也是决定事件类型的重要特征。事件触发词一般是动词或名词。在电子病历的事件抽取中，触发词是事件的核心词或词组。如表 11.1 所示，电子病历中的事件可以简单分为 4 类：体征事件、诊断事件、检查事件和治疗事件。对电子病历进行事件抽取通常是为了将非结构化的电子病历文本转换为结构化数据，从而方便后续利用。在实际应用中，根据不同的任务需求，我们可以对触发词的定义和类型进行修改或扩充。

表 11.1　电子病历中的事件类型

事件类型	描述
诊断事件（Diagnosis Event）	导致患者处于非健康状态的原因或者医生对患者做出的诊断
体征事件（Sign Event）	病人的身体状况描述，这里所说的症状泛指疾病导致的不适和异常，因此有别于临床上的症状
检查事件（Examination Event）	为了发现或证实患者疾病而施加的检查过程
治疗事件（Treatment Event）	医生对病人采取的治疗方案

识别事件的触发词并对事件进行分类是事件抽取的首要任务。对于触发词的识别，早期主要采用基于词典或基于规则的方法来完成。2009 年，Buyko 等人基于原始的任务医学事件语料构建词典，并利用人工统计的方式筛选出 BioNLP 评测语料中的全部触发词，然后匹配与之对应的语料，并通过过滤等方法构建了一个基本完成的触发词词典，从而实现了生物医学语料中事件触发词的识别。2015 年，李井竹等人总结了表 11.2 所示临床指南事件类型中的几种基础事件，并根据触发词在句子中的组成成分，使用句法分析工具标识出候选触发词，然后使用基于句法分析的模式匹配方法对候选触发词进行筛选，识别出临床指南事件。

表 11.2　临床指南事件类型

临床指南事件类型	描述
疾病情况	描述疾病细节的事件，比如预防感染
药物选用	描述药物选用情况的事件，比如建议或避免使用某种药物以及药物的给药事件、次数等
用药效果	描述药物效果的事件，比如使用药物导致的不良反应、药物对疾病治疗的效果等
患者症状	描述患者临床治疗前后所出现症状的事件，比如在进行某种手术后，患者的病情出现好转或恶化，以及患者在治疗某种疾病之前的一些情况描述和体征表现等
疾病治疗	描述疾病治疗情况和方法的事件，比如对某种疾病建议或不建议采取的治疗方案、某种疾病需要或应该采取的治疗方案等

近年来，随着机器学习的兴起，对事件触发词识别的研究也从传统的基于词典或基于规则的方法转向基于机器学习的方法。Jindal 等人使用医学主题词表（Medical Subject Headings，MeSH）、医学系统命名法 - 临床术语（Systematized Nomenclature of Medicine-Clinical Terms，SNOMED CT）等资源来辅助进行事件触发词的识别，同时使用 SVM 识别事件类型，并使用词法特征、事件类型特征对极性和模态进行识别。侯伟涛等人使用双向 LSTM 网络和 CRF 的集成模型对 SemEval 2016 的语料进行事件抽取，他们通过深度神经网络模型对医疗文本进行事件抽取，解决了传统方法通用性不强且无法捕捉语料中上下文信息的问题。实验结果表明，在医疗文本的事件抽取任务中，基于深度神经网络的方法优于传统的事件抽取方法。

11.3　电子病历事件触发词抽取实践

11.3.1　文本预处理

用于事件抽取的文本预处理是一个涉及许多其他过程的流水线过程。在 NLP 应用中，前面步骤的输出将作为后续步骤的输入。因此，预处理序列的任何变化都会使最终的输出不同。此外，预处理过程中的每个步骤使用的工具都是在一个特定的数据集上进行训练的，这个数据集与最终任务的目标集有可能不同。例如，事件抽取任务中使用的分词工具是使用众多通用文本训练的，这些用于训练分词工具的通用文本与事件抽取任务中使用的文本是不同的。因此，为了构建最有效的事件抽取方法，就必须注意使用性能最佳的预处理方法组合。

1. 文本分词

分词又称为标记化，指的是将句子分解为分散的、不同的块信息的过程。进行分词后，句子将被分解成多个标识符。在英文文本中，一个标识符可以是一个单词，也可以是一个短语；在中文文本中，一个标识符可以是一个汉字，也可以是一个词语。分词的目的主要是方便你集中地分析文本信息和结构。比如，通过计算每个标识符在文本中出现的频次，就可以生成一个频次向量来表示文本的特征，从而将计算机无法识别的文本信息转换为数字信息。中文句子的分解相对简单，一般通过分隔符就可以实现，比如使用句号、感叹号、疑问号等对句子进行分割。

　　支持中文分词的自然语言处理工具有很多，比较常用的有 HanLP、jieba、LTP 等。本书使用 HanLP 对电子病历文本进行分词。HanLP 是由 Hankcs 开发并维护的一个开源工具包，具有功能完善、性能高效、可自定义等特性。HanLP 除了提供基础的分词功能之外，还能进行句法分析、文本分析和情感分析等。HanLP 提供了训练模块，用户可以使用训练模块训练自己的语料以生成特定的模型，这使得 HanLP 能够适应不同领域的语料。由于电子病历文本中存在大量的医学专业词汇，而这些医学专业词汇很可能是事件触发词或事件元素，默认的 HanLP 经常无法识别它们，这会明显影响最终的事件抽取任务的性能；因此，本书在使用HanLP 对电子病历文本进行分词前，引入了医学专业词汇词典，并使用 HanLP 的训练模式对分词模型进行重新训练，以提高电子病历文本分词的质量。在图 11.2 中，句子（1）是使用默认的 HanLP 分词模型进行分词后的结果，句子（2）是使用重新训练后的 HanLP 分词模型进行分词后的结果。引入医学专业词汇词典后的 HanLP 分词模型能够识别出"左肺下叶"等医学专业词汇。

左/肺/下叶/近/后/胸壁/下示/大/片状/低密/度区/，/内示斑/片状/气体/影/。　　（1）
左肺下叶/近/后/胸壁/下/示/大/片状/低密度/区/，/内/示/斑片状/气体影/。　　（2）

图 11.2　电子病历文本分词

2. 句法分析

　　语言是按照一些常见的范式来组织句子的，这些范式被语言学家称为语法。句法是语法的一部分，句法研究的是句子的组成部分以及它们之间的排列顺序。在计算语言学中，这些句法可以帮助计算机将句子中的符号序列组织成更具信息的结构。语义分析通常以句法分析的输出结果作为输入，以获取更多的语言信息。根据句法结构表示形式的不同，句法分析可以分为句法结构分析和依存句法分析两种。

　　句法结构分析又称为短语结构分析或成分句法分析，作用是识别出句子中的短语结构以及短语之间的层次句法关系，关注的主要是句子中主语与谓语的关系。

　　依存句法分析关注的主要是谓语与其他成分和动词之间的关系，认为"谓语"中的动词就是句子的中心。依存句法分析根据依存语法体系对句子进行分析，从而生成依存句法树。在依存句法树中，连接两个词的弧是有方向的，表示一个词在句子中依赖于另一个词。图 11.3 所示为中文电子病历中一条句子的依存句法分析结果。

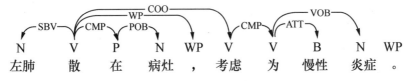

图 11.3　中文电子病历中的依存句法分析结果（一）

11.3.2　引入依存句法特征的动态多池化模型

为了提高事件抽取的质量，早期的方法通常会捕获额外的信息，比如语法特征。依存解析器是捕获语法特征的有效工具，使用依存解析器可以将句子标记为包含依赖关系的结构化信息。在一条句子中，弧表示依赖关系，用于连接一个从属词到一个支配词。一条句子中有且只有一个词是虚拟根节点，虚拟根节点不会依存于任何其他词。如图 11.4 所示，根据依存句法分析结果，"形态不规则""边缘毛躁"等描述与"病灶"一词有关，通过这些依赖关系，我们可以得知这些内容描述的实体是"病灶"而不是"右肺下叶"，从而为触发词的识别提供依据。依赖关系可以为模型提供丰富的语义特征，并提高事件抽取模型的性能。基于以上理论，我们提出了一种学习混合表示的方法。这种方法可以从词级别、字级别和依赖关系中学习文本信息，然后通过动态多池化卷积神经网络学习文本信息，最后构建分类器以完成事件触发词的抽取任务。

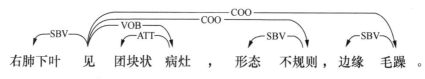

图 11.4　中文电子病历中的依存句法分析结果（二）

1. 输入序列的表示

这里采用分布式表示方法，首先分别获取词级别和字级别的分布式表示。其中，词级别表示是词向量、词位置向量、词性向量、依存关系向量和距离向量的拼接结果，字级别表示是字向量和字位置向量的拼接结果。然后采取一定的策略对两种向量再次进行拼接。

以词级别的向量为例，对于任意给定的句子 $T=t_1,t_2,\cdots,t_n$（其中的 t_n 表示句子中的第 n 个词），利用式（11.1）将句子中的每个词 t_i 映射到一个低维稠密向量 V_i：

$$V_i = \left[V_w^i;V_p^i;V_{pos}^i;V_{dr}^i;V_{dis}^i \right] \tag{11.1}$$

其中，V_w^i 表示句子中第 i 个词的词向量，V_p^i 表示位置向量，V_{pos}^i 表示词性向量，V_{dr}^i 表示依存关系向量，V_{dis}^i 表示头部距离向量，"[]"表示对其中的向量进行拼接。

1）词向量

词向量是旨在将词汇表中的词映射到实数的低维稠密向量，本书中的词向量（由 Word2Vec 预训练）用于表示电子病历中的文本信息。

2）位置向量

位置向量旨在表示当前词在句子中的相对位置，其信息主要用于辅助电子病历文本中触发词的识别。例如，在句子"术后 / 局部 / 未 / 见 / 明显 / 复发 /。"中，"局部"一词是其中的第 2 个词，因此可以用向量"010000"初始化"局部"一词的位置。在位置向量"010000"中，表示当前词（即"局部"）的位置为 1，其余位置为 0。

3）词性向量

词性是划分词类的依据，词性在命名句法分析、实体识别和事件提取等任务中是十分重要的特征。比如，由于语法对语言结构的限制，句子中的名词或代词可以作为主语，但感叹词不可以。另外，同一个词在不同的句子中会因为词性不同而表示不同的含义。因此，词性可以作为一种抽象特征来表达文本的语义信息。斯坦福神经网络依存解析器（Stanford Neural Network Dependency Parser）将中文里的词性分为 28 个类别，本书使用一个 28 维的向量来表示词性。这意味着句子中每个词语的词性都可以表示为一个 28 维的特征向量，其中的每个维度都代表一个词类。在词性向量中，只有一个位置用 1 表示，其余位置都用 0 表示，用 1 表示的位置代表当前词的词性就是对应位置的词类。

4）依存关系向量

依存关系由依存句法分析生成，用于表示句子成分之间的语义关系。例如，在前面的图 11.4 中，从属词"边缘"通过"SBV"依赖于支配词"毛躁"，因此"SBV"就表示"边缘"一词的依赖关系。为了避免过多的关系类型导致模型过于复杂，本书将依存关系向量的维数设置为 18，并且只考虑 17 种常见的关系类型，剩下的不常见关系类型则统一标记为"其他"类型。

5）距离向量

距离向量中的"距离"指的是依存句法树中当前词与虚拟根节点之间传递依赖的距离。例如，在前面的图 11.4 中，"见"是句子中的虚拟根节点，"团块状"与虚拟根节点"见"之间存在一条依赖路径，如下所示：

$$见 \xrightarrow{\text{VOB}} 病灶 \xrightarrow{\text{ATT}} 团块状 \tag{11.2}$$

"团块状"经过两次传递后依赖于虚拟根节点"见"，因此"团块状"一词对应的距离为 2；"病灶"一词则直接依赖于虚拟根节点"见"，因此"病灶"一词对应的距离为 1。

虚拟根节点在句法依赖关系中通常代表句子里的核心词，触发词表示的则是事件的核心内容，因此在语料中，一条句子的虚拟根节点和触发词经常重合。从某种意义上说，一个词到虚拟根节点的距离可以用来衡量这个词是不是触发词，与虚拟根节点关系更紧密的词更有可能是事件触发词或事件元素。对于头部距离向量的特征表示，本书使用一个 7 维向量来表示 0 ~ 6 的距离。0 表示当前词就是虚拟根节点，对于距离大于或等于 6 的情况，本书统一标记为 6。

2. 混合表示学习

在中文的事件抽取中，仅采用字级别或词级别的表示无法获得足够的语义信息。因为词揭示了事件触发词的内部组成结构，而字可以提供比词更准确、歧义更少的语义。在通过预训练模型获取词向量和字向量这两种表示向量后，就需要对它们进行拼接。传统的方法是对这两种向量直接拼接，但是这种拼接方法并没有考虑不同任务之间的差异。在自然语言处理任务中，有的任务需要字向量的权重比词向量的权重高，而有些任务正好相反。Lin 等人发现在基于中文的事件抽取任务中，识别触发词时需要字向量的权重高于词向量的权重；而分类触发词时正好相反，需要词向量的权重高于字向量的权重。如何分配两者的权重是个难题，如果手动定义两个权重的大小，则需要进行大量的重复试验以进行调整，且固定的权重比例会导致模型的通用性较差。因此，本书将字向量和词向量的权重作为神经网络的参数，通过神经网络的训练自动进行调整，从而得到用于触发词识别的权重参数 α_{ti} 和用于触发词分类的权重参数 α_{tc}。这两个权重参数的具体计算过程如下：

$$\alpha_{ti} = \sigma\left(W_{ti} f'_{char} + U_{ti} f'_{word} + b_{ti}\right) \tag{11.3}$$

$$\alpha_{tc} = \sigma\left(W_{tc} f'_{char} + U_{tc} f'_{word} + b_{tc}\right) \tag{11.4}$$

其中，σ 表示 sigmoid 激活函数，f'_{char} 表示字级别向量，f'_{word} 表示混合了依存句法特征的词级别向量，$W \in R^{d' \times d'}$、$U \in R^{d' \times d'}$ 和 $V \in R^{d' \times d'}$ 是权重矩阵，b 是偏置向量。

在得到针对不同阶段任务的权重参数以及字级别向量和词级别向量后，便可以计算出用于触发词识别的表示向量 f_{ti} 和用于触发词分类的表示向量 f_{tc}，具体计算过程如下：

$$f_{ti} = \alpha_{ti} f'_{char} + \left(1 - \alpha_{ti}\right) f'_{word} \qquad (11.5)$$

$$f_{tc} = \alpha_{tc} f'_{char} + \left(1 - \alpha_{tc}\right) f'_{word} \qquad (11.6)$$

11.3.3 动态多池化卷积神经网络

传统的卷积神经网络（CNN）只有一个池化层，用于降维和计算池化窗口中的最大池值，这意味着使用传统的 CNN 只能捕捉一条句子中最重要的信息。然而在事件提取中，一条句子可能包含多个事件元素，而一个事件元素可能在不同触发词触发的事件中扮演不同的角色。因此，传统的 CNN 因为只使用一个池化层，所以会丢失同一句子中其他重要的信息。为了解决这一问题，Chen 等人提出了一种动态多池化卷积神经网络（DMCNN），旨在不损失最大池值的情况下获得更有价值的信息。本书使用的神经网络类似于 DMCNN。图 11.5 给出了用于中文电子病历事件触发词抽取的模型图。

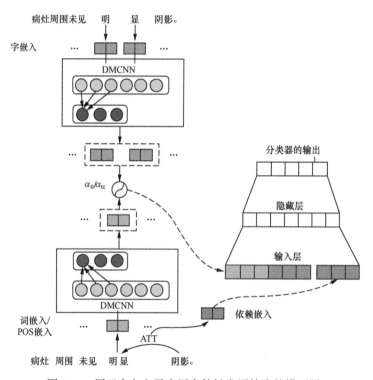

图 11.5 用于中文电子病历事件触发词抽取的模型图

首先，在嵌入层分别获得字向量和混合了依存句法特征的词向量。然后通过训练一个神经网络，以参数自动分配权重的方式生成混合的表示向量。接下来，将表示向量作为卷积层的输入，通过卷积层获取特征映射。卷积层输出的特征映射会被识别到的潜在触发词划分成多个部分并动态地生成池化层。例如，当识别到一条句子中的一个潜在触发词时，这条句子对应的特征映射就会在潜在触发词的位置被分成两部分，并生成两个池化层来分别处理两个特征映射。当这条句子有两个潜在触发词时，这两个潜在触发词就会把这条句子的特征映射分成 3 部分，并生成 3 个池化层来分别处理 3 个特征映射。最后，将 softmax 函数作为分类器，得到每个特征映射的输出。

事件触发词的抽取通常被视为多分类问题，可通过 softmax 函数进行归一化，生成句子中的每一个词成为触发词的概率，最后输出最大值。本章使用的事件触发词抽取分类器如图 11.6 所示。

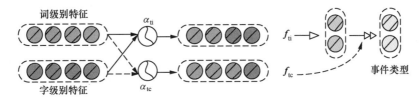

图 11.6　本章使用的事件触发词抽取分类器

中文电子病历文本中存在大量的医学专业词汇，其中的触发词有跨词语和内词语问题，如表 11.3 所示，而分词结果又会在很大程度上影响最终的事件抽取效果。因此，本章使用一种冗余预测的方式来代替传统的分类方法：以句子中的每一个字为单位，根据当前字与前后两个字之间的组织关系，提出所有可能的候选触发词，然后通过 softmax 函数输出最大值。图 11.7 给出了一个通过冗余预测识别触发词的例子。

表 11.3　电子病历触发词抽取中的跨词语和内词语问题

例句	触发词	事件类型	不一致类型
增强 / 扫描 / 可见 / 病灶 / 边缘 / 明显 / 强化	增强扫描	检查事件	跨词语
术后 / 复查 / 胸腹部 / 增强	查	检查事件	内词语

图 11.7 所示的电子病历文本中存在诊断事件，触发词为"转移"。然而，分词工具将"转移瘤"作为医学名词做了划分。如果简单以词为单位考虑，则无法识别到"转移"这一触发词。利用冗余预测，我们可以提出当前字"转"构成触发词的所有可能，共有 7 种不同的情况，分别是"多发转""发转移""发转""转移瘤""转移""转""NULL"（NULL 表示当前字并不构成触发词）。最后，我们可以利用 softmax 函数进行归一化，得到概率分布（见图 11.8），输出概率最高的结果并预测事件类型。

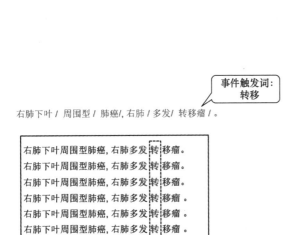

图 11.7　使用冗余预测的方式识别触发词

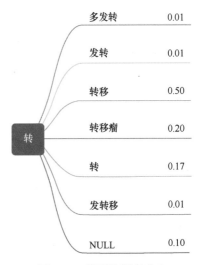

图 11.8　得到的概率分布

11.3.4 实验结果分析

本节将选取两个经典的中文事件抽取模型 FBRNN 和 CLIZH 作为基线模型，在相同的中文电子病历文本上进行触发词识别和触发词分类。

- FBRNN 旨在对循环神经网络进行改造，以实现中文的事件抽取任务。该模型可以检测将词或短语作为触发词的事件。FBRNN 是第一个尝试使用循环神经网络进行事件抽取的模型。
- CLIZH 使用单层的双向长短期记忆（BiLSTM）网络进行序列标注并使用 Stanford CoreNLP 工具进行预处理，其间加入了多项句法特征。CLIZH 通过模型的集成在 TAC KBP 2017 评测中取得了最佳成绩。

对本章提出的中文病历事件抽取模型（简称本章模型）与上述两个模型在相同的数据集上分别进行触发词识别和触发词分类，实验结果如表 11.4 所示。

表 11.4　实验结果

模型	触发词识别			触发词分类		
	准确率（%）	召回率（%）	F1 值（%）	准确率（%）	召回率（%）	F1 值（%）
FBRNN	54.61	40.92	46.78	50.77	41.90	45.91
CLIZH	58.44	**51.71**	54.87	55.07	43.54	48.63
本章模型	**64.12**	49.85	**56.09**	**59.13**	**43.71**	**50.26**

从表 11.4 中可以看出，本章模型在触发词识别任务中具有很好的准确率和召回率，并且取得最高的 F1 值。与 FBRNN 相比，本章模型在触发词识别和触发词分类任务中的 F1 值分别提升了 9.31% 和 4.35%；与 CLIZH 相比，F1 值则分别提升了 1.22% 和 1.63%。在触发词识别任务中，本章模型的召回率虽然低于 CLIZH，但是凭借更好的准确率，本章模型最终得到了更高的 F1 值，这表明本章模型并不是通过牺牲召回率来提高精度的。

本章使用的方法针对中文电子病历的文本特征进行了优化。通过混合字向量与词向量以及对捕获的句法依存特征进行优化，我们采用冗余预测的方式提升了模型的触发词识别性能，这是本章模型的性能优于其他两个模型的主要原因。

1. 混合特征对模型的影响

为了验证本章模型使用的"字级别特征 + 词级别特征"混合方法的有效性，下面分析特征混合在模型中所起的作用，为此需要进行模型的消融实验。设计 4 个基于 DMCNN 的分类器：第 1 个分类器只使用字级别的特征；第 2 个分类器只使用词级别的特征；第 3 个分类器同时使用字级别和词级别的特征，并对这两种特征进行简单的拼接；第 4 个分类器（即本章模型使用的分类器）将训练神经网络的参数作为字级别特征和词级别特征的权重。表 11.5 给出了这 4 个基于不同特征的分类器在事件触发词抽取中的实验结果。

表 11.5　消融实验的结果

分类器	触发词识别			触发词分类		
	准确率（%）	召回率（%）	F1 值（%）	准确率（%）	召回率（%）	F1 值（%）
DMCNN（word）	58.66	49.66	53.79	**59.64**	42.1	49.36
DMCNN（char）	62.17	47.9	54.11	56.88	42.93	48.93
DMCNN（concat）	**64.71**	48.89	55.70	59.01	42.78	49.60
本章模型	64.12	**49.85**	**56.09**	59.13	**43.71**	**50.26**

实验结果表明，仅考虑字级别特征的分类器 DMCNN（char）在触发词识别阶段取得了 54.11% 的 F1 值，其性能表现好于仅考虑词级别特征的分类器 DMCNN（word）。但在触发词分类阶段，DMCNN（word）取得了 49.36% 的 F1 值，其性能表现优于分类器 DMCNN（char），并且其准确率在所有 4 个分类器中最高，达到 59.64%。这说明模型在触发词识别阶段更依赖于字级别特征，而在触发词分类阶段更依赖于词级别特征。在对字级别特征和词级别特征进行简单的拼接后，模型的整体表现优于仅考虑字级别特征或词级别特征的模型，在触发词识别任务和触发词分类任务中分别达到 55.70% 和 49.60% 的准确率。本章模型在同时考虑字级别特征和词级别特征的基础上，通过训练神经网络参数来自动分配两者的权重，最终在触发词识别任务和触发词分类任务中都取得最高的 F1 值，分别达到 56.09% 和 50.26%。

2. 类别性能分析

为了分析模型在不同类型事件的触发词抽取任务中的表现，下面分析模型在不同类别事件上的性能。图 11.9 展示了本章模型与 CLIZH 在 Diagnosis（诊断事件）、Sign（体征事件）、Examination（检查事件）和 Treatment（治疗事件）这 4 种事件上的 F1 值。

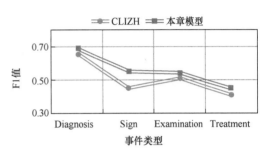

图 11.9　分析模型在不同类别事件上的性能

实验结果表明，本章模型在所有 4 种事件上的性能表现都优于 CLIZH。结合表 11.4 中的实验结果，从整体上看，本章模型在准确率、召回率和 F1 值上都取得了很好的表现。其中，本章模型在 Diagnosis 事件上的表现最好，取得 69.12% 的 F1 值。

11.4　电子病历事件元素抽取

如前所述，电子病历中的事件是由事件触发词和事件元素构成的。本节将对电子病历文本中的事件元素及其扮演的角色进行识别。

11.4.1　电子病历事件元素角色类别的定义

前面定义了诊断事件、体征事件、检查事件和治疗事件共 4 种电子病历事件，并且使用基于动态多池化卷积神经网络（DMCNN）的模型完成了对电子病历事件触发词的抽取。下面为这 4 种事件定义对应的事件元素。我们一共定义了 8 个事件元素角色类别：原发部位、病灶大小、转移部位、时间、身体部位、频率、程度、内容。这 8 个事件元素角色类别的定义及示例如表 11.6 所示。

表 11.6　电子病历事件抽取的事件元素角色类别

事件元素角色类型	解释	示例
原发部位	某疾病最先发生的组织或器官	左肺上叶 鼻咽
病灶大小	原发部位的大小	$4.2\text{cm} \times 4.8\text{cm}$ $12\text{mm} \times 6\text{mm}$

续表

事件元素角色类型	解释	示例
转移部位	某疾病从最先发生的组织或器官转移到其他组织或器官	纵膈肿大淋巴结 颈部淋巴结 双肺
时间	发生的时间	10 分钟后、一日前
身体部位	因疾病产生不适的身体部位或进行检查的身体部位	口、背部
频率	病人产生不适和异常的频率	首次、多次
程度	体征事件中病人产生不适和异常的严重程度	明显、重度、轻微
内容	治疗事件中采取的治疗手段	头孢唑肟 2g 泮托拉唑护胃

11.4.2 电子病历事件元素抽取实践

句法信息通常在事件抽取模型中起重要的作用，它们能够辅助事件触发词的识别，此外还可以在事件元素抽取阶段辅助识别元素与触发词的关系。以往的研究普遍使用词嵌入来获得语义表示，但这种方法并不能充分利用句法信息。针对中文电子病历中的事件元素抽取任务，本节介绍一种混合了句法特征的图卷积神经网络（Hybrid Syntactic Graph Convolutional Network，HSGCN）模型。HSGCN 模型利用图卷积神经网络生成句子级别特征，并结合字级别特征和词级别特征共同组成事件元素抽取的特征表示。图 11.10 展示了 HSGCN 模型的结构图。其中：嵌入层通过预训练模型分别获取字向量和词向量；句子级别的特征提取器则分别将字向量和词向量作为输入，在经过隐藏层后，输出句子级别的特征向量；词汇特征提取器同样分别将字向量和词向量作为输入，通过拼接当前字或词的相邻字向量或词向量得到特征表示；混合表示层对字级别特征和词级别特征进行混合；分类层通过分类器对输出结果进行归一化并输出概率分布。

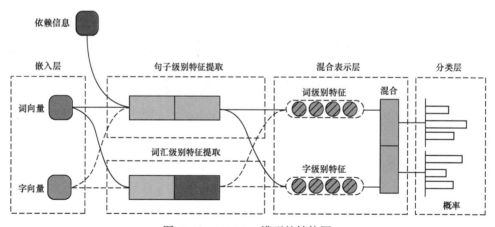

图 11.10 HSGCN 模型的结构图

11.4.3 句子编码

通常情况下，进行事件元素抽取的第一步是将句子中的每个词或字转换成一个嵌入向量。本章模型通过结合字级别表示和词级别表示来生成最终的表示，因此我们需要对句子分别进行字编码和词编码。

可使用 Skip-Gram 模型来获得向量表示。为此，将句子 $S = (x_1, x_2, \cdots, x_n)$ 输入 Skip-Gram

模型，并通过最大化平均对数概率来获得字嵌入或词嵌入：

$$\frac{1}{n}\sum_{t=1}^{n}\sum_{-w\leqslant i\leqslant w}\log P\left(x_{t+i}|w_t\right) \tag{11.7}$$

其中，w 表示训练窗口的大小。

在本章模型中，字级别表示和词级别表示都是词法特征表示，这是一种将当前词的特征表示与上下文词的特征表示合并成词法特征表示的方法。相较于单一的词特征表示，词法特征表示已被证实可以捕获更丰富的语义信息。以图 11.11 为例，输入的句子是"右肺下叶病灶周围未见明显阴影"。其中，当前词是"未见"，此时输入的特征是上下文词的词向量拼接结果，即"周围""未见""明显"这 3 个词的词向量拼接结果。与词级别表示类似，字级别表示同样利用了上下文词的特征。

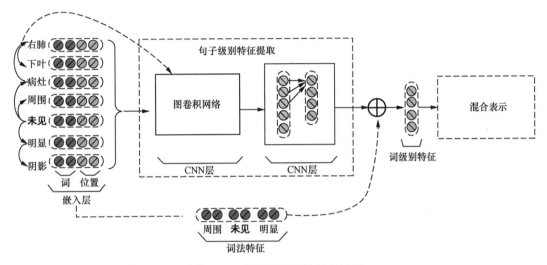

图 11.11　获取词级别特征的过程

如图 11.12 所示，当前词为"见"，在获取上下文词的词向量后，进行拼接，得到的词法特征表示为"周""围""未""见""明"。

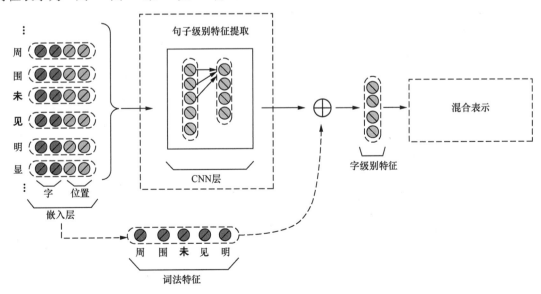

图 11.12　获取字级别特征的过程

11.4.4　混合句法特征的图神经网络

1. 句子级别特征

根据以往的研究，句子级别的特征对事件抽取有显著的作用。在事件元素抽取过程中，我们需要获取触发词与元素之间的关系，而一个事件的元素很可能距离触发词较远甚至在不同的句子中。由于事件元素与触发词的距离较远，传统方法无法对这种分散的上下文信息进行编码。考虑到句子级别特征，可通过学习句子的语义构成特征，从而有效地解决上述问题。在充分利用句子级别特征的基础上，我们提出了一种通过利用图卷积网络（Graph Convolutional Network，GCN）整合句法信息来提取特征的架构。

2. 图卷积网络

假设有向图 $G = (V, E)$ 是句子 $S = (x_1, x_2, \cdots, x_n)$ 的句法依存树的表示。其中：$V(|V| = n)$ 是节点的集合；v_i 是集合 V 中的第 i 个节点，对应句子 S 中的 x_i；E 是边的集合，E 中的每个元素可通过一个三元组 $(v_i, v_j, l_{ij}) \in E$ 来表示，这个三元组表示节点 v_i 依赖于节点 v_j，并且依赖关系为标签 l_{ij}。由于有向图的信息不一定按有向图中的方向传播，因此我们需要在边的集合 E 中添加所有的逆向边 (v_j, v_i, l_{ji}^{-1}) 和自循环 (v_i, v_i)。本章模型通过多个图卷积层来计算每个节点的向量，节点 v_j 在第 k 层的向量可以计算如下：

$$h_{v_j}^{(k+1)} = f\left(\sum_{v_i \in N(v_j)} (W_{l_{ij}}^k h_{v_i}^k + b_{l_{ij}}^k)\right) \tag{11.8}$$

其中，$W_{l_{ij}}^k \in R^{d \times d}$ 是权重矩阵，$b_{l_{ij}}^k \in R^d$ 是标签 l_{ij} 的偏置向量，$N(v_j)$ 是节点 v_j 的邻居节点的集合（包括节点 v_j）。

由于一些边有可能是错误的或与下游任务无关的，本章模型使用门控机制来计算每一条边的权重。对于有向图 G 中的任意一条边 (v_i, v_j)，计算其权重的方法可以表示为

$$g_{l_{ij}}^k = \sigma\left(V_{l_{ij}}^k h_{v_i}^k + b_{ij}^k\right) \tag{11.9}$$

其中，$V_{l_{ij}}^k$ 是权重矩阵，b_{ij}^k 是偏置向量，σ 是 sigmoid 函数。基于门控机制调整后的 GCN 传播规则可以表示为

$$h_{v_j}^{(k+1)} = f\left(\sum_{v_i \in N(v_j)} g_{l_{ij}}^k \times (W_{l_{ij}}^k h_{v_i}^k + b_{l_{ij}}^k)\right) \tag{11.10}$$

在 HSGCN 模型中，GCN 主要用于捕获依赖信息，但其无法捕获足够的信息流。因此，GCN 层的输出需要作为 CNN 层的输入。在经过 CNN 层之后，即可得到最后的句子级别特征。由于句法依存树是在进行句子分词后由解析器生成的，因此 HSGCN 模型仅在获取词级别特征时加入了 GCN 用于提取句法特征，在获取字级别特征时采用的仍是标准的 CNN 模型。

3. 混合表示学习

前面介绍了一种实现字向量和词向量自动分配的混合方法，HSGCN 模型使用的混合方法与之相似。事件元素抽取任务分为事件元素识别任务和事件元素角色判断任务两种。因此，HSGCN 模型需要分别训练两个权重参数来对事件元素识别任务和事件元素角色判断任务中的字级别特征和词级别特征进行不同程度的混合。

若使用 f_{word}' 表示词级别特征，并使用 f_{char}' 表示字级别特征，则两个权重参数的计算可以表述为

$$\alpha_{\text{ai}} = \sigma\left(\boldsymbol{W}_{\text{ai}}\boldsymbol{f}'_{\text{char}} + \boldsymbol{U}_{\text{ai}}\boldsymbol{f}'_{\text{word}} + \boldsymbol{b}_{\text{ai}}\right) \tag{11.11}$$

$$\alpha_{\text{rc}} = \sigma\left(\boldsymbol{W}_{\text{rc}}\boldsymbol{f}'_{\text{char}} + \boldsymbol{U}_{\text{rc}}\boldsymbol{f}'_{\text{word}} + \boldsymbol{b}_{\text{rc}}\right) \tag{11.12}$$

其中，α_{ai} 和 α_{rc} 分别表示事件元素识别和元素角色判断的特征混合权重参数，σ 表示 sigmoid 激活函数，$\boldsymbol{b}$ 表示偏置向量。

利用权重参数 α_{ai} 和 α_{rc}，便可以得到事件元素识别阶段和事件元素角色判断阶段的特征表示：

$$f_{\text{ai}} = \alpha_{\text{ai}} \odot \boldsymbol{f}'_{\text{char}} + \left(1 - \alpha_{\text{ai}}\right) \odot \boldsymbol{f}'_{\text{word}} \tag{11.13}$$

$$f_{\text{rc}} = \alpha_{\text{rc}} \odot \boldsymbol{f}'_{\text{char}} + \left(1 - \alpha_{\text{rc}}\right) \odot \boldsymbol{f}'_{\text{word}} \tag{11.14}$$

其中，$\odot$ 表示将两个矩阵的对应元素相乘。

4. 分类输出层

在完成上述工作之后，我们需要将事件元素抽取视为多分类问题，并使用随机梯度下降法对模型进行训练。为了训练模型，我们将采用负采样的方法对训练集进行处理。将每一个词对应的特征表示 $\boldsymbol{F}_i$ 输入全连接层，从而预测元素标签的过程可以表述为

$$T_i = f\left(\boldsymbol{W}_T\boldsymbol{F}_i + \boldsymbol{b}_T\right) \tag{11.15}$$

$$y_{t_i} = \text{softmax}\left(\boldsymbol{W}T_i + \boldsymbol{b}\right) \tag{11.16}$$

其中，f 表示非线性激活函数，y_{t_i} 表示第 i 个元素标签的输出。

接下来，定义以下目标函数以训练元素角色分类器：

$$J(\theta) = \sum_{i=1}^{n} \log\left(P\left(y_{t_i}|\theta\right)\right) \tag{11.17}$$

其中，n 表示词的数量，θ 表示神经网络参数。可使用随机梯度下降法获得目标函数 $J(\theta)$ 的最大值。

5. 实验结果分析

下面以近期提出的两个较为高效的模型 HNN 和 PLMEE 为基线模型，与 HSGCN 模型进行对比，比较它们的准确率、召回率和 F1 值。

- HNN（Hybrid Neural Network）是由 Feng 等人提出的一种混合神经网络。HNN 模型融合了 BiLSTM 网络和卷积神经网络来实现事件抽取。有别于传统的针对特定语言资源的事件抽取模型，HNN 模型不依赖于特定的语言资源，可以较为容易地应用于多种语言资源的事件抽取。

- PLMEE（Pre-trained Language Model-based Event Extractor）是由 Yang 等人提出的一种基于预训练模型的事件抽取模型。PLMEE 模型根据事件元素角色类别来进行事件元素的抽取，从而解决角色重叠的问题，同时利用角色的重要性对损失函数进行重新加权。

表 11.7 展示了在相同的数据集上，模型 HSGCN、HNN 和 PLMEE 在评价指标准确率、召回率和 F1 值上的性能表现。

表 11.7　事件元素抽取结果

模型	事件元素识别			事件元素分类		
	准确率（%）	召回率（%）	F1 值（%）	准确率（%）	召回率（%）	F1 值（%）
HNN	66.55	55.12	60.30	65.91	60.91	63.31
PLMEE	**68.19**	50.70	58.15	70.12	66.78	68.41
HSGCN	68.13	**58.93**	**63.20**	**72.12**	**66.91**	**69.42**

从表 11.7 中可以看出，HSGCN 模型相较于模型 HNN 和 PLMEE，在事件元素识别和事件元素分类上具有更好的性能。在事件元素识别上，HSGCN 模型取得 68.13% 的准确率、58.93% 的召回率和 63.20% 的 F1 值；在事件元素分类上，HSGCN 模型取得 72.12% 的准确率、66.91% 的召回率和 69.42% 的 F1 值。整体实验效果良好，虽然 HSGCN 模型在准确率上相较于另外两个模型并没有很大的优势，但是凭借稳定的召回率，HSGCN 模型最终取得最高的 F1 值。

6. 类别性能分析

下面展示基于 HSGCN 模型的中文电子病历事件元素抽取结果，并对比所有 8 个事件元素角色的准确率、召回率和 F1 值，如表 11.8 所示。

表 11.8　基于 HSGCN 模型的中文电子病历事件元素抽取结果

事件元素角色	准确率（%）	召回率（%）	F1 值（%）
原发部位	61.6	63.7	62.6
病灶大小	75.1	65.7	70.1
转移部位	70.2	59.7	64.5
时间	68.4	55.6	61.3
身体部位	55.9	54.8	55.3
频率	69.7	58.8	63.8
程度	69.3	60.9	64.8
内容	58.8	51.8	55.1

从表 11.8 中可以看出，基于 HSGCN 模型的中文电子病历事件元素抽取效果良好，每个事件元素角色的 F1 值都超过 50%。其中，与诊断事件有关的 3 个事件元素角色（原发部位、病灶大小和转移部位）的抽取效果最好，准确率分别达到 61.6%、75.1% 和 70.2%，召回率分别达到 63.7%、65.7% 和 59.7%，最终的 F1 值分别达到 62.6%、70.1% 和 64.5%。由于电子病历文本中关于病灶大小的记录规则比较统一，并且关于病灶大小的记录通常出现在原发部位这一上下文中，因此病灶大小的抽取效果最好。在治疗事件中，"内容"事件元素角色的抽取效果最差，原因在于不同患者的病症差异会导致医生采取不同的治疗方案。治疗方案不同，使用的药物、计量和方式也不尽相同，导致敏感性较差，不容易被识别。

参考文献

李井竹，陆玉婷，顾进广. 基于句法分析的临床指南事件及事件关系提取 [J]. 武汉大学学报（理学版），2015，(2):156–162.

第12章 医疗对话摘要生成

电子病历的构建少不了医生与病人的交互，现实世界中的病历构建是通过专业医护人员在病人就医过程中不断进行完善的。最近，基于互联网的医疗保健平台，如在线医生系统和医生－患者网络社区，越来越多地被患者和专业医护人员使用，人们希望它们能缓解日益增长的医疗保健服务需求，减少因地理和社会经济障碍造成的服务不可获得性。在这样的平台上，患者可以通过键入他们的医疗问题来开始与医生的对话，然后医生可以要求患者说明自己的问题（如症状、已经采取的治疗措施等）。因为对话是异步的，所以有可能出现一个患者在另一个患者得到回应之前输入多次的情况。有了这个过程，关于医疗问题的所有关键信息以及诊断和医疗建议等，就会被记录在整个对话中。一旦平台公开所有这些对话，其他有类似医疗问题的患者就可以搜索相关对话，找到潜在的治疗方案。然而，当一个对话太长或关键信息分散在其中时，在许多情况下，人们将很难找到基本内容或误读它们。因此，对医生和患者之间的对话进行总结，尤其是对问题陈述和治疗建议进行总结，是帮助新患者找到有用信息以解决医疗问题的重要任务，同时也能让医生对相应病患的电子病历构建变得更简单。

医疗对话是一种面向任务的对话。不同于普通对话，普通对话中的话题通常是变化的；而在特定任务的医疗对话中，参与者通过互动来完成一组预期的目标和子目标。具体来说，对于来自在线医疗平台的医疗对话，预期的目标是让医生对患者的问题进行诊断并提供治疗建议。因此，在对话中总结患者的问题和医生的建议是非常重要的，因为这样的总结可以帮助新患者找到关键信息，尤其当对话很长时。为了进行总结，一种简单的解决方案是识别包含问题陈述或治疗建议的重要语句，并根据重要语句生成摘要。图12.1展示了在一次医疗对话中，如何通过抽取医生和患者的重要语句来生成特定健康问题和治疗建议。目前，针对这种特殊的中文摘要模型的研究较少，数据集也有限，提出适合医疗对话的中文摘要模型有助于更好地推动对医疗对话的研究。

为此，本章主要研究医疗对话的文本摘要任务，以便在理论与前人所做研究的启发下，将情景记忆网络用于提取重要语句，从而得到高质量的医疗对话摘要。

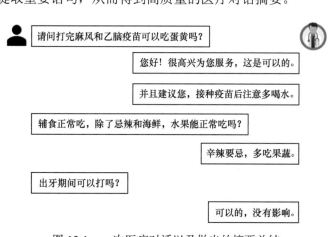

图 12.1　一次医疗对话以及做出的摘要总结

SUM1		麻风和乙脑疫苗接种禁忌。
SUM2	SUM2-A	您好！很高兴为您服务。打完后蛋黄可以吃，并且建议您，接种疫苗后注意多喝水，忌辛辣，多吃果蔬。出牙期间可以打，没有影响。
	SUM2-B	麻风和乙脑疫苗接种后，应注意多饮水、忌辛辣、多吃果蔬，对出牙并无影响。

图 12.1　一次医疗对话以及做出的摘要总结（续）

12.1　基于情景记忆网络的编码标记模型

在对医疗对话进行建模时，常用的方法是使用两级的层次序列模型。其中，医疗对话可以建模为话语序列，其中的每个话语则被建模为单词或字符序列。对于这种层次序列模型，传统的研究主要集中于医疗对话的生成。其中，解码器被用来根据从先前话语的分层建模中编码的向量产生条件响应。在 Song 提出的数据集中，话语和摘要之间有很大的重叠。例如，医疗对话中的 SUM2（在训练集中占 92.5%，在测试集中占 92.3%）是 SUM2-A 类型。SUM1 描述患者的医疗问题，SUM2 总结医生的诊断或治疗建议。SUM2 有两种类型：SUM2-A 和 SUM2-B。SUM2-A 是对医疗对话中一些话语的串联；SUM2-B 则是医生所写的总结，其中可能包含医疗对话中没有出现的文本。为了利用这样的特性，Song 将摘要视为标记任务。也就是说，可以首先用标签 PD、DT、OT 分别标记患者、医生和其他话语，然后将标记的话语连接起来，从而生成摘要。

将输入的话语序列定义为 $U = u_1, u_2 \cdots, u_i$，而不是将每个 u_i 都表示为基本标记序列 $u_i = w_{i_1}, w_{i_2}, \cdots, w_{i_j}$（如单词或字符）。为了对输入进行建模，我们的模型需要遵循典型的分层结构。其中，标记和话语将由单独的编码器编码并分层堆叠。然后在话语级别附加标记器以预测标签 PD、DT 和 OT。最后，将使用 PD 和 DT 标记的话语连接起来，分别生成医疗问题和医生诊断建议的摘要。为了进一步增强模型，我们可以采用情景记忆网络将来自相关话语的信息合并到对话中。

综合以上因素，我们采用的模型是一个使用情景记忆网络的分层编码器－标记器（Episodic Memory Encoder-Tagger），如图 12.2 所示。我们的模型包括两层：将 BERT 模型作为标记编码器并使用“[CLS]”的编码隐藏向量；而将 BiLSTM 网络作为话语编码器，从而以顺序方式对话语表示进行建模。情景记忆网络在这两个编码器的中间，其中包括了注意力机制、记忆更新和多次迭代。注意力机制是利用门控函数实现的，记忆更新与多次迭代则是利用 GRU 完成的，从而借助首句向量对其他话语进行权重的划分。

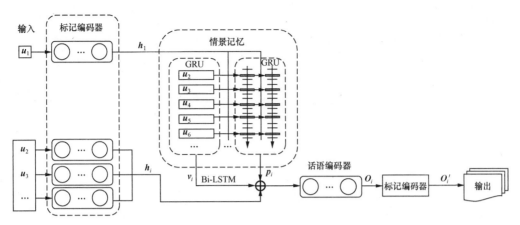

图 12.2　基于分层标签的情景记忆网络医疗对话摘要模型

12.1.1　情景记忆网络

如前所述，摘要任务可视为话语标记过程。与上下文信息对确定输出标签非常有帮助的其他标记任务类似，对于医疗对话中的每个话语，每个医疗对话中的相关话语也提供了有用的信息来确定特定话语是否重要。

情景记忆模块将遍历输入语句的向量表示，同时更新其内部的情景记忆。在其一般形式中，情景记忆模块由注意力机制和一个循环网络组成，这个循环网络用于更新记忆。在每次迭代中，注意力机制关注事实表征 c，同时考虑问题表征 q 和先前的记忆 m，从而产生情景 e。

接下来与先前的记忆 m^{i-1} 一起，使用新的情景更新情景记忆 $m^i=\mathrm{GRU}(e^i,m^{i-1})$。GRU 的初始状态被初始化为问题表征本身：$m^0=q$。对于某些任务，情景记忆模块在输入上进行多次传递是有益的。在 T_M 通过之后，最终的情景记忆 m^{T_M} 将被传递给话语编码器。图 12.3 展示了情景记忆网络是如何使用首句向量对输入话语进行权重划分的。

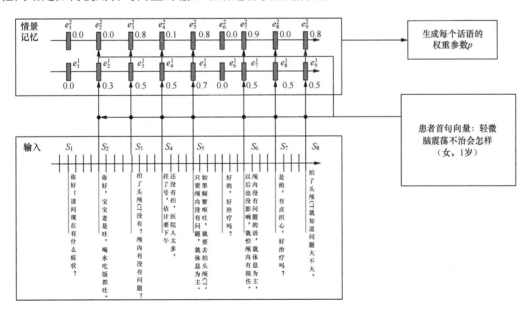

图 12.3　情景记忆网络根据首句向量对输入话语进行权重划分

1. 多情节迭代

情景记忆网络的迭代性质使其可以在每一次的传递过程中处理不同的输入。情景记忆网络还允许进行一种传递性推理，因为在第一次传递时可能发现需要检索额外的事实。例如，当医生询问患者的病情时，患者会间断地回忆并回复，体现在话语中，就是在不同的句子中回答同一场景。实验证明，多情节迭代有助于模型寻找和抽取重要语句。

2. 注意力机制

在实践中，我们通常使用门控作为注意力机制。对于每个话语 i，将候选事实、先前的记忆 $\boldsymbol{m}^{i-1}$ 和首句问题 $\boldsymbol{h}$ 作为输入来计算门：

$$g_t^i = G\left(\boldsymbol{c}_t, \boldsymbol{m}^{i-1}, \boldsymbol{h}\right) \tag{12.1}$$

其中，$\boldsymbol{c}_t$ 是当前时刻的输入。

评分函数 G 会将特征集 $z(\boldsymbol{c}, \boldsymbol{m}, \boldsymbol{h})$ 作为输入并产生标量分数。下面首先定义一个大型特征向量，用于捕获输入、记忆和问题向量之间的各种相似性：

$$z(\boldsymbol{c}, \boldsymbol{m}, \boldsymbol{h}) = \left[\boldsymbol{c}, \boldsymbol{m}, \boldsymbol{h}, \boldsymbol{c} \circ \boldsymbol{h}, |\boldsymbol{c} - \boldsymbol{h}|, |\boldsymbol{c} - \boldsymbol{m}|, \boldsymbol{c}^{\mathrm{T}} \boldsymbol{W}^{(b)} \boldsymbol{h}, \boldsymbol{c}^{\mathrm{T}} \boldsymbol{W}^{(b)} \boldsymbol{m}\right] \tag{12.2}$$

其中，$\circ$ 表示对元素进行相乘，$\boldsymbol{c}$ 是输入的话语，$\boldsymbol{m}$ 是记忆向量，$\boldsymbol{h}$ 是首句向量。G 函数是一种简单的两层前馈神经网络：

$$G(\boldsymbol{c}, \boldsymbol{m}, \boldsymbol{h}) = \sigma\left(\boldsymbol{W}^{(2)} \tanh\left(\boldsymbol{W}^{(1)} z(\boldsymbol{c}, \boldsymbol{m}, \boldsymbol{h}) + \boldsymbol{b}^{(1)}\right) + \boldsymbol{b}^{(2)}\right) \tag{12.3}$$

在数据集中指定对于给定的问题都有哪些事实是很重要的。在这些情况下，G 函数的注意力机制可以用标准的交叉熵损失函数以有监督方式来训练。

$$\mathcal{L}(p, g) = -\sum_{i=1}^{j} p\left(\boldsymbol{z}_i\right) \log g^i \tag{12.4}$$

其中，p 是确定的事实概率分布，$\boldsymbol{z}_i$ 是特征向量输入。

3. 记忆更新机制

为了计算每个话语 i 的情景，我们在输入序列 $C_1, \cdots, C_{T_C}$ 上采用了修改的 GRU 网络，权重为 g_i。在计算出门控函数的值之后，根据其大小对记忆进行更新。按照时间顺序更新 GRU 隐藏状态和情景信息的公式分别如下：

$$\boldsymbol{h}_t^i = g_t^i \mathrm{GRU}\left(\boldsymbol{c}_t, \boldsymbol{h}_{t-1}^i\right) + \left(1 - g_t^i\right) \boldsymbol{h}_{t-1}^i \tag{12.5}$$

$$\boldsymbol{e}^i = \boldsymbol{h}_{T_C}^i \tag{12.6}$$

其中，$\boldsymbol{h}_t^i$ 是当前时刻的重要语句的隐藏状态，g_t^i 是话语与首句问题的匹配分数，$\boldsymbol{e}^i$ 是最后迭代得到的重要话语的权重。

4. 终止标准

情景记忆网络还有用于停止重复输入的信号。为了实现这一点，我们需要将一个特殊的通道结束表示附加到输入上。如果门控函数选择了这个通道结束表示，则停止迭代注意过程。

12.1.2　基于情景记忆网络的分层标记模型

为了更好地利用来自相关话语的信息，这里采用情景记忆网络来促进重要话语的标记。为此，下面首先直接从标记编码器获得首个话语的向量表示 h，对话中的所有话语可通过注意力机制与记忆更新网络循环获得话语表示。值向量（用 v_i 表示）则是通过 BiLSTM 编码器获得的。具体来说，记忆向量 m 用于计算与输入话语的相似度；值向量 v_j 携带了 u_j 的编码信息，用于生成最终的内存输出。对于每一个表示为 h_i 的话语 u_i，可通过情景记忆网络处理与之相关的话语，这可以形式化为

$$p_j = e^i v_i \tag{12.7}$$

为了获得每个输入话语的表示，这里使用 BERT 模型作为标记编码器，并使用"[CLS]"的编码隐藏向量作为 h_i 来表示话语 u_i。一旦从情景记忆网络中获得 p_i，就将其与 h_i 连接起来，从而得到话语级别编码的结果话语表示，如下所示：

$$h_i' = h_i \oplus p_i \tag{12.8}$$

接下来，使用话语编码器按顺序对话语表示进行建模（这里使用 BiLSTM 网络作为话语编码器）：

$$o_i = \mathrm{BiLSTM}(o_{i-1}, h_i') \tag{12.9}$$

其中，o_i 被用作话语的逐步状态，h_i' 被用作话语编码器的输入。

话语编码器的顶部是标签层，用于执行识别任务。使用可训练矩阵 W 和偏置向量 b 将 o_i 与输出空间对齐：

$$o_i' = W \cdot o_i + b \tag{12.10}$$

利用 softmax 函数或条件随机场（CRF）获得输出标签：

$$\mathrm{tag} = \mathrm{softmax}(o_i') \tag{12.11}$$

最后，将所有话语与标签 PT 和 DT 连接起来，分别生成患者问题（SUM1）和医生诊断建议（SUM2）的摘要。

12.1.3　实验

1. 实验设置

我们将在有情景记忆网络和没有情景记忆网络的情况下进行实验。对于标记编码器，我们使用中文版的 BERT 模型及其默认设置。对于记忆网络，我们首先在没有情景记忆网络的情况下进行实验；然后根据之前的研究，实验两个循环神经网络模型（即 LSTM 网络和 BiLSTM 网络），并对其中每个模型的话语序列进行编码。其中，隐藏状态的维度被设置为 300，BiLSTM 编码器的维度被设置为 150。

在情景记忆网络中，用于获取话语 u_j 的值向量 v_j 的嵌入矩阵和 BiLSTM 编码器被直接应用于话语中的汉字。嵌入矩阵中的所有参数和内存模块中的 GRU 编码器是随机初始化的，嵌入状态和隐藏状态的维度分别被设置为 768 和 384（这使得 v_j 的维度与模型 BERT 和 ZEN 中隐藏向量的维度得以匹配）。

对于标记编码器，使用 Softmax 和 CRF 测试相邻话语的重要性标签之间是否存在强依赖关系，然后分别使用交叉熵和负对数似然作为它们的损失函数。

2. 数据集

我们的原始数据是从知名的在线健康服务平台的"常见健康问题"栏目中抓取的。在这些

医疗对话中，患者向医生咨询一些健康问题；医生帮助患者确定问题的性质，提供诊断或治疗建议。这些数据包含患者和医生之间的完整对话，涵盖整个互动过程，而不是孤立的问答片段或部分对话。许多（但不是全部）数据还包括医生在对话完毕后添加的总结。摘要有两部分：SUM1 部分描述了患者的医疗问题；SUM2 部分总结了医生的诊断或治疗建议。SUM2 有两种类型：SUM2-A 是对医疗对话中一些话语的串联；SUM2-B 是医生所写的总结，其中可能包含对话中没有出现的文本。总之，我们从 23 个医院部门或其子部门抓取了 109 850 个对话，这些对话涵盖 1839 种疾病，从而形成了我们的原始语料库。其中，只有一半数据同时包含 SUM1 和 SUM2。这再次证明了开展会话摘要任务的必要性，因为如果我们能够自动生成问题陈述和治疗建议的缺失摘要，则新患者在搜索与他们的健康问题相关的对话时就有了更多的参考。

为了促进会话摘要任务，我们可以通过仅保留具有 SUM1 和 SUM2 的会话来处理原始语料，并通过移除重复的以及仅包含一个话语的那些会话来进一步清理结果数据。清理后的数据包含汇总任务的输入和输出。特别地，SUM1 和 SUM2-A 是对医疗对话中所选话语的串联，它们为问题陈述和治疗建议提供了关键信息。因此，我们从医疗对话中识别出来的重要话语是那些可能出现在摘要中的话语。具体来说，我们将遵循 Nallapati 等人（2017）以及 Chen 和 Bansal（2018）提出的方法，使用 ROUGE-1 评分来度量话语和摘要之间的重叠程度，并相应地对话语进行标记。也就是说，我们会首先将摘要分成几个片段，然后根据 ROUGE-1 评分，为每个片段找到对话中最接近的话语。假设 ROUGE-1 评分大于某个阈值，如果摘要是 1，则将话语标记为 PD；如果摘要是 2，则将话语标记为 DT。对于所有其他的话语，则使用 OT 进行标注。

有几点值得一提。首先，每个对话平均包括 19.0 个话语（其中大约一半是医生说的），但只有 4.5 个话语带有标签"DT"，这表明超过一半的医生话语并没有被包括在摘要中，这些话语可以是问候、症状询问等。其次，患者和医生之间的对话是异步的，任何一方都可以键入一些消息，走开，稍后回来继续讨论。这一特性使得该语料库不同于由面对面会议期间的对话组成的其他基准语料库 [如 AMI 语料库（由 McCowan 等人于 2005 年提出）]。第三，对于 SUM2，所有会话都有 SUM2-A，但只有小部分会话（在训练集和测试集中大约占 7.5%）同时有 SUM2-A 和 SUM2-B。因此，对于同时有 SUM-2A 和 SUM-2B 的会话来说，我们将通过串联它们来计算平均长度。最后，虽然我们的重点是摘要，但这里的语料库也可以用于其他自然语言处理任务，如问答和对话分析。

3. 摘要评估方法

虽然研究的是医疗对话与文本摘要的交叉领域，但我们看重的仍是摘要的生成质量和准确性，因此这里使用自动文摘领域广泛采用的 ROUGE（Recall-Oriented Understudy for Gisting Evaluation）作为评价指标。ROUGE 指标旨在度量摘要生成系统与标准摘要之间的相似程度。ROUGE 指标有一系列的评价方法，常用的包括 ROUGE-N 和 ROUGE-L。摘要中的 n-gram 共现程度是 ROUGE-N 指标的评估依据。ROUGE-N 指标中的 ROUGE-1 和 ROUGE-2 较为常用，其中的数字对应 1-gram 和 2-gram。ROUGE-N 指标计算的是 n-gram 的召回率：

$$\text{ROUGE-}N = \frac{\sum_{S \in (\text{Ref\_Summaries})} \sum_{n\text{-gram} \in S} \text{Count}_{\text{match}}(n\text{-gram})}{\sum_{S \in (\text{Ref\_Summaries})} \sum_{n\text{-gram} \in S} \text{Count}(n\text{-gram})} \tag{12.12}$$

4. 与以往模型的比较

在我们所使用的数据集上，对我们自己的模型与之前提到的几个摘要模型进行比较，如模型 SummaRuNNer（Nallapati et al，2017）、CEM（Wang et al，2019）和 HET（HET 是我们的基线模型）。由于模型 SummaRuNNer 和 CEM 最初是为文档摘要设计的，无法同时为患者问题和医生诊断生成摘要，因此在实验中，我们直接将所有话语串联起来形成文档作为输入（也就是将话语视为文档中的句子），并分别训练 SUM1 和 SUM2 的模型。对于这两个模型，我们将应用来自腾讯 Embedding15（Song et al，2018）的汉字嵌入技术，并分别选择排名前 7% 的话语（句子）作为患者问题和医生诊断建议的总结。至于模型 HET，我们使用其原有的 BERT 和 ZEN 模型并采取最佳配置。表 12.1 给出了这 3 个模型以及我们自己的使用情景记忆并具有最佳设置（也就是包含 BiLSTM 话语编码器、Softmax 标记编码器和记忆模块）的模型的最佳结果。可以看出，我们自己的模型在 SUM1 和 SUM2 两方面的摘要评估优于其他 3 个参考模型。这说明情景记忆网络对模型有帮助，简单的医生角色和患者角色只对自己语句的权重进行划分，这会丢失医生和患者之间的交互信息。使用患者问题的首句向量并利用注意力机制，能让模型更好地识别对话中的重要语句，从而提升模型的精度。

表 12.1　以往模型与我们自己模型的实验对比。其中，R-1、R-2 和 R-L 分别代表模型摘要生成结果与黄金语料参考对比的 ROUGE-1、ROUGE-2 和 ROUGE-L 分数

模型	SUM1			SUM2		
	R-1	R-2	R-L	R-1	R-2	R-L
SummaRuNNer	89.03	84.68	89.03	52.10	37.9	52.07
CEM	89.25	84.92	89.25	53.34	37.41	47.73
HET（BERT）	91.06	87.15	91.06	79.62	70.58	79.59
HET（ZEN）	91.26	87.36	91.26	80.09	71.62	80.07
EMET	**92.07**	**88.66**	**92.07**	**81.34**	**72.72**	**81.30**

5. 不同的黄金标准

测试集中有部分会话同时包含 SUM2-A 和 SUM2-B。到目前为止，对于这些对话，我们一直使用 SUM2-A 和 SUM2-B 的连接作为黄金标准，实验结果如表 12.2 所示。可以看出，以 SUM2-B 为黄金标准时的 ROUGE 评分远低于以 SUM2-A 为黄金标准时的 ROUGE 评分。这表明，生成类似于手工生成的摘要仍是一项较有挑战性的任务。图 12.4 与表 12.3 展示了在整个测试集上使用 SUM2-A 作为黄金标准时，模型 Ref-1、Ref-2 和 HET 在最佳设置（也就是包含 BiLSTM 话语编码器、Softmax 标记编码器和记忆模块）下的性能，以及我们自己的模型在使用模型 BERT 和 ZEN 作为标记编码器时，在最佳设置（也就是包含 BiLSTM 话语编码器、Softmax 标记编码器和记忆模块）下的性能。通过比较我们发现，以 SUM2-A 为黄金标准时的性能高于以 SUM2-A 和 SUM2-B 为黄金标准时的性能（见图 12.5）。

表 12.2　使用包含 SUM2-A 和 SUM2-B 的测试对话的实验结果，黄金标准是 SUM2-A 与 SUM2-B 的连接

模型	SUM2-A			SUM2-B		
	R-1	R-2	R-L	R-1	R-2	R-L
Ref-1	57.79	42.98	57.77	17.21	12.01	17.20
Ref-2	58.96	42.69	54.58	16.73	11.33	15.75
HET	79.62	70.90	79.62	21.07	16.24	21.07
EMET	80.22	70.09	80.10	21.12	16.04	21.09

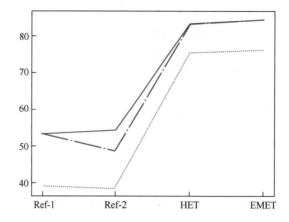

图 12.4　以 SUM2-A 为黄金标准时各模型的表现

表 12.3　以 SUM2–A 为黄金标准时的实验结果

模型	R-1	R-2	R-*L*
Ref-1	53.27	38.98	53.24
Ref-2	54.29	38.39	48.77
HET	83.25	75.32	83.23
EMET	84.38	76.09	84.33

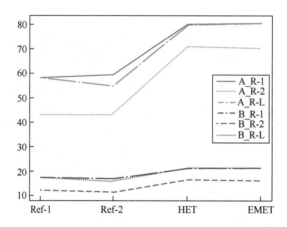

图 12.5　以 SUM2-A 和 SUM2-B 为黄金标准时各模型的表现

6. 情景记忆网络

在之前的研究中，情景记忆网络的作用比想象中的小，特别是对于患者问题摘要，使用 BERT 模型作为标记编码器甚至会降低准确率。对于医生诊断建议摘要，情景记忆网络也见效甚微。表 12.4 展示了情景记忆网络在模型 EMET 与 HET 中的重要区别。EMET 模型在使用情景记忆网络时，无论是在患者问题摘要还是在医生诊断建议摘要的精度上，都显著高于不使用情景记忆网络的情况。这再一次验证了使用情景记忆网络和首句向量重新划分权重的重要性。

表 12.4　情景记忆网络在不同模型中的表现（X 表示不使用情景记忆网络，Y 表示使用情景记忆网络）

模型	SUM-A			SUM-B		
	R-1	R-2	R-L	R-1	R-2	R-L
HET（X）	87.58	84.78	87.58	79.99	70.73	79.95
HET（Y）	87.37	84.58	87.37	80.17	71.29	80.13
EMET（X）	91.20	87.23	91.16	79.77	70.23	79.76
EMET（Y）	92.07	88.66	92.07	81.34	72.72	81.30

12.2　医疗对话摘要的未来

多模态医疗对话摘要是未来的趋势。多模态医疗对话摘要分为两种：同步的多模态医疗对话摘要和异步的多模态医疗对话摘要。同步的多模态医疗对话摘要是指不同的模态信息可以对齐，这类场景通常发生在会议上。通过模态间信息的互补，可以丰富医疗对话的建模。但是，此类研究可能涉及患者隐私。当下，患者的过往病史和过敏史是非常重要的个人隐私，因此很难拿到这类数据进行研究。对此，一种可行的方法是采用联邦学习的方式保护患者隐私，同时完成这一任务。

异步的多模态医疗对话摘要通常发生在闲聊中，模态信息可以包括文本、图片、表情包、视频和语音。随着各类数据被广泛使用，医疗对话仅仅研究单一文本的对话摘要已经难以适应当前的真实生活场景，异步的多模态医疗对话摘要成了一个重要的研究方向。由于涉及表情包等信息，因此延伸出来的交叉方向可能还有情感分析等。输入对话、输出摘要，这种单一的任务形式已经难以符合实际应用场景的需求，一些更加实用的任务形式将会成为未来的研究趋势。

首先是基于查询的医疗对话摘要。患者可能只关心一次医疗对话中某个特定的部分，不同于单一的医疗对话摘要，基于查询的医疗对话摘要首先给定疾病种类及查询，系统需要根据查询选择疾病诊断中的相关片段，然后生成摘要。查询分为两种：一种是通用查询，主要关注一些概括性的信息；另一种是特定查询，主要关注一些更为细节的信息。

其次是个性化对话摘要。个性化对话摘要旨在从患者的对话历史中学习其过往病史，然后生成针对患者的医疗对话摘要。举个例子，假设通过历史对话，系统得知患者有过心脏病，当一段新的医疗对话中涉及多种疾病时，个性化对话摘要将优先生成心脏病相关的摘要。

参考文献

[1] 闫泽员. 基于深度学习的文本摘要技术研究 [D]. 北方工业大学，2021.

[2] 常煜. 基于深度学习文本摘要模型技术的研究与应用 [D]. 电子科技大学，2020.

[3] 孙倩倩，周守君. 我国远程医疗的现状、问题及发展对策 [J]. 南京医科大学学报（社会科学版），2022，22(01):25-30.

[4] 肖莉才. 文本摘要生成技术研究与应用 [D]. 电子科技大学，2021.

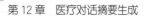

[5] 程艳芳. 基于优化选择的抽取式自动文本摘要研究 [D]. 吉林大学，2020.

[6] 赵阳洋，王振宇，王佩，等. 任务型对话系统研究综述 [J]. 计算机学报，2020，43(10):1862-1896.

[7] 庄寅，刘箴，刘婷婷，等. 文本情感对话系统研究综述 [J]. 计算机科学与探索，2021，15(05): 825-837.

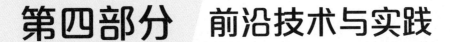

第四部分　前沿技术与实践

第 **13** 章 因果推断技术

13.1 电子病历中的因果关系

电子病历作为电子化的病人记录，完整记录了用户医疗数据的采集、存储和利用等，旨在为临床决策提供强有力的支持。电子病历中包含大量的因果关系，比如基因和疾病之间存在因果关系，症状和疾病之间也存在因果关系。前者经典的例子就是表皮生长因子受体（Epidermal Growth Factor Receptor，EGFR）曾被报道与前列腺癌有关；后者可以理解为由于患者已经表现出某种症状，因此可以认为其可能患有某种疾病。这一系列因果关系或许可以为临床决策提供强有力的支持，辅助医生进一步了解并判断患者的情况。

可将基于约束的因果关系发现方法用于构建基因通路网络。例如，学者蔡瑞初通过将因果关系发现方法用于前列腺癌数据，发现了导致前列腺癌的致病基因。最终的研究结果表明，使用因果关系发现方法找到的所有致病基因与先前报道的有关前列腺癌的研究基本吻合。研究表明，表皮生长因子受体（EGFR）与前列腺癌有关。在前列腺癌基因中，EGFR 显示其是导致前列腺癌的直接致病基因。核糖体蛋白 S27（Ribosomal Protein S27，RPS27）对基因信息处理起重大作用，RPS27 的遗传信息的处理错误是癌症发生的原因。CHN2（嵌合蛋白 2）在平滑肌细胞的增殖和迁移中产生了影响。MLF1（髓性白血病因子 1）是最先发现的白血病因子。同样，蔡瑞初通过将因果关系发现方法用于白血病数据集，识别出了急性骨髓性白血病（Acute Myeloid Leukemia，AML）和急性淋巴细胞白血病（Acute Lymphoblastic Leukemia，ALL）的致病基因。研究表明，使用因果关系发现方法可以找到区别 AML 和 ALL 的两种基因，并且实验结果与先前的报道一致，如 MLF2（髓性白血病因子 2）已被证明是导致 AML 或 ALL 的原因之一。MEF2A（心肌细胞特异性增强因子 2A）是与 AML 相关的重要因子。CD22（肿瘤标志物）对 B 细胞受体信号通路起重要作用，是导致两种白血病的原因之一。此外，组蛋白 H2A.X 也会导致不同类型的白血病。

13.2 因果方法

13.2.1 因果推断

随着图书 *The Book of Why* 的问世，因果关系开始被研究界关注并得到发展。这本书的作者 Judea Pearl 将因果关系分为 3 个阶段（被称为"因果关系之梯"）：关联阶段、干预阶段和反事实推理阶段。Pearl 认为，当前的机器学习仍然只是在做函数拟合的工作，处于关联阶段。在关联阶段，我们或许可以发现数据间的相关性，但相关性并不等同于因果关系。因此，我们研究因果关系的很重要的一个目的就是去掉那些虚假的因果关系，从而找到两个事物之间真正的因果关系。如今，在经济、医疗、环境等诸多领域，我们都可以发现因果关系至关重要。比如，在医疗领域，只要找到患者吃药和患者痊愈之间真正的因果关系，我们就可以更好地帮助医生做出医疗诊断和医疗决策。再比如，在经济领域，只要找到某个事物变化和股票价格升降的真正因果关系，我们就可以更好地帮助决策者做出一系列的措施。当下，人们对因果的研究开始不断涌现，我们已经可以拨开迷雾，看到事物之间真正的因果关系。

　　深度学习处于关联阶段，即通过观察到的数据发现事物之间的相关性，并通过不断地拟合来更加贴近观察到的数据。关联阶段有个很大的问题：由于两个事物之间具有相关性，因此如果其中一个事物发生变化，就会引起另一个事物也发生变化。但是，相关性不等于因果，我们无法判断这两个事物之间是否存在因果关系，因而也就无法判断两者之间究竟是谁影响了谁。二者谁是因、谁是果？我们对此一无所知。干预阶段不同于关联阶段的无方向性：我们想要知道当其中一个事物发生变化时，另一个事物是否也会发生变化。但这里需要注意的是，干预和以变量为条件有本质的区别。当我们在模型中对一个变量进行干预时，我们将固定这个变量的值，其他变量的值会随着干预而改变。当以一个变量为条件时，模型的结构并不会发生变化。我们只是缩小了关注范围——将关注范围变成样本的子集，进而从中选择我们感兴趣的变量的值。但干预不同，当我们通过干预来确定一个变量的值时，这个变量不会随其他变量在图模型中发生改变，干预操作会导致所有指向这个变量的边被删除。反事实推理的本质是"执果索因"，换言之，我们想知道当希望其中一个事物发生变化时，是否可以通过改变另一个事物来达到目的。

1. 后门标准与后门调整

　　在因果图中，后门标准可用来明确地识别出混淆因子，这一特点能够帮助研究者对实验变量进行调整。想象一下，如果收集到混淆因子的信息，我们的实验就可以在并不真正实施干预的情况下进行模拟预测，从而得出干预的结果。后门标准的基本原则是，控制住一个变量的后代节点（或替代物）就相当于"部分"控制了这个变量本身。也就是说，如果控制住一个中间变量的某个后代节点，则意味着我们部分封闭了链路；而如果控制住一个对撞变量的某个后代节点，则意味着我们部分打开了链路。后门路径指的是在所有的 X 和 Y 之间（X 是原因变量，Y 是结果变量），以方向 X 的箭头为开始的路径。如果我们切断了所有的后门途径（因为这些路径允许 X 和 Y 之间的伪相关性信息在管道中流通），我们也就实现了对 X 与 Y 之间的去混杂。

　　混淆因子是导致我们混淆"观察"与"干预"的主要障碍。在用后门标准消除这一障碍后，我们就能精确、系统地绘制出登上"干预"之峰的路线图。后门调整公式如下：

$$P\big(Y=y|\mathrm{do}(X=x)\big)=\sum_{z}P\big(Y=y|X=X,Z=z\big)P\big(Z=z\big) \tag{13.1}$$

2. 前门标准与前门调整

　　与后门调整不同，前门调整在有混淆因子的情况下更加适用。前门标准的定义如下：如果变量 Z 阻断了 X 到 Y 的所有路径，而 X 到 Z 不存在尚未阻断的路径，且 Z 到 Y 的所有后门路径都被 X 阻断，则称 Z 满足有序变量（X, Y）的前门准则。更进一步地，前门调整的概念是，如果 Z 满足关于有序变量 (X, Y) 的前门准则，且 $P(x, z) > 0$，则 X 对 Y 的因果关系为

$$P\left(y\middle|d_0\left(x\right)\right) = \sum_z P\left(z\middle|x\right)\sum_{x'}P\left(y\middle|x',z\right)P\left(x'\right) \tag{13.2}$$

可以看出，前门调整和后门调整神奇的地方就在于，我们在干预阶段消除了 do 运算。这意味着仅仅使用观测数据和已知的分布，我们就能够估计变量之间的因果效应。

3. 逆概率加权

逆概率加权的计算公式如下：

$$P\left(Y = y\middle|\mathrm{do}\left(X = x\right)\right) = \sum_z \frac{P\left(Y = y, X = x, Z = z\right)}{P\left(X = x\middle|Z = z\right)} \tag{13.3}$$

13.2.2　将因果关系发现与不同研究方向结合

1. 将因果关系发现与计算机视觉结合

Martin Arjovsky 提出了将因果关系发现与计算机视觉结合。简单来说，在进行图像识别时，计算机会将识别出来的图像与分类器作比较，这会产生如下问题：可能计算机识别出草地上的小狗图像，因而能正确识别出小狗；当识别沙漠里的小狗图像时，计算机也可以正确识别出小狗；但是，当计算机识别大海中的小狗图像时，却无法正确识别出小狗。这是因为在对图像进行处理时，计算机在无形中会对小狗与其周围的环境进行关联，小狗与其周围环境之间的这种虚假关联不仅不正确，而且会随着领域发生变化。但是，因果关系可以在不同领域之间转移，因果关系稳定且正确。鉴于此，Martin Arjovsky 提出了 Invariant Risk Minimization（不变风险最小化）的概念，旨在提高机器学习的可解释性，从根本上解决跨域分类问题——学习因果特征的表征，捕捉特征和标签之间不变的因果关系。

2. 将因果关系发现与自然语言处理结合

在自然语言处理领域，通过对文本信息进行处理与分类，我们可以更好地发现数据之间的复杂关系。因果关系提取是自然语言处理中十分重要的一项关系提取任务。在自然语言处理中，事件作为信息表示类型变得非常关键，因而得到了更多的关注。事件中蕴含大量的内在组成结构（如参与者、时间、地点等）和外部关联（如因果、共指、时序等语义关系）。通过对蕴含大量事物的文字进行因果关系提取，便能够达到对文本内容更为深入的认识。以文本"昨天降温，小明感冒了，他今天去了医院"为例，通过将因果和自然语言处理紧密结合，找到文字中的因果关系，我们就可以找到如下因果对：（降温，感冒）和（感冒，去医院）。

3. 将因果关系发现与交互式学习（如推荐系统）结合

交互式机器学习系统中存在各种类型的 Bias。Joachims 指出了位置 Bias 的影响，Yang 和 Chen 指出了流行度 Bias 的影响，Lawrence 则指出了机器翻译 Bias 的影响。

在电子商务和网络搜索中，我们通常将用户反馈作为标签，但这么做会产生 Examination Bias 的问题：用户必须查看条目才能提供标签，而条目又是基于现有算法展示的，因此需要进行无偏见的排名电子商务和网络搜索。我们可以构造因果图，Examination 和用户喜好共同决定了正反馈。我们的实验可以基于因果图，根据得到的正反馈找到用户喜好。

13.2.3　将因果关系发现应用于不同领域

1. 将因果关系发现应用于金融领域

在金融市场领域，国际新闻中的重大事件对于股票价格的涨跌具有很大的影响。例如，挖掘出"粮食减产"导致"农产品价格上涨"，从而导致"通胀"，进而导致"股市下跌"之类的远距离时间依赖因素，对于事件驱动的股票价格预测极具研究价值。廖阔将因果原理运用到了金融市场领域，他给出了"事理图谱"的定义：有别于认知图谱和知识图谱，它们以实物为核心，注重实物的属性以及实物内部的关联；事理图谱中的节点代表事物，边代表事物内部的关联。廖阔还将文本中的事件抽取出来，利用因果发现方法找到事件之间的因果关系，并对因果关系的强度进行建模，从而充分挖掘金融文本中的事件逻辑。

2. 将因果关系发现应用于民航领域

基于民航安全的民航突发事件应急管理是为了有效预防和处理各种突发事件。找出民航领域事件之间的因果关系，对于突发事件的预防和处理具有重大的意义。王红将因果关系发现与民航领域结合，找到了民航领域事件之间的因果关系。王红还将民航突发事件应急管理领域本体解析为 RDF（Resource-Description-Framework）图，并根据专家分析对节点的概率进行赋值；之后通过设计规则，实现了领域本体 RDF 图到贝叶斯网络的转换，生成了贝叶斯网络；最后，基于贝叶斯网络，对时间进行因果关系抽取并计算出概率分布。王红不仅找出了民航突发事件之间的因果关系，而且区分了影响结果的主要原因和次要原因。如果某一原因为假时结果的概率低于另一原因为假时结果的概率，则可以判定前者是主要原因。

3. 将因果关系发现应用于医疗领域

将因果关系发现应用于医疗领域是十分重要的突破，这解决了很多医学上的难题。比如，药物和"靶"蛋白之间的关系可以帮助我们研发新药，疾病和患者行为之间的因果关系可以帮助我们防患于未然，一些疾病与其可能引起的疾病之间的关系可以帮助我们预防疾病。

何旭等人使用基于分数搜索的方法构建了贝叶斯网络，他们根据医院提供的关于各种疾病的记录，构造了疾病、二次住院和死亡的有向无环图，找到了疾病、二次住院和死亡之间的因果关系。此外，通过检验条件独立性，他们从反面证实了疾病、二次住院和死亡之间存在关联。不仅仅是疾病和住院、疾病和死亡、二次住院和死亡，他们还找到了不同疾病之间的关系，这有助于临床预防或治疗相关疾病。

13.2.4　典型的因果推断技术

1. 基于约束的因果发现方法

1）SGS 算法

Spirtes 等人于 1993 年提出的 SGS 算法是比较早的因果推断技术。SGS 算法能够在完整的无向图中判断节点间是否存在无向分割集，如果存在，则删除它们之间的边。在判断完所有节点间的无向分割集之后，SGS 算法通过条件独立性来进一步检验剩余边的方向。SGS 算法虽然可以有效地检验出节点间的因果关系，但其存在如下严重的问题：在高维情况下，节点很多，SGS 算法需要多次执行 d-分离操作，这会导致检验次数随节点数量的增大而呈指数增长。

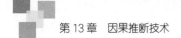

为此，Spirtes 等人后来又提出了 PC 算法。

2）PC 算法

不同于 SGS 算法，对于大小为 n 的节点集，PC 算法会设立分离集 S，分离集 S 的大小将从 0 开始增大到 n。在增大的过程中，不断对两个节点之间的独立性进行检验，从而解决 SGS 算法的检验次数呈指数增长的难题。PC 算法的具体流程如算法 13.1 所示。

算法 13.1：PC 算法的具体流程。

1：输入。顶点集 V，条件独立信息。

2：输出。估计的骨架 C，分离集 S。

3：在顶点集 V 上形成完整的无向图 $\tilde{C}$。

4：$l=-1$；$C=\tilde{C}$。

5：重复

6：　$l=l+1$

7：　重复

8：　　选择一对（新的）有序的节点 i 和 j，它们在 C 中是相邻的，即 $|\operatorname{adj}(C,i)\setminus\{j\}|\geqslant 1$。

9：　　重复

10：　　　选择（新的）$k\subseteq\operatorname{adj}(C,i)\setminus\{j\}$，其中 $|k|=1$。

11：　　　if 节点 i 和 j 在给定的 k 下是条件独立的，那么

12：　　　　删除节点 i 和 j 之间的边

13：　　　　用 C 表示新图

14：　　　　在 $S(i,j)$ 和 $S(j,i)$ 中保存 k

15：　　　endif

16：　　直到节点 i 和 j 之间的边被删除或者所有 $|k|=1$ 的 k 都被选中。

17：　直到所有满足 $|\operatorname{adj}(C,i)\setminus\{j\}|\geqslant 1$ 和 $k\subseteq\operatorname{adj}(C,i)\setminus\{j\}$ 且 $|k|=1$ 条件的有序变量对 i 和 j 相互独立。

18：直到对于每一对相邻节点 i 和 j，都有 $|\operatorname{adj}(C,i)\setminus\{j\}|<1$ 成立。

在 PC 算法中，我们需要对两个节点进行条件独立性检验。在进行条件独立性检验时，PC 算法使用了 Fisher Z Test 方法。图 13.1 给出了 PC 算法的示例流程。

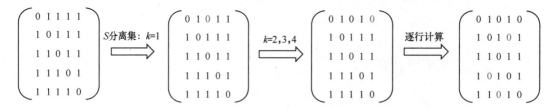

图 13.1　PC 算法的示例流程

3）IC 算法

Verma 和 Pearl 提出了 IC 算法。IC 算法能够根据给定的无向图确定其中所有的 V 结构，然后确定无向边的方向，最后得出因果关系图。IC 算法的具体流程如算法 13.2 所示。

> **算法 13.2：IC 算法的具体流程。**
>
> 1：输入。$\hat{p}$，变量集 V 上的稳定分布。
>
> 2：输出。$H(\hat{p})$，与 $\hat{p}$ 兼容的一种模式。
>
> 3：对于 V 中的每一对顶点 a 和 b，找到集合 S_{ab}，使 $(a \perp\!\!\!\perp b \mid S_{ab})$ 在 $\hat{p}$ 中成立。换句话说，a 和 b 在 $\hat{p}$ 中应该是独立的。以 S_{ab} 为条件，构建无向图 G，当且仅当找不到集合 S_{ab} 时，将顶点 a 和 b 用一条边相连。
>
> 4：对于每一对有共同邻居顶点 c 的非相邻顶点 a 和 b 而言，检查 c 是否属于集合 S_{ab}。
>
> 如果属于，则继续。
>
> 如果不属于，则添加指向顶点 c 的箭头（即 $a \rightarrow c \leftarrow b$)。
>
> 5：在产生的部分有向图中，在不产生新的变量集并且不产生有向循环的前提下，尽可能多地确定无向边的方向。

Verma 和 Pearl 提出了确定方向的 4 条规则。

R_1：只要有一个箭头（如 $a \rightarrow b$）使顶点 a 和 c 不相邻，就把 $b\!-\!c$ 变为 $b \rightarrow c$。

R_2：只要存在 $a \rightarrow c \rightarrow b$ 的链，就把 $a\!-\!b$ 变为 $a \rightarrow b$。

R_3：只要有 $a\!-\!c \rightarrow b$ 和 $a\!-\!d \rightarrow b$ 两条链，并且顶点 c 和 d 不相邻，就把 $a\!-\!b$ 变为 $a \rightarrow b$。

R_4：只要有 $a\!-\!c \rightarrow d$ 和 $c \rightarrow d \rightarrow b$ 两条链，并且顶点 c 和 b 不相邻，就把 $a\!-\!b$ 变为 $a \rightarrow b$。

为了加以区分，Verma 和 Pearl 将 IC 算法分成了两部分：IC 算法和 IC* 算法。IC* 算法的具体流程如算法 13.3 所示。

> **算法 13.3：IC* 算法的具体流程。**
>
> 1：输入。$\hat{p}$，一种抽样分布。
>
> 2：输出。$\text{core}(\hat{p})$，一种标记模式。
>
> 3：对于每一对顶点 a 和 b，找到集合 S_{ab}，使得以 S_{ab} 为条件，a 和 b 在 $\hat{p}$ 中是独立的。如果不存在这样的集合 S_{ab}，就在顶点 a 和 b 之间设置无向链接，即 $a\!-\!b$。
>
> 4：对于每一对有共同邻居顶点 c 的非相邻顶点 a 和 b 而言，检查 c 是否属于集合 S_{ab}。
>
> 如果属于，则继续。
>
> 如果不属于，则添加指向顶点 c 的箭头（即 $a \rightarrow c \leftarrow b$)。
>
> 5：在产生的部分有向图中，根据以下两条规则，（递归地）添加尽可能多的箭头并标记尽可能多的边。
>
> R_1：对于每一对有共同邻居顶点 c 的非相邻顶点 a 和 b 而言，如果 a 和 c 之间的链接有一个指向 c 的箭头，并且 c 和 b 之间的链接没有指向 c 的箭头，则在 c 和 b 之间的链接上添加一个指向 b 的箭头并标记该链接，即 $c \overset{N}{\rightarrow} b$。
>
> R_2：如果顶点 a 和 b 是相邻的，并且有一条从 a 到 b 的有向路径（严格由标记的链接组成），则在 a 和 b 之间的链接上添加一个指向 b 的箭头。

2. 基于函数因果模型的方法

基于约束的因果发现方法可以有效地发现节点之间的因果关系，但是这种方法存在马尔可夫等价类的问题。由于无法有效区分马尔可夫等价类，我们得到的因果关系图通常不是唯一的。为了得到唯一的因果关系图，有学者在后续研究中提出了基于函数因果模型的方法，其中比较典型的是 LiNGAM。

LiNGAM（Linear Non-Gaussian Acyclic Model，线性非高斯无环模型）主要针对线性非高

斯噪声数据集。LiNGAM 有 3 个基本的前提条件：变量之间存在顺序（因而可以用有向无环图来表示，也就是说，后序变量不会影响前序变量），变量之间的因果关系是线性关系 [因而可以下面的式（13.4）来描述]，以及噪声服从非高斯分布且相互独立。

$$x_i = \sum_{k(j)<k(i)} b_{i,j}x_j + e_i + c_i \tag{13.4}$$

LiNGAM 能够判断方向的主要原因在于假设噪声服从非高斯分布。原理如下：假设 $Y = bX + N$（即 $X \rightarrow Y$），当噪声服从非高斯分布时，在正方向上，噪声和变量之间是独立的；但在反方向上，噪声和变量之间则不是独立的（换言之，在两个方向上存在不对称性。另外，如果噪声服从高斯分布，则会导致正向和反向都不独立，无法进行判断。

3. 混合型方法

一些学者试图设计一种混合型的因果发现方法，以便在一定程度上结合高维、可扩展性好的基于约束的因果发现方法以及因果关系发现能力强的基于函数因果模型的方法的优点。在这些学者中，蔡瑞初提出了多种融合策略，并进一步改进了因果算法。下面我们重点介绍蔡瑞初提出的 3 种整合策略。

1）分治策略 SADA

分治策略 SADA 的中心思想就是将因果关系发现问题分解，将大的问题分解为多个子问题，并利用递归的方法来求解。研究发现，因果算法在小的问题上可以表现出更好的准确性，因此我们可以将因果发现问题递归分解为足够小的问题，并在小的问题上应用因果算法，最后对这些问题进行合并。实验证明，SADA 不仅有良好的通用性和稳固性，而且有很高的准确性。SADA 的通用性在于其只使用因果中的忠诚性条件和因果充分性假设，这一特性会促使 SADA 利用可兼容的数据，例如线性非高斯数据和加性噪声数据。针对不同的数据类型，我们可以选择不同的因果算法，对每个小的问题选择不同的因果算法，最后对小问题进行合并，就可以返回完整的因果关系图，从而保证实验的准确性。SADA 的稳固性在于其可以在条件独立性测试和多种因果算法下返回正确的因果关系。虽然在部分情况下，条件独立性测试具有不稳定性，但在小问题足够精确的情况下，我们依然可以保证其优越性和准确性。

SADA 有两个问题：冲突和冗余。为了解决这两个问题，我们可以首先将所有的有向边添加到一个边集中，然后根据 SADA 使用的基本因果算法中的显著性度量对边缘进行排序。接下来，根据排序后的边，按照显著性以升序进行冲突测试。如果某条边与以前的任何边有冲突，则删除这条边。最后，根据条件独立性检验结果，发现并删除冗余边。

SADA 的优点在于能够适应高维数据的稀疏属性，提高了精度；缺点在于分解问题时引入了误差划分，且后续过程中没有有效的校正机制。这些误差会随着分割和处理过程的推进而积累，使整体误差出现一些不可控的现象。在寻找因果关系时，复杂性会呈指数增长。

2）组装策略 SMRP

组装策略 SMRP 由 3 个算法组成，分别是局部结构生成算法、基于传播的权重增强算法以及冗余边消除算法。在局部结构生成算法中，可立即对变量进行划分，并根据变量的类型调用合适的因果算法来判断每个小问题中的因果关系。在基于传播的权重增强算法中，主要执行的操作就是剪枝和传播，目的是增强两个变量之间因果关系的权重。基于最大无环子图的因果排序算法解决了边缘一致性问题，让我们找到了一种在因果顺序的前提下，使边缘权重之和最大化的拓扑排序。最后结合因果排序的冗余边消除算法，去除冗余边并假设条件独立。

3）融合策略 SELF

融合策略 SELF 融合了评分法与基于函数因果模型的方法。SELF 证明了两个重要的结论：一是正确的因果结构必然有最高的得分；二是具有最高得分的因果结构必然是正确的。SELF 采用了改进的似然对数计算得分，并基于爬山法得到最佳因果图。

SELF 的优点在于充分利用了所融合方法的有限能力，提高了因果发现能力，具有较强的应用和推广价值；缺点是理论基础薄弱，适用范围不够广泛。

13.3　电子病历中的因果推断技术

除了基因与疾病之间存在因果关系，实验证明，症状与疾病之间也存在因果关系，我们可以利用这种因果关系帮助医生做出诊断与决策。例如，我们通过将因果算法应用于电子病历，发现了症状与疾病之间的因果关系。我们在实验中用到的电子病历来自 CCKS（中国知识图谱与语义计算大会）以及大学的附属医院。这些电子病历详细记录了患者的发病症状和医生给出的诊断建议。医生在根据发病症状对患者的病情进行详细了解之后，就会做出患者所患疾病的判断，并且针对患者的情况给出详细处方。我们认为，患者症状和疾病判断之间存在因果关系，正是由于患者表现出某种症状，医生才判断其是某种疾病的感染者。

我们将电子病历中的症状和疾病采用实体识别的方法识别了出来，然后利用基于约束的因果发现方法，发现了症状和疾病之间的因果关系。对于实验结果（也就是发现的因果关系），我们也做了检查，有大量可查阅的资料和文献能够证明它们的有效性。与此同时，我们还对症状和疾病进行了关系抽取，并将关系抽取结果与基于约束的因果发现方法得出的结果做了对比。事实说明，因果算法可以找到关系抽取无法发现的因果对。因此，我们认为因果算法和关系抽取存在图 13.2 所示的关系。我们对这部分因果对进行了核实，有大量的资料及文献可以证明因果算法和关系抽取确实存在这样的关系。

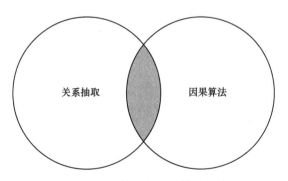

图 13.2　关系抽取与因果算法的关系

图 13.3 给出了一个例子。"腹腔内巨大实性占位"和"肝母细胞瘤"可以构成一个因果对，我们无法利用关系抽取将它们提取出来，但利用因果算法可以做到。我们查看了数据集的原文，发现二者确实可以构成因果关系，这一点在其他一些资料中也可以得到佐证。

腹腔内巨大实性占位　肝母细胞瘤

原文：完善B超发现，腹腔内巨大实性占位(150mm×90mm×140mm)，肝母细胞瘤可能(侵犯肝右、左叶)。12-25于****行"肝肿瘤切除+胆囊切除术"，术后病理确诊肝母细胞瘤，下皮型（胎儿及胚胎型）。

资料：右侧腹腔内巨大占位性病变,右中腹巨大不规则包块,大小约17cm×13cm×10cm。疾病：医生初步诊断是肝母细胞瘤。

图 13.3　因果算法示例

除此之外，还有很多关于如何将因果推断技术与医疗领域结合的文章。我们相信，将因果发现方法应用于电子病历，一定可以解决医疗领域遇到的很多难题。

参考文献

[1] 陈先来，赵晓宇，曾工棉，等．基于区块链的患者在线交流模型 [J]. 计算机科学，2021，48(11):28-35.

[2] 余杰，纪斌，刘磊，等．面向中文医疗事件的联合抽取方法 [J]. 计算机科学，2021，48(11):287-293.

[3] 李正民，云红艳，王翊臻．基于 BERT 的多特征融合的医疗命名实体识别 [J]. 青岛大学学报（自然科学版），2021，34(04):23-29.

[4] 毛戈，李晶，姚弘毅．基于智慧医院的电子病历应用和设计 [J]. 湖北大学学报（自然科学版），2021，43(06):706-712.

[5] 孙德刚．融合 LSTM 与 CRF 的电子病历实体识别研究 [J]. 信息技术与信息化，2021(10):84-86.

[6] 遂建恒．医院档案信息化管理与电子病历管理信息系统 [J]. 电子技术与软件工程，2021(19):180-181.

[7] 涂银莹．基于结构化电子病历的医疗质量管理系统建设成效 [J]. 电子技术与软件工程，2021(18):172-173.

[8] 王朱君，王石，李雪晴，等．基于深度学习的事件因果关系抽取综述 [J]. 计算机应用，2021，41(05):1247-1255.

[9] 孙维俊．基于因果关系的自然语言理解歧义处理及其在智能仪器设计中的应用 [D]. 西安电子科技大学，2014.

[10] 蔡瑞初，郝志峰．大数据中的因果关系发现 [M]. 北京：科学出版社，2018.

[11] 刘苏文，邵一帆，钱龙华．基于联合学习的生物医学因果关系抽取 [J]. 中文信息学报，2020，34(04):60-68.

[12] 刘加新．生物医学领域的实体因果关系抽取 [D]. 苏州大学，2018.

[13] 杜朋．基于非线性格兰杰因果关系的生物医学信号分析 [D]. 南京邮电大学，2016.

[14] 彭寒平．格兰杰因果关系及其在医学影像数据中的应用 [D]. 湖南师范大学，2013.

第**14**章 小样本学习实体识别实践

命名实体识别经常被看作序列标注任务，其目标是在一段自然语言文本中找出我们所关注的特定实体，并且正确地划分出该实体的边界。目前，无论是基于统计的方法还是基于深度学习的方法，在实体识别上都取得了较好的表现，但是这些方法存在如下局限性：需要大量的标注样本用于学习。实际上，在信息抽取的其他子任务（如关系抽取）上，小样本方法已经被引入以解决这个问题。经过几年的发展，小样本方法取得了显著的成果。但实体识别是一项很有难度的任务，不仅需要深入实体甚至字符级别进行类别判断，而且在此过程中存在大量与预定义实体无关的样本，这对实体识别和实体边界的划分提出了挑战。因此，在小样本下进行实体识别的难度远高于大数据场景，目前仍处于初步阶段。

2018 年，Hofer 等人做了初步探索，旨在研究电子健康记录的命名实体识别，他们从目标数据集中收集了 10 个样例，用于小样本学习。2020 年，Yang 等人基于最近邻学习和结构化推理提出了一个简单的小样本命名实体识别系统，他们在源域中训练监督实体识别模型作为特征提取器，结果表明特征空间中的最近邻分类器比标准元学习更有效。Hou 等人为小样本序列标注任务提出了 TapNet 模型，目的是在实体识别常用的条件随机场（CRF）中引入一种折叠转移机制，将抽象的标签依赖转移到具体类别并作为转移分数，他们还结合了一个标签增强自适应投影网络来进行实体识别。2021 年，清华大学 NLP 团队的 Ding 等人提出了首个大规模人工标注的小样本实体识别数据集 Few-NERD，里面的语料来自维基百科。数据集 Few-NERD 中标注了 8 个粗粒度类别，并且每个粗粒度类别又包含 8 个细粒度类别，一共 64 个实体类别，这为后续研究提供了重要的数据支持和测评标准。同样在 2021 年，Tong 等人提出了 MUCO 模型用于小样本实体识别，他们认为现有的原型网络虽然在小样本实体识别上表现卓越，但无法区分出非预定义类别 Other-Class。MUCO 模型能够从非预定义类别中挖掘信息并对它们进行归纳以划分出一些新的类别，这些新的类别具有具体的类别信息，通过这种方式可以减少识别错误的发生。

在本章中，我们将首先形式化地描述小样本命名实体识别任务，包括问题定义和符号定义；然后详细描述字符感知和句子感知以及它们所能够解决的问题；最后在公开的数据集上进行详细的实验和分析，以验证它们的有效性。

14.1 问题定义

回顾一下，命名实体识别可看作序列标注任务，其目的是识别输入文本中包含的实体，并且将其中的每一个字符都归到指定的实体类别。如图 14.1 所示，给定文本序列 $X(x_1, \cdots, x_n)$，命名实体识别需要输出相应的序列标签 $Y(y_1,\cdots,y_n)$。其中，x_i 表示文本中的字符，y_i 表示相应的字符标签，Y 表示实体类别集合。根据 Ding 等人提出的小样本实体标注规则，我们需要将每个字符的类别统一为其所属实体的类别。以图 14.1 中的人名实体"小林"为例，其所包含的字符"小"和"林"的序列类别都是人名类别 P。对于非预定义类别 P，将 A 类别中的实体统一归到 O 类别，然后和预定义类别共同组成实体类别集合 $\{P,A,O\}$。

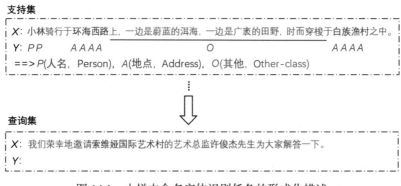

图 14.1　小样本命名实体识别任务的形式化描述

在小样本学习中，模型需要在支持集 S 上学习类别表示，然后识别查询集 Q 中的未标注样本。其中，支持集 S 仅包含有限的几个样本。这里遵从通用的 N-way K-shot 小样本设定，每一次都随机地从数据集中选取 N 个类别，再由每个类别中的 K 个实体组成支持集 S。也就是说，支持集 S 中的句子除了包含 O 类别的实体之外，还包含 $N\times K$ 个预定义实体。支持集 S 可以表示如下：

$$S = \{$$
$$c_1\left\{\left(x_{c_1,1},y_{c_1,1}\right),\cdots,\left(x_{c_1,k},y_{c_1,k}\right)\right\},$$
$$c_2\left\{\left(x_{c_2,1},y_{c_2,1}\right),\cdots,\left(x_{c_2,k},y_{c_2,k}\right)\right\},$$
$$\cdots \qquad\qquad (14.1)$$
$$c_n\left\{\left(x_{c_n,1},y_{c_n,1}\right),\cdots,\left(x_{c_n,k},y_{c_n,k}\right)\right\},$$
$$c_{n+1}\left\{\left(x_{c_{n+1},1},y_{c_{n+1},1}\right),\cdots,\left(x_{c_{n+1},l},y_{c_n,l}\right)\right\}$$
$$\};c_1,\cdots,c_{n+1}\in C$$
$$Q=\left\{\left(x_1,y_1\right),\cdots,\left(x_n,y_n\right)\right\} \qquad (14.2)$$

其中，C 表示实体类别集合，它由 N 个预定义类别 c_i 和一个非预定义类别 c_{n+1} 组成。c_i 中的 $(x_{c_i,j},y_{c_i,j})$ 表示由一个属于类别 c_i 的实体 $x_{c_i,j}$ 和相应的标签 $y_{c_i,j}$ 组成的样本，这样的样本一共有 K 个。c_{n+1} 中的 l 为选取的句子中除了 $N\times K$ 个预定义实体以外的实体数。Q 中的 (x_n,y_n) 由若干在预定义类别 C 下选取的除 S 外的样本组成。因此，实体识别模型需要在 S 中学会如何将 Q 中的样本正确归类到 C 中。

14.2　方法

本节将详细介绍 JTSA 模型。如图 14.2 所示，JTSA 模型由融合字符感知的原型网络（图中用①标记）、融合句子感知的原型网络（图中用②标记）以及联合学习策略（图中用③标记）组成。

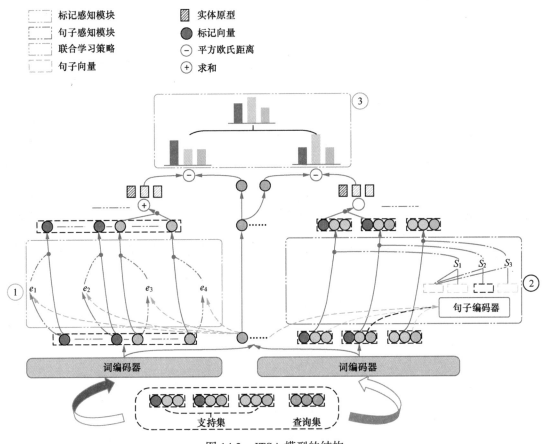

图 14.2　JTSA 模型的结构

14.2.1　原型网络

原型网络是一种结构简单、性能较为优越的基于度量的小样本学习模型。在这里，我们将基于原型网络融合设计字符感知和句子感知的联合 JTSA 模型。在小样本实体识别任务中，原型网络假设每个实体类别都存在原型表示，并且每个实体类别中的实体都聚集在它们各自原型的周围。因此，原型网络的目的就是为每个实体类别计算出原型表示 P，并通过比较与原型的距离来预测未标注实体的类别。给定支持集 S 与查询集 Q，我们可以通过带有可学习参数的嵌入函数 f_θ 将其中的每个字符 x_i 映射到连续的 D 维语义嵌入空间中。

$$X_i = f_\theta(x_i),\ x_i \in R^D \tag{14.3}$$

这里使用具有 Transformer 结构的 BERT 预训练模型作为嵌入函数 f_θ，由此引入外部知识，以便获取到更加鲁棒的字符嵌入表示，然后通过平均支持集实体类别中的所有字符 x_i 得到每个类别的原型表示。

$$p_i = \frac{1}{|c_i|} \sum_{j=1}^{|c_i|} (x_j) \qquad (14.4)$$

其中，$|c_i|$ 表示支持集 S 中的 c_i 类别实体所包含的所有字符数，p_i 为 c_i 类别实体的原型表示。可通过对查询集 Q 中未标注字符 x_q 的嵌入表示 x_q 与 c_i 类别实体的原型表示 p_i 进行比较来得到 y_q 属于 c_i 类别的置信度。

$$d\left(f_\theta(x_q), p_i\right) = \left(f_\theta(x_q) - p_i\right)^2 \qquad (14.5)$$

这里采用欧氏距离作为相似性度量函数 $d(\cdot)$。将 X_q 分别与每个类别的原型表示 $(p_1, \cdots, p_n)$ 逐一进行比较并经过 Softmax 归一化层，即可得到 y_q 的类别概率分布。

$$g_\theta\left(y_q = c_i \mid x_q, S\right) = \frac{\exp\left(-d\left(f_\theta(x_q), p_i\right)\right)}{\sum_{j=1}^{|C|} \exp\left(-d\left(f_\theta(x_q), p_j\right)\right)} \qquad (14.6)$$

其中，$|C|$ 表示实体类别集合 C 中的类别数。为了进一步更正实体分布，在测试期间，我们可以增加一个维特比解码器来融入相邻实体之间的转移规则，并获取修正后的类别概率。

$$y^* = \operatorname{argmax}_y \prod_{t=1}^{T} g\left(y_t \mid x_q, S\right) * g'(y_t \mid y_{t-1}) \qquad (14.7)$$

其中：x_q 表示待测试的查询字符；y_t 表示模型对 x_q 的预测结果；y_{t-1} 表示模型对句子中与字符 x_q 相邻的前一个字符的预测结果；$g'(y_t \mid y_{t-1})$ 则用于计算类别实体 y_t 与 y_{t-1} 之间的转移得分，也就是计算在真实的句子分布中类别实体 y_t 与 y_{t-1} 相邻的可能性。利用维特比解码器，根据实体在真实句子中的分布，我们可以识别出更合乎句子语法规则的实体类别。

14.2.2　字符感知

传统原型网络的核心在于为每个类别计算原型表示。然而，如果采用平均类别中每个字符的计算方式，认为每个字符都发挥同等作用，则模型不仅容易受到噪声数据的影响，而且对类别之间的差异性体现较弱。因此，我们提出了字符感知方法，以便在构建原型期间帮助模型捕捉对类别区分更有针对性的字符。字符感知聚焦于支持集中与查询样本更相关的字符，在原型计算过程中，相关性越强的字符扮演越重要的角色。融合字符感知的原型网络针对每个待测试的查询样本，在支持集上都有一组与之相关的字符分布。

$$\beta_{c_i, j} = \frac{\exp\left(-d\left(f_\theta(x_q), f_\theta(x_{c_i, j})\right)\right)}{\sum_{k=1}^{|c_i|} \exp\left(-d\left(f_\theta(x_q), f_\theta(x_{c_i, k})\right)\right)} \qquad (14.8)$$

其中，$\beta_{c_i, j}$ 表示查询字符 x_q 与支持集中 c_i 类别的第 j 个字符之间的相关性，$x_{c_i, j}$ 表示属于 c_i 类别的第 j 个字符，$|c_i|$ 表示 c_i 类别包含的所有字符数。对于查询字符 x_q，原型将被重新定义为

$$p_i^{\text{ta}} = \frac{1}{|c_i|} \sum_{j=1}^{|c_i|} \left(\beta_{c_i, j} x_{c_i, j}\right) \qquad (14.9)$$

其中，p_i^{ta} 是查询字符 x_q 所属的 c_i 类别实体的原型表示。在融合字符感知的原型网络中，每个查询字符都有一组独有的原型表示，因而不再使用先前的通用原型表示。

14.2.3 句子感知

字符感知不仅能从字符层面帮助模型筛选出对实体分类影响较大的字符，而且能在一定程度上降低噪声数据的影响，从而让模型的识别过程更加靠近正确的方向。除此之外，实体介于字符与句子之间，因此对于实体的识别，我们还设计了句子感知，以便从句子层面帮助模型更正确地识别实体类别。句子感知认为，对于句子 S_q 中的查询字符 x_q 来说，支持集中与 S_q 相关性越强的句子，对于 x_q 的类别判断越具有重要的参考价值。因此，融合句子感知的原型网络更加依赖于句子之间的相关性。这里以句子集合的形式表示支持集 $S = \left\{ s_s^1 \left\langle x_{s,1}^1, \cdots, x_{s,\text{len}\left(s_s^1\right)}^1 \right\rangle, \cdots, s_s^n \left\langle x_{s,1}^n, \cdots, x_{s,\text{len}\left(s_s^n\right)}^n \right\rangle \right\}$，待标注的查询句子则表示为 $s_q \left\langle x_{q,1}, \cdots, x_{q,\text{len}\left(s_q\right)} \right\rangle$。

首先，基于一维卷积神经网络设计一个句子编码器，用于提取句子特征以获得每个句子的嵌入表示。

$$\boldsymbol{h}_s^i = \text{conv1} \left\{ s_s^i \left\langle x_{s,1}^i, \cdots, x_{s,\text{len}\left(s_s^i\right)}^i \right\rangle \right\}$$

$$\boldsymbol{h}_q = \text{conv1} \left\{ s_q \left\langle x_{q,1}, \cdots, x_{q,\text{len}\left(s_q\right)} \right\rangle \right\} \tag{14.10}$$

其中，$\boldsymbol{h}_s^i$ 是支持集中第 i 个句子的向量表示，$\boldsymbol{h}_q$ 是查询语句的向量表示。

接下来，为查询语句 s_q 计算出一组对应支持集句子的相关系数。

$$\alpha_i = \frac{\exp\left(-d\left(\boldsymbol{h}_q, \boldsymbol{h}_s^i\right)\right)}{\sum_{j=1}^{|S|} \exp\left(-d\left(\boldsymbol{h}_q, \boldsymbol{h}_s^j\right)\right)} \tag{14.11}$$

其中，α_i 是 s_q 与支持集 S 中第 i 个句子 s_s^i 的相关系数，$|S|$ 则是支持集 S 中句子的数量。更进一步地，从句子层面到字符层面，s_q 中的每个字符 x_q 与 s_s^i 中的每个字符 x_s^i 都共享相关系数 α_i。对于查询字符 x_q，原型将被重新定义为

$$p_i^{\text{sa}} = \frac{1}{|c_i|} \sum_{j=1}^{|c_i|} \alpha_{c_i,j} x_{c_i,j} \tag{14.12}$$

其中：p_i^{sa} 是查询字符 x_q 所属的 c_i 类别实体的原型表示；$x_{c_i,j}$ 是 c_i 类别包含的第 j 个样本；$\alpha_{c_i,j}$ 是 x_q 和 $x_{c_i,j}$ 之间的相关性系数，也就是它们所在句子之间的相关性系数。在融合句子感知的原型网络中，每个查询语句 s_q 都有一组独特的原型表示，并且其中的每个查询字符 x_q 都共享这些原型表示。

融合字符感知的原型网络和融合句子感知的原型网络的优化目标都是最小化预测标签的类别概率分布与真实标签之间的交叉熵损失。

$$L(\theta) = \frac{1}{n} \sum_{i=1}^{n} l\left(y_i, g_\theta\left(x_i\right)\right) + \lambda \|\theta\|_2^2 \tag{14.13}$$

其中：g_θ 表示融合字符感知的原型网络模型或融合句子感知的原型网络模型；λ 表示权重衰减参数；l 表示交叉熵损失函数，用于计算预测标签与真实标签之间的差异。

14.2.4 联合学习策略

字符感知和句子感知分别从字符相关性和句子相关性出发，寻找与查询样本更相关的支持集样本并为每个查询样本制定独有的原型表示，从而使模型朝着正确的分类方向进行识别。字符感知和句子感知在不同的小样本实体识别场景中分别发挥着重要的作用。

句子感知在细粒度的实体识别中有更大的影响力。由于细粒度的实体共享粗粒度的实体类别，这些实体之间存在一定的相似性，容易造成类别误判，因此引入句子相关性能让模型更好地认识这些实体之间的差异。

字符感知则在粗粒度的实体识别中有更大的影响力。相对于细粒度的识别场景而言，粗粒度实体之间的联系更加微弱，这不仅会模糊模型对相同类别实体的判断，而且更容易受到噪声数据的影响，因此引入字符感知有助于加强相关实体之间的联系。

为了增强模型对不同场景的适应能力并提高鲁棒性，我们探索了一种简单且有效的联合方案，最终得到了 JTSA 模型。在训练时，字符感知的原型网络模型和句子感知的原型网络模型是独立优化的，在测试时才对它们进行联合。当预测查询样本 x_q 的标签 y_q 时，我们可以首先得到这两种模型的类别概率分布，然后通过结合 $g_\theta^{ta}(y_q = c_i | x_q, S)$ 和 $g_\theta^{sa}(y_q = c_i | x_q, S)$ 得到最终的类别概率分布。

$$g_\theta^{jsta}\left(y_q = c_i | x_q, S\right) = \delta g_\theta^{ta}\left(y_q = c_i | x_q, S\right) + \gamma g_\theta^{sa}(y_q = c_i | x_q, S) \tag{14.14}$$

其中，δ 和 γ 是在验证集中通过网格搜索出的符合当前场景分布的超参数。对于 JSTA 模型得出的类别概率分布，我们仍然可以使用维特比解码器进行修正。

14.3 实验

本节将对实验设计和结果进行详细的描述。首先对数据集、超参数以及基线模型进行介绍，然后对 JSTA 模型进行评估，最后进行消融实验并分析模型的每个组件（即字符感知模块、句子感知模块和联合学习策略）的有效性。

14.3.1 数据集

我们将在 FEW-NERD(INTER) 和 FEW-NERD(INTRA) 两个小样本实体识别数据集上进行实验并评估 JSTA 模型。如表 14.1 所示，FEW-NERD 是基于 Wikipedia 进行人工标注的大规模小样本实体识别数据集，里面一共包含 188 200 条句子、4 601 223 个字符以及 491 711 个实体。其中的实体又分为 8 个粗粒度类别和 66 个细粒度类别（每个粗粒度类别由 8 个细粒度类别组成）。在删除无实体的句子后，根据实体粒度，数据集 FEW-

NERD 可划分为 FEW-NERD(INTER) 和 FEW-NERD(INTRA)。FEW-NERD(INTRA) 是一个粗粒度实体分类的数据集，训练集包含 People、MISC、Product 和 Art 类别的实体，验证集包含 Event 和 Building 类别的实体，测试集包含 ORG 和 LOC 类别的实体。FEW-NERD(INTRA) 是一个细粒度实体分类的数据集，我们将从每个粗粒度类别中分别随机选取 60%、20%、20% 的细粒度类别实体作为训练集、验证集和测试集，它们之间共享粗粒度的实体类别。

表 14.1　数据集 FEW-NERD 的统计信息

数据集	来源	划分	划分内容	句子数
FEW-NERD(INTER)	Wikipedia	训练集	70%	130 112
	Wikipedia	验证集	10%	18 817
	Wikipedia	测试集	20%	14 007
FEW-NERD(INTRA)	Wikipedia	训练集	People、MISC、Product 和 Art 类别实体	99 519
	Wikipedia	验证集	Event 和 Building 类别实体	19 358
	Wikipedia	测试集	ORG 和 LOC 类别实体	44 059

14.3.2　超参数设置

这里遵从通用的 N-way K-shot 小样本任务设定，在当前 N 分类的元任务中仅为每个类别提供 K 个标注样例，具体包括 5-way 1-shot、5-way 5-shot、10-way 1-shot 和 10-way 5-shot 共 4 种设定。超参数的设置如表 14.2 所示，我们的模型采用预训练模型 BERT 来获得初始的词嵌入。在训练过程中，使用 Adamw 优化器设置学习率（Learning_rate）为 1e-4，并结合预热步数（Warmup_step）为 1000 的预热学习率策略（Lr_scheduler）进行 10 000 次迭代更新（Training_iteration）。每次更新时使用两批次（Batch_size）的数据，每批次包含一个查询样例（Query_size），并设置句子的最大字符长度（Max_tokens_num）为 60。

表 14.2　超参数的设置

Batch_size	2	Max_tokens_num	60
Query_size	1	Learning_rate	1e-4
Training_iteration	10 000	Optimizer	Adamw
Val_iteration	1000	Lr_scheduler	Warmup
Test_iteration	500	Warmup_step	1000
Val_step	500	Weight_decay	0.01

14.3.3　基线模型

为了进一步验证字符感知、句子感知和联合学习策略的有效性，我们不妨对 JTSA 模型与如下几个小样本实体识别模型进行比较。

ProtoNet 是一个将原型网络用于实体识别的模型，它以预训练模型 BERT 作为编码器来获取每个字符在上下文语境中的嵌入表示，并利用最近邻和原型的思想进行关系推理。ProtoNet 将支持集中具有相同实体类型的字符的平均嵌入作为实体类型的原型表示，并通过比较字符与每个实体原型之间的距离来进行查询实体的分类。

Nnshot 是一个基于字符的最近邻思想的实体识别模型。为了比较时的公平，我们仍使用预训练模型 BERT 作为编码器，然而在确定查询标签时使用支持集中最相邻字符的实体类型作为查询字符的实体类型。

　　Struct 也是一个基于字符的实体识别模型，它与 Nnshot 模型具有相同的结构，但额外增加了维特比解码器来修正预测结果，这使得 Struct 模型更符合自然语言的表达逻辑。

14.3.4　整体实验结果

　　在本节中，我们将在 FEW-NERD(INTER) 和 FEW-NERD(INTRA) 数据集上从不同的方面评价 JSTA 模型，并将其与最新的基线模型作比较。

　　在细粒度分类的 FEW-NERD(INTER) 数据集上，首先分别对融合字符感知的原型网络模型（简称 TAP 模型）和融合句子感知的原型网络模型（简称 SAP 模型）进行分析，如表 14.3 所示。从中可以看出，TAP 模型和 SAP 模型的综合表现（见表 14.3 的 F1 列）均超越了基线模型，其中，在为每个类别仅提供一个样例的 5-way 1-shot 场景下，SAP 模型的表现更加突出，这说明了在实体样例极为有限的情况下，引入句子信息辅助实体识别的有效性。此外，在为每个类别提供多个样例的 5-way 5-shot 场景下，TAP 模型的表现更加突出，这说明 TAP 模型能够通过字符之间的联系帮助我们区分众多实体之间的差异，从而缓解相同类别实体之间的语义混杂和噪声问题。通过联合 TAP 模型和 SAP 模型得到的 JTSA 模型的性能则得到进一步提高，这说明从两个方向进行实体识别可以为模型提供更多的依据，从而减少发生模型判断错误的情况。

　　在粗粒度分类的 FEW-NERD(INTRA) 数据集上，相较于基线模型，TAP 模型和 SAP 模型的性能也得到不同程度的提升，并且提升的幅度大于它们在细粒度分类上的表现。如表 14.4 所示，SAP 模型对 5-way 5-shot 多样本场景下实体识别的表现有较大改善，尤其是在需要区分更多类别的 10-way 任务上，F1 值提升了 10% 以上。这说明在混杂程度相对较大的粗粒度实体上，提供一定类别的句子用于语义相关性分析，有助于模型更准确地定位相关实体。此外，这在单样本的 1-shot 任务上也有一定的效果。例如，SAP 模型在 5-way 1-shot 任务上的 F1 值提升了 2% 以上。TAP 模型则对所有小样本任务设定下的粗粒度实体识别有很好的表现，F1 值的提升普遍高于 10%。这是由于粗粒度实体识别的难点在于实体类别的联系更加广泛，即使相同类别的实体之间也包含较大的差距，它们可能属于不同的细粒度类别。TAP 模型的字符感知拉大了模型对于实体之间的联系和差异，因此在粗粒度场景下表现更佳。联合模型 JSTA 能在一定程度上提高综合表现，这进一步说明从两个方向进行实体识别，在相互印证下能够减少发生识别错误的情况。

14.3.5　收敛速度验证

　　在本节中，我们将在 FEW-NERD(INTER) 数据集上比较 SAP 模型、TAP 模型与现有最新的小样本实体识别模型的整体收敛速度。图 14.3 和图 14.4 分别给出了在训练 SAP 模型和 TAP 模型的过程中，F1 值在训练集与验证集上的变化情况，红色代表 SAP 模型，蓝色和绿色分别代表 ProtoNet 模型和 Struct 模型。如图 14.3（a）所示，在整个训练期间，SAP 模型的收敛速度都优于基线模型并且 F1 值始终保持高增长。此外，从图 14.3（b）中可以看出，SAP 模型

表 14.3 对比各模型在 FEW-NERD(INTER) 数据集上的性能表现

模型	5-way 1-shot			5-way 5-shot			10-way 1-shot			10-way 5-shot		
	P	R	F1 值 (%)	P	R	F1 值 (%)	P	R	F1 值 (%)	P	R	F1 值 (%)
Nnshot	49.96 ± 0.45	58.14 ± 1.01	53.74 ± 0.67	53.30 ± 0.63	62.29 ± 0.70	57.45 ± 0.34	41.36 ± 1.35	51.00 ± 1.20	45.68 ± 1.29	46.54 ± 0.68	56.35 ± 1.23	50.98 ± 0.92
ProtoNet	49.88 ± 0.96	55.35 ± 1.49	52.45 ± 0.48	59.24 ± 0.38	66.09 ± 1.84	62.47 ± 0.83	42.94 ± 0.57	49.58 ± 1.30	46.01 ± 0.63	54.32 ± 0.49	58.54 ± 2.50	56.33 ± 1.14
Struct	56.71 ± 0.87	58.14 ± 1.02	57.41 ± 0.54	63.29 ± 1.16	56.71 ± 3.84	59.77 ± 2.54	52.36 ± 0.47	47.36 ± 1.69	49.72 ± 0.84	59.53 ± 0.85	45.04 ± 2.63	51.25 ± 1.97
Se_proto	64.05 ± 1.24	62.36 ± 0.88	63.19 ± 0.74	62.51 ± 4.15	64.99 ± 4.26	63.53 ± 1.68	61.04 ± 1.84	47.96 ± 2.30	53.67 ± 1.26	55.71 ± 0.74	58.63 ± 1.84	57.13 ± 1.34
En_proto	62.63 ± 2.71	59.70 ± 2.17	61.08 ± 1.46	69.62 ± 1.39	63.79 ± 1.09	66.57 ± 0.96	58.91 ± 1.06	52.21 ± 2.46	55.33 ± 1.45	66.23 ± 0.84	59.31 ± 2.34	62.58 ± 1.24
Joint_proto	66.89 ± 1.91	62.56 ± 1.34	64.63 ± 1.06	70.46 ± 1.65	67.28 ± 3.42	68.77 ± 1.60	63.68 ± 1.35	52.35 ± 1.34	57.38 ± 0.79	65.40 ± 1.14	61.09 ± 1.74	63.17 ± 1.54

表 14.4 对比各模型在 FEW-NERD(INTRA) 数据集上的性能表现

模型	5-way 1-shot			5-way 5-shot			10-way 1-shot			10-way 5-shot		
	P	R	F1 值 (%)	P	R	F1 值 (%)	P	R	F1 值 (%)	P	R	F1 值 (%)
Nnshot	30.22 ± 0.78	34.75 ± 0.50	32.33 ± 0.66	36.03 ± 0.44	43.92 ± 0.5	39.59 ± 0.27	19.85 ± 1.39	25.68 ± 1.03	22.38 ± 1.25	25.59 ± 0.39	31.44 ± 0.38	28.22 ± 0.38
ProtoNet	30.18 ± 0.89	33.60 ± 1.63	31.78 ± 0.98	46.34 ± 0.73	53.18 ± 1.88	49.52 ± 0.94	23.18 ± 0.88	24.26 ± 2.04	23.67 ± 1.13	39.32 ± 0.99	39.74 ± 2.66	39.51 ± 1.74
Struct	39.25 ± 0.73	33.79 ± 1.25	36.30 ± 0.86	49.09 ± 1.93	35.82 ± 2.61	41.38 ± 2.05	30.63 ± 1.27	22.83 ± 2.08	26.14 ± 1.75	40.58 ± 1.87	19.20 ± 1.51	26.05 ± 1.64
Se_proto	48.15 ± 3.64	32.57 ± 1.85	38.74 ± 1.09	47.12 ± 1.12	53.46 ± 1.73	50.09 ± 1.37	53.13 ± 0.78	15.84 ± 1.51	24.38 ± 1.79	39.33 ± 2.35	39.73 ± 0.08	39.52 ± 1.15
En_proto	49.82 ± 2.79	41.46 ± 5.52	44.95 ± 2.90	60.59 ± 2.26	45.78 ± 4.34	52.01 ± 2.42	42.80 ± 2.94	31.35 ± 2.05	36.10 ± 1.26	53.85 ± 2.11	40.16 ± 1.15	46.00 ± 1.29
Joint_proto	54.41 ± 1.58	39.84 ± 4.07	45.86 ± 2.55	60.94 ± 1.25	52.26 ± 2.20	56.22 ± 0.88	53.61 ± 1.91	24.89 ± 1.66	33.97 ± 1.58	53.06 ± 1.37	41.66 ± 1.22	46.68 ± 1.30

在进行第 1500 次参数更新后基本达到最优点，相较于基线模型达到最优参数的速度提高接近一倍，并且相较于表现最好的 ProtoNet 模型，SAP 模型在最优点的 F1 值提高了接近 10%。如图 14.4（a）所示，在整个训练期间，TAP 模型的 F1 值也保持了高增长，虽然在刚开始的 500 次迭代更新时收敛较慢，但之后以更快的速度收敛了，并且始终保持领先。从图 14.4（b）可以看出，TAP 模型依然以较快的速度达到最优点，并且 F1 值提高了 9% 左右。通过分析以上模型在训练期间的表现可以看出，采用句子感知的 SAP 模型和采用字符感知的 TAP 模型，能够更快地找到实体识别的最佳（正确）路径，具体表现就在于它们能够以更快的速度找到更好的最优任务参数。

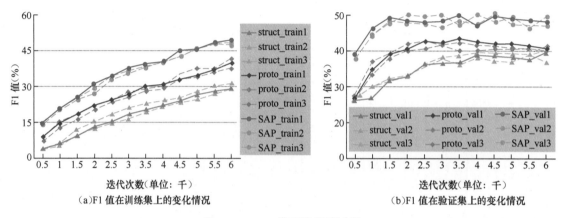

图 14.3　SAP 模型的训练过程

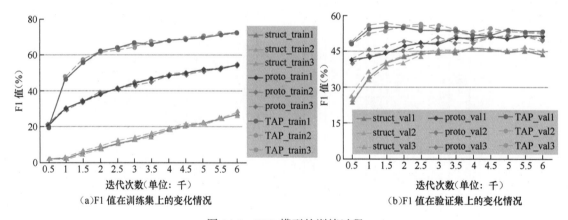

图 14.4　TAP 模型的训练过程

14.3.6　消融研究

为了进一步展示 SAP 模型和 TAP 模型使用的句子感知和字符感知对实体识别的影响，下面进行消融研究，以分别验证这两种模型的实体在原型比较过程中发生的变化。

1. 句子感知部分

以一个 5-way 5-shot 的小样本实体识别任务为例，在分类期间，从 SAP 模型和未使用句子感知的 ProtoNet 模型在识别过程中输出的实体和原型向量中，随机抽取一个查询实体 q 及其所属的类别原型。如图 14.5 所示，分别在 SAP 模型和 ProtoNet 模型上将抽取的查询实体 q

与类别原型相减，得到它们在每一维特征上的数值差，并用条码图进行可视化表示。其中，颜色越深代表数值越小，即查询实体 q 与正确类别原型之间的差值越小。通过图 14.5 可以看出，相较于未使用句子感知的 ProtoNet 模型，在识别过程中，SAP 模型的查询实体更接近真实的类别原型，数值差在所有特征维度上大约减少 20%，因此 SAP 模型的综合表现更好。

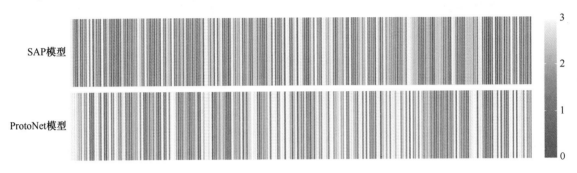

图 14.5　对 SAP 模型和 ProtoNet 模型的查询实体及对应的类别原型在每个间隔维度上的特征进行比较

2. 字符感知部分

和句子感知部分一样，在一个 5-way 5-shot 的小样本实体识别任务上进行随机采样，并在识别过程中比较未使用字符感知的 TAP 模型以及 ProtoNet 模型的查询实体 q 与对应的类别原型在每个间隔维度上的特征差异。如图 14.6 所示，TAP 模型的查询实体仍然更接近真实的类别原型，数值差在所有特征维度上大约减少 33%，因此 TAP 模型的综合表现更好。

图 14.6　对 TAP 模型和 ProtoNet 模型的查询实体及对应的类别原型在每个间隔维度上的特征进行比较

14.3.7　整体实验结果

为了进一步阐释在小样本实体识别上结合两个模型（SAP 模型和 TAP 模型）进行联合预测（JSTA 模型）为何有效，下面通过两个案例进行定量分析：其中一个是 SAP 模型预测错误而 JSTA 模型预测正确的案例；另一个是 TAP 模型预测错误而 JSTA 模型预测正确的案例。图 14.7 展示了联合预测中 TAP 模型纠正 SAP 模型预测错误的过程。

在识别句子 "It began focusing on foreign exchange transaction in 1976 and listed its shares on the jakarta stock exchange in 1989." 中 "organization-government（G）" 类别的实体 "jakarta stock exchange" 属于集合 { "organization-government（G）"，"event-election（E）"，"building-theater（T）"，"building-hospital（H）"，"other-medical（M）"，"other-class（O）" } 中的哪个

类别时，SAP 模型认为"stock"有 55% 左右的可能性属于"H"类别，而属于"O"类别的可能性在 45% 左右，这说明 SAP 模型对"stock"的识别存在某种不确定性，并且有可能引发误判。TAP 模型认为"stock"有高达 90% 的可能性属于"G"类别，这说明"stock"在 TAP 模型中有很高的区分度，因此 TAP 模型对识别"stock"有很大的信心。在区分度很高的情况下，TAP 模型识别正确的可能性往往大于 SAP 模型。因此，当 SAP 模型对某个实体的识别存在困难时，引入能更好地区分该实体的 TAP 模型，可在一定程度上得到较为理想的结果。

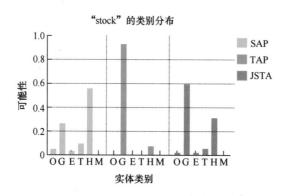

图 14.7　使用模型 SAP、TAP 和 JSTA 预测句子中的实体"jakarta stock exchange"所属的类别

图 14.8 展示了联合预测中 SAP 模型纠正 TAP 模型预测错误的过程。对于句子"according to the republic of ..."中属于非预定义类别"O"的实体字符"the"，TAP 模型认为其属于类别"O"和"E"的可能性相当并且都在 40% 左右，这说明 TAP 模型对"the"的识别具有极大的歧义，因此难以区分。SAP 模型认为"the"有高达 63% 左右的可能性属于类别"E"[远高于属于类别"O"的可能性（只有 20% 左右）]，这说明 SAP 模型对"the"有较好的区分能力。因此，当 TAP 模型对某个实体的识别存在困难时，引入能更好地区分该实体的 SAP 模型，可在一定程度上增大模型的置信度，提高识别率。

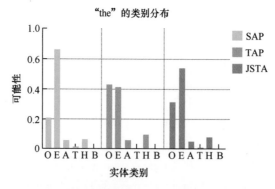

图 14.8　使用模型 SAP、TAP 和 JTSA 预测句子中的实体"republic of the Philippines commission on elections（Comelec）"所属的类别

query sample:	according to the [republic of the Philippines commission on elections (Comelec)], the 2016 certified list of candidates for
SAP predict:	O O O E E E E E E E E O O O O O O O
TAP predict:	O O O E E O E E E E E O O O O O O O
JTSA predict:	O O O E E E E E E E E O O O O O O O
Real label:	O O O E E E E E E E E O O O O O O O
	the position of president, two out of the six candidates were women.
SAP predict:	O O O O O O O O O O O
TAP predict:	O O O O O O O O O O O
JTSA predict:	O O O O O O O O O O O
Real label:	O O O O O O O O O O O
==> O(other_class) E(event-election) A(person-athlete) T(building-theater) H(building-hospital) B(location-bodiesofwater)

图 14.8　使用模型 SAP、TAP 和 JTSA 预测句子中的实体"republic of the Philippines commission on elections（Comelec）"所属的类别（续）

14.3.8　错误指标分析

如图 14.9 所示，参照 Ding 等人的做法，下面使用 4 个指标对我们提出的模型（即 SAP 模型、TAP 模型和 JSTA 模型）和基线模型（即 ProtoNet 模型和 Struct 模型）进行比较。指标 FP 表示将属于非预定义类别"O"的实体识别成了预定义类别，指标 FN 表示将属于预定义类别的实体识别成了"O"类别，指标 WITHIN 表示实体被错误地识别成同一粗粒度类别下的其他细粒度类别（但与正确类别保持在同一粗粒度类别下），指标 OUTER 表示实体被错误地识别成"O"粗粒度类别下的细粒度类别（从定义的类别集合中预测出的实体类别和正确类别毫无交集）。

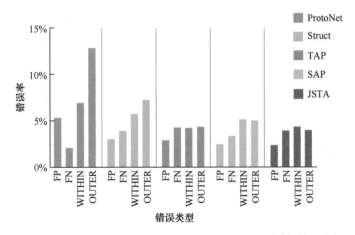

图 14.9　使用指标 FP、FN、WITHIN 和 OUTER 对不同的模型进行比较

通过对模型在这 4 个指标上的表现进行比较可以发现，在大部分情况下，模型 SAP、TAP 和 JTSA 的错误率低于基线模型。

在指标 FP 上，模型 SAP、TAP 和 JTSA 的错误率低于基线模型，与未采用字符感知和句子感知的 ProtoNet 模型相比，错误率降低 50% 左右。但在指标 FN 上，它们则保持差不多的表现，这说明在保持预定义类别上实体识别稳定的同时，对于样本中存在大量语义混杂的非预定义类别实体来说，模型 SAP、TAP 和 JTSA 具有较好的筛选和鉴别能力。这也是我们提出这些模型的目的，因为在句子中，通常"O"类别实体的数量远大于预定义类别实体的数量，对

"O"类别实体识别错误不仅会造成原本属于"O"类别的实体的错判，也会造成预定义类别实体的边界模糊。在指标 WITHIN 和 OUTER 上，模型 SAP、TAP 和 JTSA 的表现远低于基线模型，这说明对于范围确定的预定义类别来说，我们提出的这 3 个模型能更好地区分类别之间的关系，尤其在粗粒度类别上，它们能更精确地定位到其中的细粒度类别。从结果看，在指标 OUTER 上，模型 SAP、TAP 和 JTSA 的错误率相比基线模型降低 50% 以上。从整体看，JSTA 模型的表现最好，这说明在保持字符感知和句子感知有效性的同时，联合模型的表现有了进一步提升。

参考文献

Yang Y, ARZOO K. Simple and Effective Few-shot Named Entity Recognition with Structured Nearest Neighbor Learning. arXiv preprint arXiv: 2010.02405, 2020.

第 15 章 小样本实体关系抽取实践

关系抽取任务的目标是识别文本中指定的实体之间是否具有某种联系，如果有，则需要把这种联系与预定义关系集合中的关系对应起来。在深度学习领域，关系抽取任务已经在有监督学习的方法上取得显著的进展。然而在实际应用中，关系抽取则面临更多的挑战，主要表现在如下几个方面。

- 特定领域有效数据的稀缺。
- 人工标注数据所需的大量人力和物力。
- 训练语料中的关系存在长尾分布。换言之，每个关系所包含样本的数量高度不平衡。
- 领域迁移困难。将使用公共语料训练出来的模型迁移到特定领域后，模型的表现会严重下降。

由于存在以上几个方面的问题，目前监督方法的应用价值受到极大的影响。小样本关系抽取方法逐渐成为新的研究热点，其目的是从有限的标注样本中学习到一系列有效的关系特征表示，用于未标注样本的关系分类，并期望达到与使用大数据训练出来的模型具有相差不大的泛化效果。

2018 年，清华大学的 Han 等人首次提出了人工标注的大规模小样本关系抽取数据集 FewRel 1.0，里面一共包含 100 个关系，并且每个关系都有 700 个样本，这为后续的众多研究提供了最基本的数据支持。2019 年，Gao 等人发布了 FewRel 2.0 并提出两个挑战：领域适应（Domain Adaptation，DA）和非上述关系（None-Of-The-Above，NOTA）检测。目前，绝大多数的小样本关系抽取方法是在这两个数据集上对模型进行评估的。Gao 等人还针对小样本关系抽取提出了 HATT 模型，他们在原型网络的基础上增加了特征级注意力和实例级注意力，并模拟不同程度的噪声场景进行实验，有效缓解了小样本关系抽取中的噪声问题。Geng 等人同样基于原型网络提出了 Induction Networks，他们在构建原型网络的过程中融入了动态路由的思想以获取更好的原型表示。Ye 等人针对小样本关系分类提出了多级匹配和聚合网络（Multi-Level Matching and Aggregation Network，MLMAN）。与先前基于原型网络的模型不同，MLMAN 在局部和实例层面考虑匹配信息，并以交互方式对支持实例和查询实例进行编码，每个关系的原型都可以通过聚合支持实例而得到。2020 年，Qu 等人提出了一种新颖的贝叶斯元学习方法来学习关系原型的后验分布，原型向量的初始先验可通过全局关系图中的图神经网络参数进行优化。2021 年，Wen 等人提出了 TPN 模型，他们将 Transformer 结构融入原型网络，用于增强语义信息并结合注意力机制来提升模型的特征提取能力。TPN 模型在同领域、跨领域、跨句子等场景下具有较好的表现。

在本章中，我们将首先形式化地描述小样本实体关系抽取任务，包括问题定义和符号定义；然后围绕小样本实体关系抽取，具体介绍 MSEPN 模型的 3 个组件——特征级注意力、深度集成策略和微调策略；最后在数据集上进行详细的实验和分析。

15.1　问题定义

小样本实体关系抽取可看作关系分类任务，旨在根据上下文信息将文本中指定的一对实体划分到其所属的关系类别。如图 15.1 所示，给定带标签样本的支持集 $S = \{(x_{11}, y_{11}), \cdots, (x_{NK}, y_{NK})\}$。其中，$x$ 表示一段文本，y 表示文本中指定的头尾实体之间的关系（属于预定义关系集合 R），y_{NK} 表示头实体"影评人"和尾实体"小说"在 x_{NK} 中具有关系集合 {"发生于"，$\cdots$，"生产"} 中的"生产"关系。

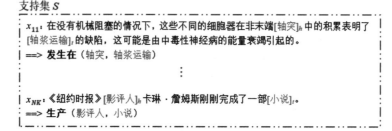

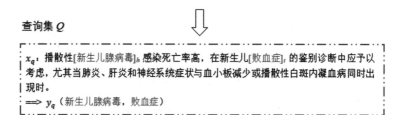

图 15.1　小样本实体关系抽取样例

在小样本学习任务的设定中，N 为关系类别的数量，K 为每个关系提供的样本数，支持集 S 一共提供 $N \times K$ 个标注样本，并且它们通常很小。模型需要从这些有限的 $N \times K$ 个样本中学习关系表示并用于查询集样本的分类。这里遵从通用的 N-way K-shot 小样本任务设定，具体包括 5-way 1-shot、5-way 5-shot、5-way 10-shot、10-way 1-shot、10-way 5-shot 和 10-way 10-shot 共 6 种设定。

15.2　方法

我们将基于原型网络设计特征级注意力、深度集成策略和微调策略，以应对在小样本场景下进行关系抽取时面临的特征稀疏、高方差、跨领域等问题。MSEPN 模型的结构如图 15.2 所示。

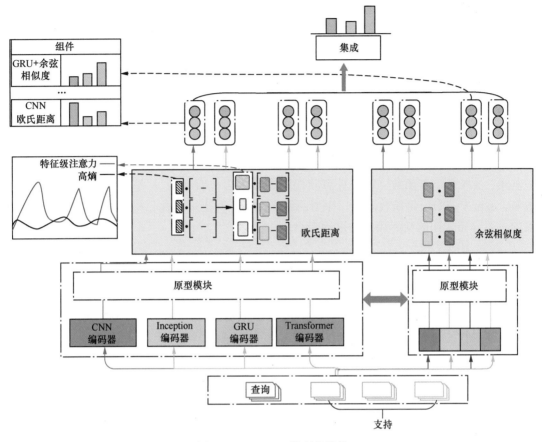

图 15.2　MSEPN 模型的结构

15.2.1　原型网络

在实体关系抽取中，原型网络使用支持集中的数据为每个关系计算原型表示，并且认为向量空间中具有相同关系的样本都聚集在其原型表示的周围。给定头尾实体已经确定的样本 $x(e_1,\cdots,e_h,\cdots,e_t,\cdots,e_n)$，其中，$e_h$ 表示头实体，e_t 表示尾实体。使用 GloVe 模型获取每个实体的向量表示，然后为每个实体计算相对于头尾实体的位置表示。

$$P_{h,i} = i - h + \text{max\_len}$$

$$P_{t,i} = i - t + \text{max\_len} \tag{15.1}$$

其中，max_len 表示句子的最大长度。针对尾实体 e_i 的相对位置 $P_{t,i}$，我们可以使用带有可学习参数 θ 的嵌入函数 l_θ 将其编码成相对位置嵌入并与实体嵌入 x_i 进行拼接。

$$x_i = \text{concat}\big(\text{glove}\big((e_i), l_\theta\big(P_{h,i}\big), l_\theta\big(P_{t,i}\big)\big) \tag{15.2}$$

其中，concat(·) 是向量拼接函数。结合位置嵌入，我们便可得到指定了头尾实体位置的文本向量表示 $\big(x_1,\cdots,x_h,\cdots,x_t,\cdots,x_n\big)$。接下来，使用句子编码器 f_θ 将其映射到一个连续、低维的嵌入中。

$$X = f_\theta\big(x_1,\cdots,x_h,\cdots,x_t,\cdots,x_n\big) \tag{15.3}$$

对于支持集 S 和查询集 Q 中的每个样本，我们统一采用编码器 f_θ 获取其嵌入表示并从支

持集 S 中计算出每个关系的原型用于查询样本的分类。

$$c_i = \frac{1}{k}\sum_{j=1}^{k}x_{ij}, \left(x_{ij},y_{ij}\right)\in S \tag{15.4}$$

其中，c_i 表示支持集 S 中第 i 个关系的原型，K 表示每个关系所包含样本的数量，x_{ij} 为第 i 个关系的第 j 个样本。计算查询样本 x_q 与关系原型的距离作为其在关系集合上的概率分布。

$$g_\theta\left(y_q=i|x_q,S\right) = \frac{\exp\left(-d\left(x_q,c_i\right)\right)}{\sum_{i'=1}^{N}\exp\left(-d\left(x_q,c_{i'}\right)\right)} \tag{15.5}$$

其中，$d(\cdot)$ 是距离函数（用于计算欧氏距离或余弦相似度），N 是预定义关系集合上的关系数量，$\exp(\cdot)$ 是归一化指数函数。原型网络在关系分类上的优化目标是对预测的关系分布和真实的关系分布之间的交叉熵损失进行最小化。

$$L\left(\theta\right) = \frac{1}{n}\sum_{i=1}^{n}l\left(y_i,g_\theta\left(x_i\right)\right) + \lambda\|\theta\|_2^2 \tag{15.6}$$

其中，$l(\cdot)$ 是交叉熵损失函数，λ 是权重衰减参数，L 是模型在一批数据上与真实分布的差异。

15.2.2　特征级注意力

原型网络通常采用简单的欧氏距离等方法来衡量样本的相似性，然而这些方法会将每一维的特征均等考虑。实际上，对于小样本关系分类来说，受限于有限的样本数量，我们能够获取的有效特征并不多，稀疏的特征进一步提高了关系分类的难度。不同维度上的特征可分为 3 类：一类是与关系强相关的特征，这些特征在不同关系的样本中更有区分度；另一类是与样本强相关的特征，这些特征往往是每个样本所独有的；最后一类是噪声带来的特征，这些特征往往会对关系的判断造成负面影响。为此，我们设计了特征级注意力来区分这些特征，以便更高效地进行关系的分类。

$$a_i = \frac{\sum_{j=1}^{k}\sum_{l=j+1}^{k}\left|x_{i,j}-x_{i,l}\right|}{\left(k*(k-1)/2\right)} \tag{15.7}$$

其中，k 表示每个类别中样本的数量。利用以上方式，我们可以获取同一关系下的样本在不同维度的特征上联系的强弱。在同一关系下，联系强的特征往往对关系的分类更有区分度。因此，我们需要加强这些特征在关系分类中的作用。

$$w_i = -\log\left(a_i+\delta\right) \tag{15.8}$$

其中，w_i 与样本嵌入具有相同的维度，δ 是超参数（用于控制特征的强弱），关系 a_i 需要处于合理的数值范围内。在距离度量中，利用 w_i 可以得到更合理的相似性判断结果。

$$d_{\text{ed}}\left(x_q,c_i\right) = w_i\left(x_q-c_i\right)^2$$
$$d_{\cos}\left(x_q,c_i\right) = w_i\frac{x_q^{\mathrm{T}}c_i}{\|x_q\|_2\bullet\|c_i\|_2} \tag{15.9}$$

其中，d_{ed} 和 $d_{\cos}$ 分别表示结合了特征级注意力的欧氏距离和余弦相似度，它们在随后的深度集成策略中会被用到。

15.2.3 深度集成策略

为了缓解小样本实体关系分类的高方差，并提高原型网络在关系抽取中提取样本语义特征和相似性度量的能力，我们利用不同的神经网络和距离度量函数设计了深度集成策略。

我们首先集成了特征提取器模块，并采用 4 种高性能的神经网络——一维卷积神经网络（CNN）、循环神经网络（GRU）、Inception 和 Transformer 作为编码器 f_θ。这 4 种神经网络在文本特征提取中有不同的侧重点。例如：CNN 擅长局部特征的提取，但捕捉全局特征的能力较弱；GRU 擅长序列特征的提取，但存在长期依赖问题；Transformer 擅长全局特征的提取，但对局部特征的提取能力较弱；Inception 则对 CNN 做了横向扩展，以采用多个不同大小的卷积核进行特征提取。

另外，从关系分类的角度出发，这 4 种神经网络在关系类别上的侧重点也不同，它们分别擅长处理不同类别关系的文本。正因为如此，我们将这 4 种神经网络用作句子编码器，以集成子模型的差异部分。

$$f_{\theta_e}(\cdot), e \in E\{\text{CNN}, \text{Inception}, \text{GRU}, \text{Transformer}\} \tag{15.10}$$

为了进一步发挥深度集成策略的优势，我们将不同的距离度量模块作为子模型的差异部分，基于欧氏距离和余弦相似度度量函数，分别从向量空间中的数值差异和方向差异两个角度对样本进行度量。为此，我们对这 4 个句子编码器做了组合，这在增加子模型差异性的同时，有利于更全面地衡量不同样本之间的共性和特性。

$$d_m(\cdot), m \in M\{\text{ed}, \cos\} \tag{15.11}$$

此外，我们还采用一组可学习参数作为联合层，以协调每个子模型进行联合关系分类。

$$L(\tilde{\theta}) = \sum_{e \in E, \, m \in M} \left(\frac{1 + w_{em}}{n} \sum_{i=1}^{n} l\left(y_i, g_{\theta_{em}}\left(f_{\theta_e}(x_i)\right)\right) + \lambda \|\theta\|_2^2 \right) \tag{15.12}$$

其中，$g_{\theta_{em}}$ 是采用不同编码器和度量函数的子模型；w_{em} 是与之相关的可学习参数，用于联合训练和预测。训练的最终目标是最小化子模型的总体预测损失，通过差异与合作提高模型的鲁棒性并减小高方差。

15.2.4 微调策略

为了提高模型适应新型关系的能力，尤其是在跨领域场景中，我们设计了微调策略。在分类过程中，除了将支持集 S 用于关系原型的生成之外，我们还使用句子特征提取器 f_θ 对它们做了轻微的参数调整，以便更好地适应未见过的关系类别。将 $x_i \in S$ 编码成句子表示并放入 softmax 线性分类器。

$$p_i = \text{softmax}\left(Mf_\theta(x_i) + b\right) \tag{15.13}$$

其中，M 和 b 是分类器中的可学习参数。下面采用交叉熵损失函数对模型进行训练。

$$\min \sum_i \text{CrossEntropy}(y_i, p_i) \tag{15.14}$$

通过以上方式，我们可以优化编码器 f_θ 的参数。针对每个小样本任务，将我们在训练过程中获得的参数作为初始化参数进行优化，这样就可以得到能够适应不同小样本任务的模型，从而极大提高模型的鲁棒性和跨领域关系分类能力。

15.3 实验

本节将对实验设计和结果进行详细的描述。首先对数据集、超参数以及基线模型进行介绍；然后在跨领域和同领域场景下对 MSENP 模型进行评估，并从多个角度发出对其与最新的基线模型进行比较，以验证 MSEPN 模型的优越性和有效性；最后进行消融实验并分析 MSENP 模型的每个组件（即特征级注意力、深度集成策略和微调策略）。

15.3.1 数据集

针对不同的 N-way K-shot 小样本设定，我们将在两个开放的数据集 FewRel 1.0 和 FewRel 2.0 上评估 MSEPN 模型，如表 15.1 所示。

表 15.1　小样本实体关系抽取数据集

数据集	来源	应用	关系数量	样本数量
FewRel 1.0	Wikipedia	训练集	60	42 000
	Wikipedia	验证集	10	7000
	Wikipedia	测试集	10	7000
FewRel 2.0	Wikipedia	训练集	64	44 800
	SemEval	验证集	17	8851
	PubMed	测试集	10	2500

FewRel 1.0 是一个用于同领域场景的数据集，其中所有的数据都来自维基百科公共语料库 Wikipedia，一共包含 100 个关系，每个关系则有 700 个样本。FewRel 1.0 的测试集并未公布，这里分别从中随机抽取 60 个关系作为训练集、10 个关系作为验证集、10 个关系作为测试集。这 3 个集合虽然不相交，但它们具有相同的分布。对于小样本任务来说，仅仅验证模型在同领域数据集上的表现是不够的，我们还需要专为跨领域场景而设计的 FewRel 2.0 数据集。FewRel 2.0 的训练集是来自维基百科公共语料库 Wikipedia 的 64 个关系，与 FewRel 1.0 相同，每个关系也有 700 个样本；验证集是来自新闻语料库的 SemEval 数据集，一共有 17 个关系；测试集是来自医学领域的 PubMed 数据集，一共有 10 个关系。因此，FewRel 2.0 的训练集、验证集和测试集是由来自不同领域的数据组成的。在实验中，我们将采用准确率作为评估标准。

15.3.2 超参数设置

MSEPN 模型的超参数设置如表 15.2 所示。为了公平比较，所有的实验都处在相同的超参数设置下。这里使用 50 维的 GloVe 词向量作为初始词嵌入。在训练过程中，使用带有 0.1 学习率和 10^{-5} 权重衰减参数的 SGD 优化器进行 30 000 次参数迭代更新，每次放入 4 批数据（每批数据包含 20 个关系类别）进行训练。每当训练 2000 次时，就使用标准的 N-way K-shot 小样本设定进行一次验证。其中，查询集的大小被设置为每个关系包含 5 个样本。在微调过程中，使用交叉熵进行 50 次参数更新。

表 15.2 MSEPN 模型的超参数设置

Batch_size	4	Optimizer	SGD
N_for_train	20	Momentum	0.9
K_for_train	5	Weight_decay	10-5
Query_size	5	β	0.1
Learning_rate	0.1	Training_iteration	30 000
Val_step	2000	Fine-tune_iterations	50

15.3.3 基线模型

为了验证特征级注意力、深度集成策略和微调策略的有效性，下面在数据集 FewRel 1.0 和 FewRel 2.0 上对模型 Proto_atten、MSEPN、MSEPN_FT、MSEPN_BERT 与如下几个基线模型进行比较。

Siamese 是一种典型的基于度量的小样本学习模型，旨在将两个输入样本映射到同一向量空间，然后将它们分别输入两个相同的子神经网络中，通过计算向量的距离来衡量它们的相似性并进行分类。

GNN（Graph Neural Network，图神经网络）是一种利用图卷积来处理非欧氏样本数据的模型。在 GNN 模型中，支持集和查询集中的样本都被视作图中的节点，然后利用图卷积将支持样本的标签信息传递给查询样本以进行关系推理。

Snail 是一种元学习模型，旨在将时间卷积和注意力机制相结合，从而把元学习问题形式化为序列问题，以快速汲取过去的经验并用于具有相似分布的样本的分类。

Proto 是一种简单高效的小样本学习模型。Proto 模型认为同一向量空间中具有相同关系标签的样本距离较近，具有不同关系标签的样本则相距较远。可在支持集上为每个关系计算原型表示，用于查询样本的关系类别分析。请将查询样本与每个关系原型的距离作为关系推理的依据，选择其中最接近的关系类别。

Proto_hatt 是经典原型网络的一种变体，专为解决小样本关系分类中的噪声问题而提出。Proto_hatt 模型使用实例级注意力和特征级注意力来改善小样本关系分类的性能，前者用于选择支持集中最有用的实例，后者用于选择最具区分性的特征以进行预测。

BERT_PAIR 是一种基于预训练模型 BERT 的分类模型。在 BERT_PAIR 模型中，每个查询样本将与所有支持样本连接。可通过 BERT_PAIR 模型获得每个样本对的得分作为它们属于同类关系的依据，然后进行关系推理。

Resnet_Ensemble 是一种基于集成学习的小样本图像分类模型。Resnet_Ensemble 模型使用 20 个具有 ResNet-18 结构的子模型，通过投票或平均子模型的输出来对图像进行分类。在训练过程中，可以通过随机剔除子模型来增强预测的随机性，并且可以通过将同一图像的多种变体作为不同子模型的输入来增强预测的可变性。在这里，我们需要对 Resnet_Ensemble 模型进行改进，使其适用于文本关系分类任务以便与我们自己的模型进行比较。

15.3.4 整体实验结果

接下来，我们将分别在同领域数据集 FewRel 1.0 和跨领域数据集 FewRel 2.0 上对 MSEPN

模型及其两个增强版本 MSEPN_FT（结合了微调策略）和 MSEPN_BERT（结合了预训练模型 BERT）与基线模型的整体结果进行比较。此外，我们还将展示 MSEPN 模型的 3 个组件（即特征级注意力、深度集成策略和微调策略）对整体结果的影响，并分析它们是如何发挥作用的。

如表 15.3 所示，我们在更符合实际应用并且挑战较大的跨领域场景下进行了实验。首先，在保持单模型结构不变的情况下，将融合了特征级注意力的 Proto_atten 模型与初始的 Proto 模型进行比较，前者的准确率提高了 2% ～ 4%，这证明了在度量过程中进行特征区分是有效的。其次，在深度集成策略下，与最近的未采用预训练模型 BERT 的小样本关系抽取基线模型（Proto_hatt、Proto、GNN 和 Siamese）相比，MSEPN 模型在各种小样本设定下的准确率均有 4% ～ 7% 的提高。与采用预训练模型 BERT 的小样本关系抽取基线模型 BERT_PAIR 相比，采用了预训练模型 BERT 的 MSEPN_BERT 模型的准确率提高了 2% ～ 7%。另外，在多样本场景下，结合了微调策略的 MSEPN_FT 模型在未采用预训练模型 BERT 的情况下仍能够取得显著的成效：相较于采用预训练模型 BERT 的基线模型提高了 5% ～ 12%。

表 15.3　对比各模型在 FewRel 2.0 数据集上的性能表现（跨领域场景）

模型	5-way			10-way		
	1-shot	5-shot	10-shot	1-shot	5-shot	10-shot
Siamese	39.66	47.72	53.08	27.47	33.58	38.84
GNN	35.95	46.57	52.20	22.73	29.74	—
Proto	40.16	52.62	58.69	28.39	39.38	44.98
Proto_hatt	40.78	56.81	63.72	29.26	43.18	50.36
BERT_PAIR	56.25	67.44	—	43.64	53.17	—
Resnet_Ensemble	38.50	51.93	57.95	26.77	38.90	44.77
Trans_Ensemble	41.59	57.33	62.85	29.80	43.63	49.34
Proto_atten	41.55	55.87	62.28	29.68	42.34	48.63
MSEPN	45.44	63.43	69.85	33.34	50.30	57.31
MSEPN_FT	—	72.40	78.00	—	**65.31**	**71.60**
MSEPN_BERT	**58.30**	**76.22**	**80.12**	**44.05**	62.71	67.22

为了公平比较，我们对来自 Dvornik 的图像分类小样本集成模型进行改进，得到了两个适用于文本分类的小样本集成模型 Resnet_Ensemble 和 Trans_Ensemble。在保持模型结构（ResNet-18）不变的情况下，Resnet_Ensemble 能够将原来的二维卷积改成适用于文本的一维卷积，Trans_Ensemble 则能够用更擅长文本处理的 Transformer 进行替换。通过比较可以发现，在各种场景下，未使用任何增强策略的 MSEPN 模型仍能够以 2% ～ 7% 的提升效果保持领先。综上所述，在非预训练、预训练和集成场合下，我们的深度集成模型 MSEPN 均有优越的表现。

除了跨领域场景，我们还在同领域场景下进行了实验，如表 15.4 所示。在单模型方面，Proto_atten 模型的准确率相比初始的 Proto 模型提高了 0.5% ～ 1.5%。在集成模型方面，MSEPN 模型的准确率在各种小样本任务设定下，相比非集成与集成的基线模型提高了 2% 以上。此外，虽然在同领域场景下不存在领域适应问题，但是结合了微调策略的 MSEPN_FT 模型仍然能够在此基础上略微提高准确率，尤其是在类别更多（$N \geqslant 10$）的情况下。采用了预训练模型 BERT 的 MSEPN_BERT 模型可以取得更好的表现，特别是在 1-shot 的高难度任务设定下，相比未采用预训练模型 BERT 的 MSEPN 模型，准确率提高了 6% ～ 7%。MSEPN_BERT 模型的准确率在标准的 5-shot 任务设定上也提高了 2% ～ 4%。因此，在同领域场景下，特征级注意力、深度集成策略和微调策略仍发挥了重要的作用。

表 15.4 对比各模型在 FewRel 1.0 数据集上的性能表现（同领域场景）

模型	5-way			10-way		
	1-shot	5-shot	10-shot	1-shot	5-shot	10-shot
Siamese	75.76	85.80	89.04	64.58	77.42	80.30
GNN	71.18	85.71	89.25	56.01	74.33	—
Snail	72.69	84.22	85.23	58.15	68.36	73.36
Proto	74.01	89.46	91.55	61.30	81.66	84.87
Proto_hatt	75.45	89.97	92.03	62.64	82.29	85.74
Resnet_Ensemble	74.29	88.56	90.88	61.08	80.20	83.72
Trans_Ensemble	78.01	89.63	91.56	66.71	82.30	85.21
Proto_atten	74.51	90.03	92.29	62.08	82.34	85.88
MSEPN	80.06	92.66	94.18	69.41	86.63	89.07
MSEPN_FT	/	92.73	94.12	/	87.46	89.59
MSEPN_BERT	**86.08**	**95.25**	**96.14**	**78.28**	**91.07**	**92.52**

15.3.5 交叉验证

为了进一步验证 MSEPN 模型的效果，下面进行交叉验证：在 FewRel 1.0 数据集上对所有的关系进行重新划分并进行 3 次补充实验。如图 15.3 所示，让 MSEPN 模型分别与擅长单样本（1-shot）任务的 Siamese 模型和擅长多样本（5-shot、10-shot）任务的 Proto 模型及其改进版本 Proto_hatt 进行比较。

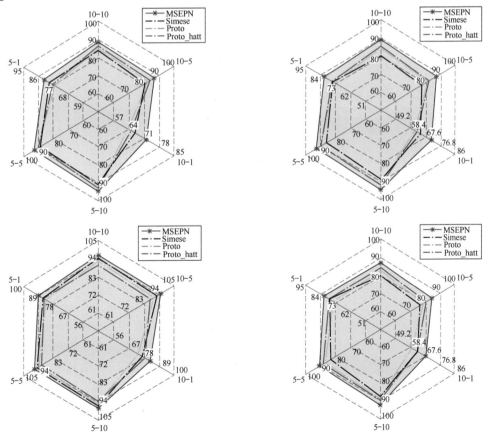

图 15.3 交叉验证

结果表明，MSEPN 模型不仅在单样本任务上超越了 Siamese 模型，而且在多样本任务上也有优异的表现。通过多个编码器获取的特征和多个度量函数，经多方印证，MSEPN 模型在继承原型网络优点的同时解决了原型网络在单样本任务上易受噪声影响的问题。因此，在提高性能的同时，MSEPN 模型在不同的场景和任务下表现更加稳定。

15.3.6　消融研究

接下来，我们将从模型角度、任务角度、数据（关系）角度对深度集成策略在小样本关系分类中的影响进行综合分析。

首先，从模型角度进行分析。在同领域和跨领域的 5-way 5-shot 小样本关系分类任务设定上，比较 MSEPN 模型及其各个子模型的准确率，如图 15.4 所示。从中可以看出，MSEPN 模型的所有子模型都呈现出非均衡的表现，同领域和跨领域场景下的波动范围是 3% ～ 4%。例如，结合了 Inception 模型与欧氏距离的 Incep_Ed 子模型在同领域场景下具有较为优越的表现，而在跨领域场景下表现较差，这说明单模型对场景的适应能力较弱。好在我们的深度集成策略能使不同子模型之间相互合作，从而实现最佳性能，在跨领域和同领域场景下，相较于最优的子模型可以分别提高 6% 和 2.34%，这充分证明了深度集成策略的有效性。

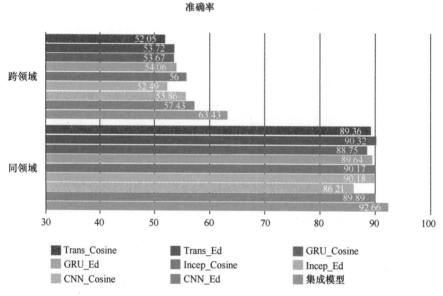

图 15.4　比较 MSEPN 模型及其各个子模型在 5-way 5-shot 任务上的表现

其次，从任务角度进行分析。如表 15.5 所示，在同领域和跨领域场景下，我们对 MSEPN 模型的几种变体进行了比较。MS_Cosine 是对使用余弦相似度作为度量的 4 种子模型（CNN_Cosine、Incep_Cosine、GRU_Cosine、Trans_Cosine）进行集成后的模型，MS_Ed 则是对使用欧氏距离作为度量的 4 种模型进行集成后的模型。可以看出，余弦距离更适合样本量小的 1-shot 任务，但随着样本量的增大，欧氏距离在 5-shot 和 10-shot 任务上表现较好。MSEPN 模型则在 1-shot 和 10-shot 任务上都能取得更好的表现，这证明了集成欧氏距离和余弦相似度是有效的：在提高性能的同时，还可以增强模型对不同小样本任务设定的适应性。

表 15.5　在同领域和跨领域场景下，对 MSEPN 模型的几种变体进行比较

场景	模型	5-way			10-way		
		1-shot	5-shot	10-shot	1-shot	5-shot	10-shot
跨领域场景	MS_Cosine	**45.06**	62.09	68.05	**32.89**	48.58	55.01
	MS_Ed	44.66	**62.44**	**68.96**	32.54	**49.20**	**56.18**
	MSEPN	45.44	63.43	69.85	33.34	50.30	57.31
同领域场景	MS_Cosine	**79.80**	91.93	93.55	**69.00**	85.43	87.95
	MS_Ed	79.44	**92.52**	**94.03**	68.60	**86.49**	**88.96**
	MSEPN	80.06	92.66	94.18	69.41	86.63	89.07

最后，从数据角度进行分析。如图 15.5 所示，采用同领域场景下的 5-way 5-shot 任务设定，在测试集的每一个关系上，对 MSEPN 模型（也就是图 15.5 中的 EN 模型）及其包含的 8 个不同子模型的准确率进行测试。从中可以发现，不同的子模型擅长不同关系类别的判断。例如，在 R4 关系上，将 CNN 与余弦距离相结合的 CC 模型具有最佳表现；而在 R8 关系上，将 GRU 与欧氏距离相结合的 GE 模型表现最好。此外，相较于众多子模型，MSEPN 模型在所有的关系上都有更好的表现。因此，在将这些具有不同特点的子模型集成后，便能够在发挥它们各自的优势并提高模型对不同数据适应能力的同时，进一步提高模型的准确率。

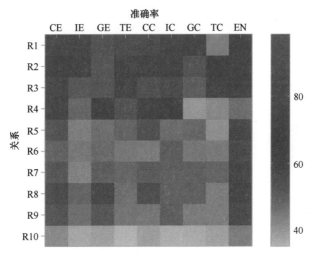

图 15.5　MSEPN 模型及其包含的 8 个子模型在不同关系上的准确率

目前较为通用的信息抽取模型大多基于深度监督学习，比如用于实体识别的 BiLSTM-CRF 模型以及用于关系抽取的指针网络。虽然这些模型大多能够取得显著的成果，但是它们的性能在一定程度上依赖于大数据学习，对实际应用场景的适应能力较弱。小样本场景下的信息抽取是一个重要的研究方向，致力于探索一种小样本学习方法，让信息抽取在小众数据上也能取得与大数据相当的成果，这样模型就有了实际应用的可能。

本书的第 14 章和第 15 章对小样本实体识别和关系抽取展开了研究，并提出了几种方法来缓解或解决小样本信息抽取中的几个关键问题，旨在推动实体识别和关系抽取研究的发展。

参考文献

YE Z X, ZHEN H L. Multi-Level Matching and Aggregation Network for Few-shot Relation Classification. arXiv preprint arXiv: 1906.06678, 2019.